美國布拉克中心最權威的整合性癌症醫療照護計畫

抗癌生活
全面啟動

Keith I. Block, M.D ◎著

葉貴玉◎譯

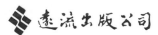

遠流出版公司

目錄

第一領域：改善生活方式

第二領域：強化生理機能

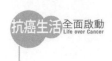
強化自身抗癌的能力，找回身體平衡

專文推薦1

陳俊旭
臺灣全民健康促進協會理事長
美國自然醫學執業醫師

　　《抗癌生活全面啟動》的作者布拉克醫師是一位西醫，但從年輕時就看到西醫的不足，因而開始在他的布拉克中心，採用整合性的癌症療法。三十幾年過去了，一萬五千名癌症患者治療的結果證明，到他的中心治療的患者雖然病情比較嚴重，但存活期不但沒有比較少，反而還是只接受西醫治療的兩倍。除此之外，書中有些案例還告訴我們，一些被判死刑的癌末病人接受這樣的整合療法之後，二十年後居然還活得好好的！

　　為什麼他的療法比純西醫療法有效呢？首先我們要知道，每一個人身上都有癌細胞。美國惠特科姆醫師（John Whitcomb, MD）說，四十歲以上的男性，只要做前列腺切片，每一位都有前列腺癌！同樣的，四十歲以上的婦女，只要做乳房切片，都可發現乳癌細胞！所以，癌細胞沒什麼大不了了！只要數目控制在一定範圍之下，就沒事，但若癌細胞越來越多，大到侵犯正常組織，那就麻煩了。所以，身體的免疫系統和癌細胞之間，始終處於一個動態平衡。健康的人，就是這個平衡有利於健康細胞，反之，癌症病人就是這個平衡節節敗退了。

　　所以，放眼在細胞層次，如果我們注意「營養、睡眠、運動、毒素、壓力」這影響健康的五大因素，而將細胞環境的含氧量、溫度、養分保持在最佳狀態，任何癌細胞的成長都會慢慢趨緩，甚至凋零，而正常細胞都會慢慢復甦。這就是我多年來在診間治療癌症的基本原則，也是美國正統自然醫

學醫師治療癌症的基本觀念：強化自身抗癌的能力。本書作者三十年來所使用的療法，也有異曲同工之妙。他為每位患者量身定做的療法裡，除了標準放化療之外，還結合了飲食調整、營養補充品、天然藥物、心靈技巧、運動……等等。

本書作者對癌症的整合療法有豐富經驗，連全美著名的大鬍子醫師威爾（Andrew Weil, MD）都說，萬一他自己得了癌症，一定去布拉克中心接受治療。本書作者不但對癌症療法有全方位的見解，而且還注意到，手術或放化療雖然可以消除腫瘤，但除非改變致病因素，否則少數流竄四方的「殘兵敗將」將會進行更大的反撲！

作者以登聖母峰的比喻來說明，攻頂固然重要，但下山的風險可能比攻頂更大！前幾年，我發現臺灣有許多演藝人士罹癌，「治療成功」後，擔任政府的「抗癌大使」，結果沒多久就復發去世。蘋果公司創辦人賈伯斯的癌症手術相當「成功」，但最後還是撒手人寰。這都是疏忽了癌細胞的反攻力量所致。作者說，雖然西醫認為治療已經成功，「腫瘤已經消除」，但事實上身體還有偵測不到的殘留癌細胞，甚至幾乎半數病人都已有腫瘤轉移！所以，「完全緩解後」，反而是要積極控制癌細胞增長，必須繼續徹底執行整合療法，不可鬆懈！

在飲食療法上，我和本書作者有許多看法相同，例如膳食纖維、植物生化素、魚油、運動都極為重要；但也有看法迥異之處，例如作者提到高脂飲食容易發胖和致癌，我個人認為，那是因為美國高脂飲食當中，烹調溫度過高、夾雜氫化油、環境污染源和農藥囤積在動物脂肪中、荷爾蒙殘留等問題所致，其實，攝取適量的優良脂肪，甚至飽和脂肪，對身體健康是有幫助的，前提是蔬果的攝取量一定要遠大於動物性脂肪與蛋白質。另外，我認為紅肉沒有人家說的那麼可怕，只要攝取足量抗氧化劑，就可避免紅肉中鐵質的促氧化作用。攝取足夠的維生素 B 群（例如蔬果），就可避免肉類中的同半胱胺酸對血管造成傷害。

最後，非常認同作者提到運動對癌症康復的重要性。這些年來，我們看

到越來越多癌症患者藉由正確運動、肌肉鍛鍊，而達到痊癒的效果，因為「肌肉是健康的存款」。2016年夏天，我在美國看到YMCA健身中心，大方提供癌症患者免費三個月的團體運動課程，還有教練親自指導，可見得，運動抗癌是一個未來的趨勢，臨床也證實可減少腫瘤生長因子、提高酵素抑制自由基、增加殺手細胞數量、逆轉麩醯胺酸的流失、增加抗癌分子的活性、提高化療的效果。不過，凡事過猶不及，過度的運動，反而會破壞組織、增加氧化壓力和炎症，因而促進腫瘤細胞生長和擴散。最後要記得，健身若要有效還得搭配規律的日常生活作息。

　　我常說，生病是一種祝福，讓人謹守本分。在我的診所裡，病人常跟我說，他本來是來看A疾病的，但治療一段時間後，怎麼B、C、D的疾病也跟著好起來了？這就是整合療法的奧妙所在。整合療法，治療的不是一個「病」，而是這個「人」。人體的各大器官和系統互相串聯，密不可分。本書所提到整合療法，其實不只是抗癌而已，而是將身體運作調到一個最佳狀態，癌細胞就會慢慢退下，和身體和平共處。但若哪一天自己又做錯了，這個平衡就會失去，那就是復發的開始，所以保持健康沒什麼訣竅，就是要注意「影響健康的五大因素」而已。總而言之，此書不只可抗癌，也可逆轉其他疾病。欣見此書問世，希望大眾對癌症治療有一個更客觀、更全面的認識，不要恐懼、也不要偏頗，也希望癌症患者與家屬因此書而受益，產生信心，勇敢向前行！

投入對自己的心靈照顧

石世明

和信治癌中心醫院臨床心理師、臺灣正念發展協會理事

《抗癌自癒力——正念減壓8堂課》作者

從混沌到清醒

《抗癌生活全面啟動》提出完整、中肯可行的身體與心靈自我照護整合方案，引導病人透過具體行動，一點一滴拿回生命主控權。

特別是在心靈照護指出重要的五大面向：恢復冷靜安定情緒（Recovering）、重建內心平衡（Reestablishing）、再聯繫社會支持網絡（Reconnecting）、重獲對症狀之控制能力（Restoring）和再活化生命（Revitalizing），同時提供清楚的操作方法，讓病人在面對癌症不同階段中的挑戰時，能夠從衝擊與動盪中安定下來，和他人及環境進行有效連結，並讓生活朝向有意義的方向前進。

癌症雖在病人生活投入震撼彈，不同事物和計畫被迫暫停，但同時也帶給病人重新省視生命的機會。臨床上常看到，經歷各個層面的折磨與洗禮，許多病人發現：「過去投注心力的，多半不是生命中重要的事。」「癌症似乎讓自己從混沌中清醒過來。若未經歷此改變，在一生將結束時，應該會充滿懊悔……」。

明白心與身的運作

抗癌生活訴諸的不只是安度癌症困境，更是開啟新生命的歷程。作者指明的方向，呼應正念減壓（Mindfulness-Based Stress Reduction）創始人喬・

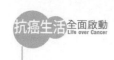

卡巴金（Jon Kabat-Zinn）所提出的參與式醫療（Participatory Medicine），意即病人主動參與治療過程所需的決策，積極採取行動轉化與疾病的關係，獲得療癒力量。第11章介紹的操作方法：腹式呼吸、漸進式肌肉放鬆、正念修習（mindfulness meditation）、認知重建、書寫或意向法……等，都緊貼著認識「心─身如何運作」的主軸。

以正念為基礎（mindfulness-based）所發展出的各種治療取向，在歐美早已被應用在身心健康照護領域，並受到廣大實證研究支持。在癌症身心調適上，證實能有效減低壓力、促進睡眠、改善情緒困擾和提升整體生活品質。筆者透過八週正念課程，協助癌症治療後病人克服對癌症擔憂復發，亦獲得良好成效。

開啟抗癌生活的新頁

正念訓練強調：刻意將注意力帶回到當下，清楚覺察此刻經驗，並以接納的態度如實面對。將正念融入抗癌生活，協助病人在言行之間，看到心念變化與身體反應之間的關係，進而能超越既有習慣的限制，在每個時刻為自己作最佳的選擇，長期練習能夠與每個人的內在療癒力量接壤。正念風潮在這幾年在不同協會與組織（如：臺灣正念發展協會：www.mindfulness.org.tw、台灣正念工坊：mindfulnesscenter.tw、正念助人學會：www.mbha.org.tw）的推動下，也開始進入臺灣社會的各個領域，讀者很容易就可接觸到有系統的訓練課程。

多數抗癌書籍忽視心靈力量，有的取向則是誇大心靈力量。本書則是如實地恢復心靈在抗癌生活中，所具有的重要地位，照顧自己的心靈能夠和飲食、運動整合在一起，成為嶄新的生活模式，實踐這個歷程能不僅能強化生理機能，也為不同階段的治療帶來更好的效果。

請將照顧自己的心靈，具體化在每天的生活。真正讓癌症的出現，成為扭轉生命方向的機會。

隨傳隨到的良師益友

葉貴玉

2012年我家小妹確診罹患乳癌，最初發現的腫瘤只有米粒大，在舊金山一家頗負盛名的醫院做了手術切除和數次化療，但2014年又因腫瘤捲土重來而再度接受治療。當年五月我到美國加州探視小妹，《抗癌生活全面啟動》（*Life Over Cancer*）是她給我的見面禮。當時她因舊金山的療法苦不堪言而接受友人的推薦，飛到芝加哥找布拉克醫師，也就是本書的作者。

小妹到芝加哥門診之前，布拉克中心就先做了非常詳細的問卷調查，經過一週的仔細評估，就為小妹量身設計一套個人化的整合性醫療計畫。照計畫在生活方式做了必要改變，並服用指定的保健食品以調理身體之後，布拉克醫師說服小妹到布拉克中心接受化療。終於，她不必像在舊金山的醫院一樣，匆匆打完化療藥劑之後，就得長時間忍受噁心、嘔吐和口腔黏膜炎等痛苦不堪的副作用，而是躺在舒適的空間，聽著讓人放鬆的音樂，花幾小時慢慢地施藥，化療之後還能自己叫計程車回住處，甚至還有胃口吃飯。這樣的改變確實讓人為之欣喜。

第一次翻閱本書的目錄，我就被全書29章的主題所吸引，我心中對癌症的困惑似乎可以在此找到答案，透過這本書我更能體會小妹抗癌的艱苦，也能瞭解她最近改變生活的原因。我選擇從第4章的抗癌膳食開始讀起，看到作者對傳統日式飲食的推崇以及標準美式飲食對健康的不良影響之後，我非常懊惱自己曾經以美式速食犒賞幼兒，更不忍看到孫子也從他們的父親獲得同樣的待遇。如果這些無知之過持續延續下去，那對後代子孫健康的影響將不堪設想。看到書中諸多類似的當頭棒喝，以及顛覆我過往認知的內容

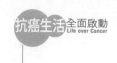

（如乳製品和糖對癌症患者的不良影響等），我決定要認真拜讀這本書。

讀過幾章之後，發現文中涉及許多醫學知識和專有名詞，對我這個醫學的門外漢彷彿就像在巨石充斥的河中行舟，不時因為受挫而停頓。為了解決這些問題，我決定以翻譯本書做為自己的新功課。知道小妹親身體驗布拉克中心的整合性療法之後希望能有中譯本以廣為分享和推廣，我便毛遂自薦。經過一年多的翻譯，以及蔡美滿和鄭繼平對各章初稿的閱讀修正、戴于翔醫師對第三領域醫學內容的審訂以及吳就君教授和鄭雅興教授針對第10至13章的心靈照護和生化環境方面專業名詞的指正之後，全書譯稿方告完成。在出版方面雖因授權問題而一波三折，但在臺南藝術大學前校長黃碧端教授的熱心協助下，促成了遠流出版公司出版本書的美事。上述參與者對於本書中譯版的貢獻，在此一併致謝！

布拉克醫師是美國整合性癌症醫療的先驅。自1980年創辦布拉克中心以來造福無數來自全球各地的癌症患者。該中心的整合性醫療理念、個人化的照護計畫、各種臨床經驗和案例在本書都有充分介紹，國內醫界若能起而效之，那將是癌症患者之福。

其實臺灣的醫學界也有人認同個人化醫療並視其為未來發展趨勢，但竟將未能落實歸因於實際效益和經濟考量。讀過本書之後，不難發現布拉克中心的個人化醫療強調的大多不在於藥物或醫療種類，而是觀念和方法的改變（例如將化療時間選在患者身體狀況最佳、最能耐受醫療、癌細胞最活躍且正常細胞最不易受傷害之時段施藥，或是將一次性高劑量的施藥方式改為間歇性少量多次的施藥方式），以及患者本身生活方式的改善（包括飲食、健身、休息和心靈等各方面之調養）。由此觀之，應該都是最有療效和最經濟的做法。

這是布拉克醫師為癌症患者寫的一本書，但卻是人人都能受益的讀物。在臺灣，如果你不幸罹癌，絕對有必要瞭解自己的處境，也有權利參與醫療的選擇，但有些醫師無暇多做解釋，只是在檢驗單上勾選該做的檢驗項目，跑完所有能做的檢驗項目之後，你即使茫然也只能順從醫師的醫療決定。誠

摯建議你把這本書當做隨傳隨到的良師益友，只要翻開第3章，根據目前的處境及指定閱讀的章節，就能幫你指點迷津，讓你知道該如何做正確的醫療選擇，並增強你抗癌的信心和決心。如果有親友不幸罹癌，看過本書之後，你將更能體會患者可能面臨的問題，也會知道自己該如何幫他度過難關。如果你很幸運沒有罹癌，讀過這本書之後，你將更確定自己該如何遠離癌症，以及如何以正確的飲食、健身和心靈調理方式健康快樂過一生。

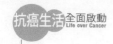

各界推薦

《抗癌生活全面啟動》集結了布拉克醫師三十多年的研究心血和他研發成的整合醫療最佳模式。身為重症醫療機構的腫瘤外科主任，我介紹過許多患者到布拉克中心接受整合醫療。他們都有醫療毒素減輕、醫療反應改善、醫療成效提高和生活品質提升等經驗。我認為布拉克中心非常獨特，它是美國最頂尖的整合性癌症醫療中心，也是我若不幸罹癌就醫的選擇。

——**伊斯培德**（N. Joseph Espat）**醫師**
威廉斯醫療中心腫瘤外科主任

《抗癌生活全面啟動》是任何抗癌者必讀的一本書。它讓癌症患者知道該如何活得更健康和更美好，本書不僅帶給他們真正的希望，也提供證據、理論依據和明確的指引。

——**福格爾桑**（Nick Vogelzang）**醫師**
拉斯維加斯內華達癌症研究所所長、拉斯維加斯內華達大學醫學教授

布拉克醫師是整合性腫瘤醫學的偉大先驅者之一。本書不僅癌症患者必讀，保健專業人士亦然。布拉克醫師的觀點和做法已經為這個醫學上極為重要的領域指出許多未來可行之路

——**勒納**（Michael Lerner）**博士**
非營利組織「公共福利」總裁
公益癌症幫助計畫（CCHP）的共同創辦人

本書闡述癌症治療應有的原則：以患者為中心、整合性、個別化並以科學為依據。如果你或親人不幸罹癌，或想關心癌症患者，請讀這本書。

——喬納斯（Wayne B. Jonas）**醫師**
塞繆爾研究所總裁兼執行長
美國國家心理衛生研究院另類醫學辦公室主任（1995-1999）

《抗癌生活全面啟動》為讀者提供一個可理解的完整方案，其中結合了最佳西醫療法和有效的補充性干預措施。布拉克醫師帶到伊利諾大學的整合性醫學教育學程，就是他在1990年代中期建立、以「全人」為取向的癌症治療方案。他的貢獻和努力已被轉化成本校醫學院的教案，以啟發未來要當醫生的學生正視中西醫學的結合，並視之為醫療保健的真正要素。

——桑德樓（L. J. Sandlow）**醫師**
伊利諾大學醫學院資深副院長、醫學系教授兼系主任

《抗癌生活全面啟動》讓我們看到布拉克醫師在癌症患者全面性照護方面博大精深的知識，和許多實例描述患者康復的機會和選擇。本書論述的樂觀面對癌症，且其論點都有科學為依據。

——賽格爾（Stephen M. Sagar）**醫師**
整合性腫瘤醫學學會主席、加拿大安大略麥克馬斯特大學腫瘤醫學副教授

《抗癌生活全面啟動》提供無數的策略，使患者重拾確診罹癌後經常會失去的某些控制感，讓他們在抗癌過程和醫療人員成為並肩作戰的好夥伴。布拉克醫師的諮詢與輔導，也已經幫助過無數想要為患者提供完全整合醫療的醫療專業人士。

——艾布拉姆斯（Donald I. Abrams）**醫師**
舊金山綜合醫院內科—血液腫瘤科主任
加州大學舊金山分校奧謝爾整合醫療中心臨床醫學教授

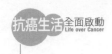

看到這本思慮週到的書真是讓人耳目一新。對於有勇氣把握當下的腫瘤科醫師而言，本書就像暮鼓晨鐘一樣，敲醒他們以單一目標治療癌症的迷惘，而開始注意到必需利用癌症患者自身的能力才有可能贏得這場戰役。

——拉扎（Azra Raza）醫師
紐約市聖文森綜合癌症中心骨髓增生異常症候群防治中心主任
前麻州大學內科—血液腫瘤科主任

布拉克醫師是北美最先進的整合性血液腫瘤科醫師。在《抗癌生活全面啟動》他和我們分享的是無比精深的知識和經驗，以及他幫患者擬訂的一套有效而完整、有科學根據且實用的抗癌計畫。

——加蘭德（Leo Galland）醫師
《能量治療》的作者、整合醫學基金會理事長

《抗癌生活全面啟動》是為癌症患者及其親友、癌症護理人員、腫瘤科藥劑師及腫瘤科醫師而準備的訓練手冊。本書為患者提供許多精闢的見解和一系列的具體步驟，即使已確診罹癌，還能讓自己活得更好且更長久。

——赫魯謝斯基（William J. M. Hrushesky）醫師
詹寧斯·布萊多恩榮民醫學中心腫瘤醫學資深臨床研究員
南卡羅來納大學醫學暨公共衛生學院教授

成功癌症醫療的必修課

安德列・威爾（Andrew Weil）

亞利桑納整合醫學中心創辦人、教授

《自癒力：痊癒之鑰在自己》作者

　　《抗癌生活全面啟動》這本書幫我們開了一門課，那是將來癌症醫療邁向成功之路的必修課。這本不可或缺的克癌指南不只能讓患者和家屬瞭解癌症真相，引導他們做適當的醫療選擇；也能使醫師開發出多元的個別化治療計畫，讓患者身體復原、重拾健康的生活。

　　《抗癌生活全面啟動》要傳達的訊息雖很單純卻極其深奧：罹癌者可用特定的措施讓疾病循原路退回，並讓它不再回轉。很明智地合併使用西醫療法和天然藥物、健身方案、壓力管理策略以及其他非侵入性治療，布拉克醫師相信（其臨床工作也已證實）這種做法可以讓癌症患者更強健、生活更有品質且可能終生緩解。這種照護模式立基於他三十多年在整合性腫瘤醫療領域的開創性研究經驗，以及置身於癌症醫療最先鋒的臨床經驗。為了戰勝腫瘤獨特的分子特性，布拉克醫師已開發出一套很重要的分析系統，能為每一位患者設計一套客製化的醫療方案，同時也能把患者的體內微環境調整成不利於腫瘤生長。他的計畫包括藥劑與營養、西藥與中藥之間的交互作用，他還努力不懈繼續研發新的策略和介入措施，希望有更多方法可以降低藥劑的毒性並強化療效。

　　《抗癌生活全面啟動》是布拉克醫師根據他在整合性腫瘤學深厚的經驗而創造的，是一套組織完善的醫療模式。身為「整合性腫瘤學之父」，同時也是一位臨床醫師、研究者和教育家，基斯・布拉克在這個領域的成長與發展絕對是獨占鰲頭的領袖。在我致力於整合醫學長久以來，從未見過如此精

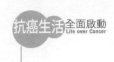

闢、能為癌症患者徹底解決問題的醫療模式。

　　過去三十年來，我一直獻身於研發、行醫和宣揚有關整合醫學原理的教育工作。在1994年，我成立了整合醫學研究所，也就是現今亞利桑納整合醫學中心的前身，這是亞利桑納大學醫學院的一個高級培訓中心。其主要任務就是培訓醫師、醫學院的學生和其他醫護人員，其中有一項開創性的業務，就是開發整合性腫瘤學的研究基金。基斯是我們教職員的一分子，因為我們想要培育的就是像《抗癌生活全面啟動》這本書中描述的醫師。

　　我很相信基斯的這一套計畫，如果不幸罹癌，我一定會到布拉克中心找他。那是我會被送去的地方，也是我會送生病的親友求醫的地方。多年來，布拉克中心是美國唯一真正有整合醫療設施的機構。今天，有些已在其他地方成立，但布拉克中心還繼續建立標準模式，那也是其他整合性癌症照護中心應該接受評量的標準依據。

　　為了更有機會復原，也為了讓身體能恢復健康，《抗癌生活全面啟動》書中涵蓋的計畫正是所有癌症患者應該過的生活。

原序2　尋找身心靈健康之路的重要地圖

羅伯特・紐曼（Robert A. Newman）

德州大學安德森癌症中心實驗治療學系
藥物研發中心共同主任、癌症醫學教授

　　過去二十五年來，我是德州大學的安德森癌症中心（University of Texas M. D. Anderson Cancer Center）的分子藥理學家、教授和癌症研究者。身為藥物開發實驗治療學系的共同系主任，我督導過有數十個研究人員及四千萬美金設施的單位，他們專攻新藥劑的研發及應用，主要用於癌症防治。雖已浸身該領域多年，我卻一直沒看過像抗癌生活計畫（LOC）那麼完整、成熟及有良好策略的癌症醫療模式。

　　當代醫學研究一直在探討並利用健康和不健康組織的差異性，試圖發現腫瘤的「阿基里斯腱」（腫瘤的罩門）；而這個罩門有可能就是治好癌症的途徑。我們在尋找的也就是有此作用的介入措施，試圖以之掃蕩導致癌細胞增生的潛在危險分子。不過，我們的「魔術子彈」經常讓我們在戰場失利。不是因為它們沒擊中標的，也不是因為它們有殘缺而無法出擊，而是因為現在的腫瘤細胞有多元的生存策略，我們甚至無法察覺它們的存在。

　　我認為這是對那些與癌症患者病床相距甚遠的人的一個重要提醒。我們需要從研究桌後退幾步，才能看清抗癌戰場已經不全然是對抗蛋白質的單一缺陷或癌性突變，而是面對許多問題的戰爭，我們手中必須握有各種武器才有可能戰勝。

　　因此，在這樣的戰場，你必須倚賴《抗癌生活全面啟動》書中的智慧。

基斯‧布拉克醫師在書中詳細闡明的是一種策略性、多元面向、客製化的癌症醫療方法，他能選擇有多元缺陷的癌細胞做標靶治療，並透過多元路徑幫助患者重新調整體內生化和分子層級的微環境。初步證據顯示，只要堅持執行完整的布拉克模式，就可以減少醫療帶來的毒素，也可以提升患者的生活品質，還能強化療效。

《抗癌生活全面啟動》涵蓋所有當代腫瘤學必須提供的療法並試圖改善，讓我們（因為大家都可能面臨癌症挑戰）更能面對這場艱困至極的戰爭。整合手術、放療、化療、分子療法及經過徹底研究的植物和中藥科學，再加上運動的幫助、減輕壓力和其他能促進健康的策略，如此實踐之後就可以提高癌症的治癒率，並能提升患者的生活品質。布拉克醫師對患者的個別化照顧以及布拉克中心對患者存活率的研究，不但鞏固了整合醫療的效益，也為將來的癌症研究奠定良好的基礎。

這本大家期待已久的書，讓我們看到一套為了抗癌，也為健康和幸福生活而設計，最完整又有系統的計畫。這是為迷失方向的人準備的明燈，也是為癌症患者尋找身心靈健康之路而準備的重要地圖。此外，它也是基斯三十幾年來在整合性腫瘤學領域的研究、教育和臨床工作的見證。這個貢獻非常了不起！

給讀者的話

　　每個人情況各異，在遵循本書的任何自助建議和所描述的醫療之前，我強烈建議讀者仔細考量自己的特定狀況並諮詢醫師或健康照護專業人士。本書所建議的技巧、醫療或生活方式的改變只能在一種情況下採用，那就是必須有醫師或健康照護專業人士指導，並經他們確認適用在你的病情和狀況，確定和你正在進行的醫療沒有衝突或負面影響。對於將本書內容納入自我照護計畫，無論是直接或間接使用，或應用本書任何內容所招致的一切後果，作者和出版商概不負責。

　　出現在本書的所有案例都是真實故事，但除非有特別請求，其中人物之姓名和詳細辨識特徵都已更改以保護隱私。每個人經驗各有不同，自身問題也可能和外在因素有關。因此，應用結果也會有差異。本書建議的植物性治療藥物、營養食品和其他成分都是科學研究和文獻已指出有助於抗癌和促進健康者。不過，這些科學發現有許多還是很新，需要更多研究做更透徹的調查和驗證才可能完全瞭解它們對癌症患者的實際功效。

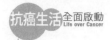

前言　重掌生活主控權

「你得了癌症！」

一位醫師對你說出如此恐怖的話。幾分鐘前，你是丈夫、是妻子、是老師或會計師。現在，突然間，你成為**病人**，隨之而來的，就是恐慌、難以置信、恐懼和悲傷，你正在經歷的真正風險是因為疾病而失去自我認同，看著它占據你的生活，如無數在你之前的癌症患者一樣。不過，你也可能選擇另外一條路，一條可以從中探索、發現、採取行動和自我主張的道路。你可以選擇抗癌生活。

這樣的選擇並不容易，需要勇氣、力量和獨立的精神，但我一再看到兼具這些生存特質的患者勇敢面對生命中最大的挑戰。你也一樣可以做到。

選擇抗癌生活，你必須每天都有自覺又有目的地活著，並設法拋開疾病。要做到這樣，滿懷真心的期待和信念去迎接每一天，你需要用對工具，包括有關癌症治療的完整資訊、西醫療法和其他輔助性療法，及威力強大和先進的工具。

在本書中，我會介紹這些工具，並說明當你想要奪回健康時該如何使用它們。你可以掌握你的醫療和生活。你可以下這個賭注。但不只如此，你還可以恢復你的生活和健康。

癌症為何這麼難治？

1971年尼克森總統曾經對癌症宣戰。差不多四十年過去，數十億美金

也花了，要贏得這場戰爭似乎仍遙遙無期。在美國，癌症仍然是第二大致死的疾病，並隨時可能變成國家的頭號殺手。為了痊癒而競賽或執行任務的行程都已經排到好幾年後。雖然我們能治療某些很特定的癌症，甚至讓它屈服，如兒童期癌症，和兩個世代之前相比，存活率已提高許多，但最常見和最致命的癌症還是很難治療，除非發現得早，有時連預後都很殘酷。發人深省的是，有些過分吹噓的分子標靶治療新藥，如癌思停（Avastin）和愛必妥（Erbitux），花了數十億美元研發，如果要說它們有療效，平均也只能讓患者多活幾個月。很明顯地，癌症治療成功的衡量標準和其他疾病相比有很大差異。相反地，心血管疾病過去是殺手，現在已經不是：在同樣的五十年間，癌症的年齡標準化死亡率幾乎沒有改變，但是心血管疾病卻已經調降三分之二左右。

腫瘤到底是怎麼一回事？不管手術怎麼切它、放射線怎麼燒它，以及化療怎麼毒它，它還是能存活。

我們最近才開始瞭解這種疾病的一點本性：癌症並不是由出錯的細胞組合而成的孤立群體；它們也不是乖乖待在一個地方、用一種特效藥就可以殺個精光，它們是許多基因故障和分子突變導致的疾病。那就是為什麼癌症不是一顆魔術子彈就可以擊中的單一標靶；腫瘤只是生理系統改變和失衡最明顯的一種症狀。也是為什麼無論採用新的標靶療法或較老的武器（如手術、放療和早期生產的化療藥劑）還是避免不了疾病的擴散或復發：這些武器既無法找到叛變的癌細胞、無法強化身體的生理機能，也無法避免最先觸動癌症萌芽的潛在細胞引起的意外事故。結果，即使原發腫瘤消失，這個生理損傷已經成就癌症復發的環境：腫瘤細胞利用身體的健康資源來生長或繁殖。這個意思就是：癌症是身體組織受損及身體資源和機制受到破壞的產物。因為癌症會利用你身體的每一點生化異常來讓自己生長，你必須強化每一種生化防禦工事才可能擊退它。

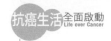

為整合性癌症醫療而設置的布拉克中心

我身為醫學博士,已經在伊利諾州埃文斯頓的布拉克中心治療過一萬五千名以上的癌症病人。我花了三十年歲月開發了一套非常全面性的癌症治療計畫。根據為每位患者量身設計的方法去整合藥物並結合不同學科的醫療,包括膳食、健康、心靈技巧、天然藥物、標準化療和放療等。

這套計畫的研發不只是根據我自己的臨床經驗和研究結果,也根據其他領域,包括腫瘤學、營養學、植物學、身心醫學和運動醫療等專家(其中有許多是我們中心的同仁)長期研究的成果和經驗。《抗癌生活全面啟動》這本書反映了我們對癌症的多元成因及存活之道的瞭解。它是根據我們對各種醫療在彼此間,或對你的身體,或對癌症有何交互影響的瞭解。本書目的在於創造出身體健康的良好基礎;相信在此情況下治療癌症較有療效,副作用也比較少。我們結合了西醫最好的醫療(包括化療、放療、手術、生物和標靶療法)和最好的輔助性醫療,包括當代最尖端科技所製造的抗癌營養品、中藥、保健食品、體能運動和身心調理技巧。因為每個人的癌症都不一樣,整合計畫就是先對每位患者詳細分析他們獨特的病症、生化、分子指紋、個人需求和治療理念之後,再為他們量身設計一套醫療計畫。結果,在患者體內的生化環境重新調整改善之後,這個計畫就可以轉化他們的生活方式。

這種邁向健康的途徑讓患者可以存活更久、更有生命價值。例如,我們最近以同樣疾病患者為對象比較存活期的兩個研究,發現無論在轉移性乳癌或轉移性攝護腺癌這兩類預後很差(即前景極不樂觀)的疾病,我們患者的存活期約是只做西醫療法患者的兩倍,且達到五年里程碑的機率也更高;我在第1章會談到這個例子。

我們很多患者把癌症當做像糖尿病一樣的慢性病,繼續過他們的生活。事實上,我也鼓勵你把癌症當做可以和平共存、甚至(最好是)可以克服的疾病。我曾經治療過許多轉移性腫瘤到處擴散的患者,他們的醫師已經宣告「不能醫治」,但我們用這個計畫讓他們復原了。這些存活者見證了整合療

法可以控制癌症：無論診斷結果為何，只要把握各種機會，你都有可能戰勝病魔！

你的選項超乎你的想像

我永遠忘不了在自己重病期間做檢驗時孤單和害怕的感覺。在我進入醫學院不久，因胃部出血而飽受折磨。由於體重直線下降使我開始擔心情況惡化該怎麼辦，絕望之餘，我求助於制酸劑。車子座位底下塞滿一瓶瓶的制酸劑，整天嘴巴都像叼著奶瓶一樣喝著制酸劑。

最後，仍不見好轉，只好就醫。簡要檢查之後，醫師告訴我，如果情況惡化，唯一的選擇就是手術，接著就是長久而痛苦的恢復期。當時他還警告我，可能好不了。我很錯愕！沒想到醫師能幫我的就只那麼一點點。不過，我覺得一定還有其他辦法。但要到哪去找呢？

開始做研究之後，我知道有許多自然療法可以改善我的病情。但和西藥合併使用之後，結果很慘！例如，禁食和運動都能讓我覺得比較舒服，所以我想同時做。但是，在慢跑時卻頭暈目眩，結果我暈倒了，而且差一點被一群腳踏車騎士和其他慢跑者壓過去。最後，我終於知道如何合併使用天然藥物、飲食和生活方式的改變而治好我的胃病。

無助地坐在聽診器的那一端，這種經驗也讓我一直難以忘懷。醫療的匱乏和醫藥能提供的標準工具那麼少，這都讓我十分震驚，也因此我要當一個可以為患者提供更多（比我得到的多很多）的醫師。這就是我的事業目標。

在癌症患者來到我們診所之前，有許多覺得自己無精打采快撐不下去、很疲倦、憂鬱或焦慮。不過，只過了幾個星期，他們發覺倦怠感消失了，精神也越來越好。他們大多能耐受治療且很少有副作用，有些原本沒辦法醫治的現在也有療效。當你和我一起照著這本書的內容執行完整的計畫，你的整體健康和生活品質很可能好得超乎你的預期。有了健康的身體做基礎，你就可以打敗癌症。

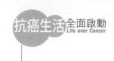
你可以擊敗統計數字

讓人失望與悲觀的統計數字給你重重一擊之後，你可能難以置信而幾乎喪失活下去的勇氣和熱情。所以，忘掉所有與「存活率」有關的談話吧！**不要把它們套用在你身上！**根據定義，所有的統計數字只能用在群體，不能用在個人。研究者用這些數字來判斷醫療有沒有效，醫師根據這些數字來決定要選擇哪一種療法。但論及個人，你就不應該讓統計數字來主宰你的存活機會。

在我行醫初期，有兩個病人（在此我要用匿名）沒讓「統計數字應驗」的實例。在我剛結束實習訓練的某一天，山姆（一位行政人員）跑來找我。他聽說我正在研究如何在臨床上利用營養來對抗腫瘤。山姆有攝護腺癌，而且已經轉移到骨骼。他一直疼痛不堪，但找不到真正有效的解藥。其實山姆的生機飲食和其他另類醫療用得很成功，但即使那樣，疼痛依舊。在絕望之餘，他懇求我幫他對抗這個疾病，就像我醫治自己的胃病那樣。他說自己已經到處碰壁。他的醫師用可怕的宣告打擊他：「該做的都已經做了，我們實在無能為力！」

大約在同一時間，艾拉也跑來找我。他同樣有攝護腺癌，已經轉移到骨骼。化療讓他嚴重不適，因此第一個週期還沒結束就停止化療。當我們在我辦公室討論可能的療法之後，他從口袋拿出一瓶安眠藥放在我桌上，他說：「布拉克醫師，你老實說，到底能不能幫我？如果不能，我就要去找一家旅館，然後讓我和家人一起脫離苦海！」

在醫學院，我們被教導：在非常時期要用非常手段來拯救病人的生命。這就是所謂的臨床急迫（clinical urgency）：當已經沒有更多醫療選擇，而患者非常痛苦或臨終之際，醫師當義不容辭捲起衣袖，採取任何可以想到的作為拯救病患。艾拉和山姆就是教科書上臨床急迫的例子。我和妻子潘妮（她也是我的工作夥伴及布拉克中心的共同創辦人）討論之後，決定把我們長久以來的信念付諸行動，並竭盡所能（超越其他醫師做過的事）幫這兩個

人奪回生命與健康。

　　我們對艾拉和山姆的治療工作變成了抗癌生活計畫的奠基石。像許多跟著他們來到埃文斯頓的患者一樣，艾拉和山姆兩人都被他們的醫師宣告無望；其他癌症中心因為愛莫能助就把他們送走。不過，執行我們早期的計畫之後，再調整他們的膳食，並修改醫療方式，最後終於讓山姆過了十一年精彩而沒有病痛的生活。艾拉則多活了八年。掃描顯示他們兩人的癌症已經完全緩解。

　　他們的例子正可以代表自1980年以來我們看過的成千上萬個病患。他們大多有腫瘤擴散或從原發腫瘤轉移到遠距部位，大部分都已經做過兩次以上化療，而且都曾經復發（recurrence）或再患（relapsed），已經到疾病最致命的階段。有許多患者的醫師說過：「我們能做的都已經做了！」但是，他們執行抗癌生活計畫之後，許多人的存活期都超過原來醫師的預期，不是以月計，而是以年計。那就是為什麼我要求你不要在乎存活率、緩解率和其他統計數字。**毋需把它們套用在你身上。**

　　如果你是幸運者之一，那就特別如此。把**幸運**和**癌症**搭在一起，看起來似乎有點怪，但是所有跟在原則之後的建議，就像那些給剛要踏上癌症旅程（也就是剛被診斷罹癌且癌細胞尚未擴散）的患者一樣多。因為我確定你的醫師已經告訴過你，你絕對有理由保持樂觀。因為有些實性腫瘤光是靠手術通常就可以有效對付。還有另一個原因，現在的化療藥劑和高科技的放療已經使更多癌症患者的存活期延長。把主流西醫療法結合本書提到的那些輔助措施，你加入存活者行列的機會就更高了

　　是我們該一起出發的時候了！

1 整合性照護為何有效

　　癌症是你我都可能面對的終極挑戰。我常告訴患者，抗癌之路就像被迫去攀登聖母峰一樣：你長途跋涉到復原這一路都需要同樣的專注力和身心的健康。許多患者告訴我，這個類比不只捕捉到生病帶給他們的震撼，也讓他們強烈感受到兩個很關鍵的概念。第一，要戰勝病魔就像去攀登聖母峰一樣，必須知道該怎麼做及如何規畫，也就是要有萬全的準備。第二，所有的山峰都得一步一步往上爬，所有的病也都得逐一克服。你每多獲得一個能增進健康的新作為都是一種勝利。對症狀的改善，無論大小，都是你登上健康頂峰非常重要的一步。

　　第一點，萬全的準備是癌症治療成功的關鍵。如果我直接把你送上聖母峰，在酷寒和缺氧的環境下，你能存活數小時就算幸運。同樣的道理，沒有準備好的癌症患者總是因為裝備不足而無法做完療程。當然，理性的人絕不會讓自己在此情況下貿然上山。開始長途跋涉之前你需要受訓、備妥適當裝備，還得有時間研究路線和熟悉環境。在途中，你得自己調整步伐、步步為營，並讓自己逐漸適應高度。如果你夠聰明，就會找一個經驗老到的嚮導，讓他帶你度過艱難的旅程。

　　對付癌症也是一樣。攀登聖母峰就像是癌症治療的攻擊階段（西醫療法的縮減或消除原發性腫瘤）。準備功夫做得越好、越巧，做完療程的可能性就越大。不必擔心確診和開始治療（如手術）之間只有一點時間可以準備：只要有準備就可以讓你走得更長久。有經驗豐富的醫師引導，你就可以順利做完化療、放療和手術，這些醫療也比較不會讓你變得虛弱，而且更有效。

如果攻擊階段能夠成功縮小或消除原發性腫瘤，你就已經部分緩解或完全緩解，此時就像登上聖母峰頂一樣。接下來做什麼呢？通常什麼也不做。過去西醫認為成功完成攻擊階段（也就是他們對你說「腫瘤已經消除」之時）幾乎就視為治癒。其實不然！即使是手術和化療之後的緩解期，都可能還有一些偵測不到的殘留癌細胞。有人估計，進入緩解期的癌症患者大概半數有腫瘤轉移，也就是從原始腫瘤分離出來的癌細胞隨著血液到處旅行，最後在遠離原發處的部位開始長成另一個危險的腫瘤。別以為原發腫瘤已經消除你就可以在家閒著沒事。癌症不像感染般只要把病原體消滅就可以繼續活著，它是一種需要你一直提高警覺的「慢性病」。雖然西醫療法通常可以掃除大部分腫瘤，而且消除腫瘤確實重要，但這只是成功的一半。即使原發腫瘤消除了，微轉移可能已經在身體他處播種。這些潛伏的癌細胞可能逐漸長大並自立江山。

那就是為什麼我會對患者說，完全緩解並不表示治療已經結束，而是**抑制和生長控制階段**的開始，也就是我們要開始專心讓任何漏網之魚（可見的腫瘤）或不可見的轉移性癌細胞生長停止或緩慢下來的時候。換句話說，治療之後反而是你需要特別積極面對的時候。

繼續用攀登聖母峰的比喻，成功的登山並不只是登頂，還得知道該如何安全下山。這是登山客經常因為潛在災難（可能碰到危險的小流冰或不小心轉錯彎而失足掉入深谷）而經常出大錯的階段。同樣地，對癌症患者而言，最重要的是在看到掃描結果很乾淨而站在緩解頂峰的同時，仍得繼續準備進入後續治療或**緩解維持**的階段。

不幸的是，這是最常被忽視的癌症治療階段。西醫的癌症治療幾乎不涉及避免細胞再聚、增殖和新腫瘤形成的問題，也很少幫助患者從攻擊階段持續的副作用和危及性命的潛在併發症恢復健康。其實只要有正確的方法，這些效應都可以避免或克服：我們有工具，特別是膳食、營養療法及利用實驗性和仿單標示外使用（off-label use）的藥劑，可以延遲或阻止癌症回頭。

一般癌症患者走的只是登山路程的一部分。當登山客回到山頂下的營

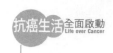
地，他們的嚴酷考驗就已經結束，可以為勝利歡呼。但已經登頂（獲得緩解）和安全下山（抑制癌細胞轉移）的癌症患者就不能這樣。得過癌症的你必須繼續用心照顧自己，並持續積極做保健。不是被動地等待下一次掃描或檢驗的結果，而是主動控制自己的未來。這可能包括你的飲食習慣、健身方法和生活壓力的平衡等都必須改變。但可以保證的是，這小小的投資一定會有很大的回饋：新的生活方式不只能降低癌症復發風險，也可以減低罹患其他癌症的可能性，並讓你感覺每天都活得更好、更強健，也更能隨心所欲。

抗癌生活的萌芽

早在我進醫學院之前，癌症就已經進入我的生活。我十幾歲就親眼目睹祖母、祖父和一位叔叔相繼死於癌症。他們生病期間都飽受痛苦折磨，苦的不只是因為罹癌，還有醫療的煎熬。一旦醫師對他們表示能做的都已經做了，彷彿生活品質和患者毫不相干，患者的感覺似乎也不重要。當時的我雖然尚未接受醫學訓練，但已經開始懷疑該做的他們真的都做了嗎？至少在治療期間他們應該想辦法讓患者的生活品質好一點。

記得我曾守在祖母的病榻旁，無助地看著她因癌症惡化而日益憔悴。不只她的身體背叛她，醫師也是。我在16歲就努力鍛鍊身體，希望可以進入高中美式足球隊。我當時懷疑：為何醫護人員沒有鼓勵祖母運動？邏輯告訴我，運動可以保持肌肉活力，使她能夠抵抗消瘦症候群。

祖母過世之後，我腦海中一直縈繞著一個問題：如果我是醫師，我會怎麼做？（這也是激勵我成為醫師的一個動力。）如果她能得到更有水準的照護，她的餘生（即使罹癌）應該會過得比較有知覺、有尊嚴和幸福。這個經驗使我下定決心要做一個不一樣的醫師，一個不只是看檢驗報告和只關心標準醫療程序的醫師。我也要讓我的患者在情緒和身體上都能健康起來。

那個決心越來越強。當我還是住院醫師的時候，有時會跟隨主治醫師一起巡房。我跟的是一位惡名昭彰的早起醫師，六點半一到他就開始巡房，也

不管病人的睡覺時間。在一個寒冷的清晨，他停下來的第一張病床是前一晚才剛入院、四十多歲的芝加哥女性公車司機。她是癌末患者。這位她從未謀面的人是第一個跟她說話的醫師。醫師大搖大擺地走進來，把她叫醒。沒有前言鋪陳，直截了當就說：「很抱歉！我要告訴妳，你得了大腸癌，它可能很快就會奪走妳的性命。」帶著嘎嘎作響的皮鞋聲，他一轉身就離開病房，一些隨從跟在他的後面。

我留了下來，雙腳像生了根似的，站在原處無法動彈。可憐的婦人已嚇得花容失色，她的下巴也因震驚過度而無法合攏，全身則因驚嚇過度而十分僵硬。這也難怪，她剛住進一家陌生的醫院，躺在陌生的病床上，被陌生的男人叫醒，還冷酷地宣告她已經完了。我發現自己也一樣受到驚嚇──不是被那位醫師說的話，而是他的表達方式。我留下來陪患者一個多小時，接著數週每天去看她，盡我所能去修復她破碎的生存意願。

當我在1980年為執行整合醫療而創建布拉克中心的時候，我知道這一定可以為患者提供一個充滿希望和真正關懷患者的環境。我們一定會提供主流腫瘤學最好的醫療來縮小或消除腫瘤。雖然我對一些單純以另類療法治療成功的軼事性報導感到好奇，但尚未看到確鑿的證據顯示單獨使用它們的功效。在抗癌生活計畫當中，最重要的就是消除大塊腫瘤、釋放身體天生的抵抗力來控制殘留或微量的癌細胞。我們知道不太可能讓身體重新組織免疫系統和其他抗癌防禦工事來破壞或縮小已經成形的大塊腫瘤。我非常清楚，除了少數例外，患者需要而且最有療效的就是既有的西醫療法。

然而西醫的癌症醫療雖然必要卻有所不足。其他重要的還包括營養（對人體生化環境有最快速且最確定的影響力）、天然藥物（因為，除少數例外，製藥工廠仍未生產確定能治任何癌症的藥）、運動以及心靈照護（包括支持和治療以消除患者對癌症醫療的恐慌）。這些都是我們提供的照護當中最重要的項目。必須說清楚的是，我們是利用營養、運動和心靈療法來強化西醫的癌症療法，而非取代它。

在當時有一個名詞尚未存在，也就是我們在北美第一個推行、真正的**整**

合性癌症醫療。透過創新的介入措施和療法，針對每一位患者在臨床上、心理上、生化上以及分子特徵而量身設計，我們處理的是患者全身的問題而不只是癌症。從頭到尾，患者在他們的照護當中都是積極的參與者，包括我們在解釋「要開什麼處方及為何要開，還有他們需要怎麼配合，成功的機會才會最大」的時候。

抗癌生活計畫並不是在1980年就完全定案。我們不斷地更新，主要是根據我們從患者的經驗所學到的東西，並採用蓬勃發展的主流及輔助性癌症醫學研究佐證的創新療法。我們有全職的員工站在最新研究的高點，負責規劃和指揮新的醫療研究。結果，抗癌生活計畫隨著時間不斷地修正和改善，主要是根據我們的臨床試驗而確知哪些可行，哪些不可行，並根據新出現的突破性研究。簡單地說，一個新的療法只要有潛力而且安全又有療效，我們就會考慮採用。

回到1984年，我在芝加哥大學舉辦的一個癌症研討會，討論到我們一些轉移性癌末患者的案例。我秀出 X 光影像，顯示當時癌細胞已經擴散到患者體內許多遠距部位，但到目前為止，這些患者都已經復原，並在數年之後仍然活著。這個報告讓專家們都跌破眼鏡。確實，許多患者被送到我們中心時都已經被宣告「無望」或「即將告終」，他們居然都還活著，且比預期的時間神氣活現多年，這點連我都頗為訝異。在這場演講的幾年後，我首先指出那「錯誤的絕望」（有些醫師可能在患者心中誤植這個想法）完全就像「錯誤的期待」（有些另類療法激勵患者的說法）一樣危險。

不過，無論多麼令人印象深刻，軼事佳話並未證明抗癌生活計畫的效果。因此，從1980年代中期，我們自己開始投入心力，特別針對兩群病得最嚴重的患者（有轉移性乳癌或有轉移性攝護腺癌）蒐集大量資料，以便知道徹底執行整合抗癌生活計畫是否真的比單純依賴主流西醫更能幫助患者，並讓他們活得更好且更長久。

存活更久的證據

在90名轉移性乳癌患者中,她們的癌細胞已經擴散到肝臟、肺部、腦部、骨骼或其他器官(為什麼某一種原發腫瘤會轉移到某一組器官而另一種則轉移到不同的器官?這個問題仍然是腫瘤醫學待解之謎),這稱為第四期轉移性乳癌。她們全都加入了完整的抗癌生活計畫(LOC),包括我們為每個患者量身設計的個別化膳食、補充保健食品、運動和心靈照護計畫。來到我們中心之後,其中80%接受多元化療方案,這可能是她們第三次、第四次甚至第五次化療。我們比較了這些患者和美國其他先進科學家的研究中只接受荷爾蒙和/或化療的患者,我們的乳癌患者的存活期大約是其他研究的兩倍(這項研究發表在2009年的《乳癌期刊》〔*The Breast Journal*〕)。就存活期的中位數(median survival)而言,我們的患者是三十八個月,其他研究的第四期乳癌患者則是十五到二十三個月。還有,比較患者可能存活五年的機會,我們的患者比其他多了33%。

這種優勢效果甚至出現在腫瘤轉移最嚴重的患者身上。就存活期而言,我們的骨骼轉移患者大約為單純做標準西醫療法而未執行抗癌生活計畫患者(簡稱對照組)的兩倍長(四十個月對二十三個月)。我們的肝臟轉移患者則比對照組多活了十個月(二十三個月對十三個月)。我們肺部轉移的患者也是對照組的兩倍(四十三個月對十八個月)。總結而言,接受抗癌生活計畫的轉移性乳癌患者有兩倍的存活期、較高的五年存活率,且顯著有更好的長期療效。

我們也對27名轉移性攝護腺癌患者做了研究,他們的癌細胞已經擴散到骨骼和內臟,意即他們是屬於D2階段的癌症患者。所有的患者都已從我們中心或原先的腫瘤科醫師接受標準西醫療法,稱為合併雄性激素阻斷法(combined androgen blockage),以促使刺激攝護腺癌生長的雄性荷爾蒙停止分泌。這些患者也都接受一種阻止癌細胞進一步擴散的藥劑。此外,他們還接受我們全套的整合醫療,包括我們建議的膳食計畫、保健食品、有療效

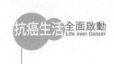

的運動計畫,以及增進心靈健康的心靈照護方案。我們將這些患者的治療結果和在四個較先進的癌症中心(如約翰霍普斯金大學醫學中心等)治療的D2階段,以及病情較輕(C階段,已經從攝護腺擴散到鄰近的局部組織,但還沒到骨骼或其他器官)的攝護腺癌患者做了比較。

結果呢?我們患者的存活期平均而言是只做標準西醫療法者的兩倍長。後者存活期的中位數平均是三十個月。執行抗癌生活計畫的患者,其存活期的中位數是六十個月。因為「中位數」的意思就是有一半的人活得比這期間長,另一半的人活得比較短,這數據代表我們有50%的患者存活期超過五年。只做標準療法的患者只有23%,此外,我們的轉移性攝護腺癌患者有20%的存活期超過十年。

抗癌生活計畫的患者(都是D2階段)和那些癌細胞沒有擴散的患者比較結果又如何呢?他們比同數量的混合患者群(包括C階段和D階段)多活了二十個月。混合群存活期的中位數跨越幅度是從三十到將近四十個月。因此,**我們患者的存活期比那些病情較輕許多的患者群顯著較長。**

我們最近開始針對其他的癌症蒐集資料。到布拉克中心治療的肺癌患者將近有70%屬於第四期,全美國的肺癌患者只有38%屬於第四期。換句話說,我們的患者病情都是較為嚴重的。雖然如此,我們觀察到存活期的中位數是一般期望值的兩倍。你可以想像得到,這些成果讓我們診所和研究同仁受到多大的鼓舞。這些都是目前為止最令人信服的研究,結果證明整合性腫瘤醫學有潛力改善癌症患者的生活。我們正在進行的下一步研究就是把這些發現延伸和擴展到隨機試驗的研究設計。

你的康復藍圖

抗癌生活計畫可以發揮作用,而且深入影響許多面向的生活,因為癌症不單是腫瘤的問題,還有其他潛在病症。這和遺傳基因及生活方式所引發的異常樣態有關。它反應的是你體內從顯微、分子層次到所有的變異,而早

在任何癌症症狀出現之前（確實，早在癌症確診，甚至在儀器可以檢測到之前），這些變異就已經存在。因此，關心癌症不應該只想到腫瘤，那只是它最明顯的表徵而已。許多的生理運作歷程也都失常了——足以讓惡性腫瘤細胞崛起、生長和失控的增殖。

雖然用來治療癌症的方法相當有限，但生物學家對於探討癌症的起因和發展已有極大進展。癌症發生的途徑很多，任何一個都可以讓它開始萌芽。毒性化學物質（可能來自我們呼吸的空氣、喝的水、吸進去的菸或吃的食物）可能改變我們體內任何一個細胞並引起基因突變。或有一種不穩定和高活性的分子叫做自由基（來自正常的代謝作用），它可能破壞DNA，也可能引發突變。另外，癌症也可能是偶發的：我們細胞內的DNA會一直自我複製；如果複製過程有瑕疵，那瑕疵的細胞就可能開始步上惡性腫瘤形成之路。

在正常情況下，身體的防禦系統會讓突變的細胞自殺，或透過其他機制來消除它們。不過，如果突變細胞的聲勢大過身體的防禦工事，它們就會在失控的情況下增殖，直到多到可以形成一個固態的腫瘤或血癌。甚至造成更大的毒害，因為癌細胞會綁架身體的許多機制，而創造出對它們有利的環境，以之供應腫瘤生長和擴散所需的養分。抗癌生活計畫的重點在於強化你的抗癌生理機能：除非身體的生理防禦功能可以避免惡性腫瘤的生長和擴散，否則它們遲早都會再回來。

腫瘤會以許多迂迴的途徑來影響身體：它們釋放的化學物質會引起不正常的血栓；它們會接管並濫用身體對碳水化合物、脂肪和蛋白質的代謝作用；盜取養分的結果導致患者食慾喪失、體重減輕、營養不良和倦怠。腫瘤會改變身體的荷爾蒙水準，導致憂鬱、肥胖及去除脂肪的體重和骨骼肌減少。抗癌生活計畫所包含的許多保健食品就是用來克服這些癌症潛在的惡果，其道理非常明顯。例如，如果你有倦怠問題，就可能無法忍受艱苦的癌症治療。如果食慾不良加上瘦肌肉組織鬆脫而消逝，就會導致消瘦症候群，稱為惡病質（cachexia）；癌症治療可能讓你存活，但它的副作用卻讓你屈服。如果

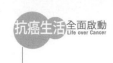

你有憂鬱症，你對化療的反應就可能不會太好；的確，根據研究估計，有三分之一的癌症患者放棄化療，大多是因為心理壓力或身體太虛弱而耐受不住。不足為奇的是，憂鬱症和絕望似乎都和高再發率及某些癌症患者的早逝有關聯。

我希望這已明白顯示單是破壞腫瘤是不可能把癌症治好的。腫瘤只不過是廣泛症狀的一種表現，而令人痛苦的經驗則是它們總是會再現；如果供養腫瘤的系統沒有處理好，甚至反彈會更大。那就是為什麼消除腫瘤的固定西醫療法（它主宰癌症醫療早已超過半個世紀）總是帶給許多患者失望的結果。是的，手術或放射線可以消除腫瘤，但除非你從一開始就改變培育它們的環境，否則殘留下來的惡性腫瘤很快就會從它被清除的地方捲土重來。有時候這種情況很快就拉警報：針對手術後癌症患者所做的研究顯示，當手術切口太靠近腫瘤時，與傷口癒合有關的生長訊號可能被釋放出去而促動殘留癌細胞的生長，進而發展成另一個新的腫瘤。要降低這個風險，只要切口部位允許，手術切除腫瘤時會採取較寬的切口。

好消息就是：抗癌生活計畫可以降低生理的失調，並使腫瘤細胞喪失它們生長所需的資源。如此就能讓你的生化和生理系統回復健康，也讓你的身體早日恢復。

抗癌生活三大目標

抗癌生活計畫包含你在三個領域需要做的改變。簡要說明如下，至於每個領域涵蓋的詳細內容將在本書逐一介紹。

✤ 改善生活方式

首先，你必須改變生活方式，包括你吃什麼、如何健身、如何處理壓力及如何管理睡眠等。每一項改變都可以強化或破壞你的健康：任何你選擇的食物、體能活動或煩惱無法消除都會影響你的健康。在旅程中的每個階段

你都要選擇更健康的生活（包括你確診罹癌，甚至在做完所有的西醫療法之後），這樣抗癌的勝算就越大。低脂、以植物為主的膳食、有氧運動、柔軟度和肌力訓練，以及減輕壓力的活動都是健康生活的基本要素。無論你的狀況為何，也無論你在癌症的哪一個階段，執行這些計畫將是你增進身體健康的關鍵。

❖ 強化生理機能

第二，你需要強化抗癌的生理機能，生理環境可能激發惡性腫瘤生長與擴散，也可能阻止它們。雖然直接把目標對準腫瘤有明顯效果，但如果你這麼做卻沒有改變支持腫瘤的生化環境，那身體的康復可能也是短暫的。這裡所說的內在生化環境包括氧化和發炎水準、免疫系統狀態以及腫瘤生長訊號的水準。雖然當代腫瘤醫學的標準工具在消除腫瘤方面確實有用，但卻經常無法避免癌細胞的擴散或復發，部分原因是因為忽略了支持癌症的環境。

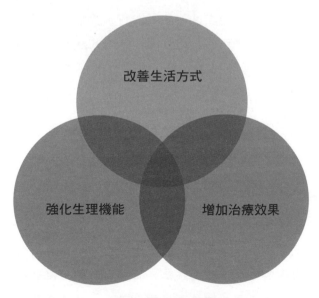

改善生活方式

強化生理機能

增加治療效果

整合性癌症照護

◈ 增加治療效果

除了幫你改變生活方式和支持癌症的環境，抗癌生活計畫也透過手術、化療、放療和分子標靶療法直接消除腫瘤。這部分，當然是以傳統西醫療法為焦點，而且真的是唯一的焦點，只是抗癌生活計畫會有更進一步的作為。有時我會建議使用實驗性療法、核准藥劑的仿單標示外使用及天然藥物，這些也可能縮小或消除腫瘤。此外，我會讓你知道有哪些膳食、保健食品、健身方案和心靈介入措施可以輔助你完成這些療法，把它們的毒性或使身體虛弱的副作用降到最低，以增加這些醫療的功效。

抗癌生活計畫之所以能發揮作用，原因有二。首先，這些療法和介入措施是彼此互補的。例如，我們建議的膳食可以讓已經消除的腫瘤比較沒有機會回頭，營養補充和特定的心靈技巧可以讓你在化療期間比較不會噁心或虛弱，而使化療能夠繼續進行。第二，這些計畫都是根據每個人的疾病和身體狀況而設計的。

上面這些話聽起來似乎有點抽象，所以有必要舉兩個患者為例，說明我們如何幫他們設計客製化的抗癌生活計畫。德洛莉絲和瑪莉蓮（並非真實姓名）這兩位乳癌患者都是為了尋求整合醫療而來到布拉克中心。以下就是她們如何利用抗癌生活計畫（兩個差異性極大的個人版本）去對抗癌症的故事，藉此希望你能瞭解自己所面對的疾病，並激勵你去克服它。

德洛莉絲：拋棄典型的美式生活

在 1999 年德洛莉絲第一次到布拉克中心之時，她是一個保守、成熟、幽默感十足和每天朝九晚五坐辦公桌的職業婦女。她在四十幾歲時體重就已經超標 50%。每天吃的是標準美式飲食，高糖和高脂。德洛莉絲有局部性乳癌。我們第一次看到她正是她確診罹癌的一年後，且外科醫師告訴她腫瘤已經「全部切除！」，另外她還做過六個月有小黃莓之稱的化療（CMF，第一

代藥物）。做為一個「模範病人」，她毫不質疑地遵照醫師的遊戲規則去做。但是當她開始讀到有關營養可以有效避免癌症復發的資料時，特地跑來問我們：「如果無法執行完整的計畫，那該如何強化身體的抵抗力？」為了評估她的復發風險，我們幫她驗血，結果顯示她已經有高腫瘤活性的跡象。手術後不到兩年，她的癌症又回來了。更嚴重的是，她的電腦斷層掃描（CAT）顯示在她肺部有四個小點的癌細胞，情況相當不樂觀，已經有遠距和潛在性致命的轉移性腫瘤。德洛莉絲決定立即展開完整的抗癌生活計畫。

　　研究過患者的醫療紀錄之後，我的第一步總是針對他們的生活方式、膳食、健康水準和心靈強度做完整的評估。以德洛莉絲的情況來看，在她和顏悅色、舉止冷靜的外表下，其實正因極度焦慮而苦惱不已。面談時透露她認為這種焦慮和她生病的身體效應一樣，都是自己無法控制的。她的一生總是在壓抑自己的慾望而優先滿足他人的需求；事實上，只要一想到做任何會讓家人的日常生活和情緒受到影響的事（甚至包括救自己一命），她就開始驚慌失措。

　　接下來，我檢驗德洛莉絲的「生化環境」（根據我自己的說法）。血液檢驗顯示氧化壓力水準甚高，可能是她的癌症和化療引起的。她的免疫功能差也是化療所致。壓力荷爾蒙皮質醇（cortisol）濃度則異常的低，這表示德洛莉絲很難有持續性的能量和其他重要的身體資源。檢驗還有偵測到她的胰島素和生長激素太高，那是促使癌症擴散的關鍵，這些在肥胖患者身上相當常見。

　　既然我們已經知道她的狀況，第一步就是要攻擊在她肺部的腫瘤。我選擇經常用來治療乳癌的三合一化療藥劑，稱為CAF，這是當時的標準療法。但我決定不用標準方式施藥。也就是不採一般常用的大劑量和高毒性的連續注射，而是用比較緩慢的分段注射（fractionated infusion）。把化療控制成緩慢而穩定的劑量，我們幫她避免掉CAF藥劑已知的副作用，包括對心臟的傷害。為了更進一步避免產生副作用，德洛莉絲服用可排毒的保健食品來幫身體排出代謝出來的化療毒素。最後，為了強化她對藥物的敏感性，並降

低腫瘤細胞對治療產生的抗藥性，我建議她服用褪黑激素和魚油。

當德洛莉絲開始做化療時，我們的同仁幫她改變生活方式。讓她選擇低動物性脂肪和高植物性食物、全穀類、豆科植物和水果的半素食膳食。我相信沒有比這更有益健康的膳食（我的妻子潘妮和我都以這種膳食來避免生病和增進健康，我們也用這種方式把四個小孩養大），而這樣的營養對任何癌症患者和癌症治療都特別重要。德洛莉絲還以一種高蛋白飲料做為膳食的補充以保持營養和修護組織。因為肥胖會讓癌症患者的預後（prognosis）更差，我們讓德洛莉絲開始做緩和的肌力訓練，同時強化她的有氧能力（aerobic capacity），為她設定一個比較健康的體重目標並增加肌肉塊。因為身體越健康她的胰島素水準就越低（這點可大為改善乳癌患者的預後），使她更能耐受嚴酷的化療，而且，並非偶然，能讓她心情好轉，也能幫她脫離憂鬱症。

為了克服焦慮，德洛莉絲練習「呼吸放鬆法」，在她心繫病情之際幫她解開恐慌的枷鎖。她也接受生物回饋訓練（biofeedback），因而學會觀察，並有信心利用新開發的能力控制她認為對壓力不可避免的反應。因為信仰的關係，德洛莉絲經常進行祈禱冥想，這讓她能夠深入探討來自內心的平靜和力量。認知訓練幫她調整生活中的優先順序，並面對為保持健康而必須做的事。

接下來，我們專注在加強德洛莉絲的抗癌生生理機能。如前所述，檢驗結果顯示她的氧化壓力太高、免疫功能太低、皮質醇太低以及生長激素太高。腫瘤就喜歡這樣的環境，所以顯然有必要讓它們回到正常水準。要克服氧化性的破壞（可能是她先前的化療造成的），我建議她每天喝兩次8盎司（約228CC）含有豐富植化素的蔬果汁（植化素是來自植物色素的化合物，具有很強的療效），相當於12份的蔬菜。她也開始服用西伯利亞人參（Siberian ginseng），使皮質醇的分泌和免疫功能恢復正常。為了讓胰島素分泌正常，我給她服用牛磺酸（taurine，一種保健食品）。

我們現在可以開始介紹用來強化標準癌症醫療的保健食品和天然藥物。

我讓德洛莉絲開始服用中藥配方,其中含有人參、黃耆、肉桂和其他我們發現可以幫助患者維持體力的藥材。我也推薦微量營養素(癌症患者不能服用標準的綜合維生素,因為過多的鐵、銅、鎂和維生素B_1和B_{12}會促進腫瘤生長)。這些包括能支持健康的炎症反應之抗氧化劑和魚油膠囊,以及可以支援免疫功能的6種藥用靈芝精華配方。因為德洛莉絲的乳癌屬於雌激素—受體—陽性,我也給她右旋葡萄糖二酸鈣(calcium d-glucarate),根據研究這種化合物可以支持雌激素的正常代謝作用,而雌激素則會抓住雌激素受體而激發腫瘤細胞增殖。德洛莉絲在化療和完整的整合計畫擊倒肝臟腫瘤之後,重新獲得(事實上是大為改善)全身健康。不過,就像轉移性癌症常見的情況,她的癌症最後又有復發跡象。整合生活計畫似乎可以牽制它,因為等它捲土重來之時已整整過了三年(當時轉移性肝癌的存活期一般是一年多)。這一次,她的肝臟80%都被轉移性腫瘤占據。

但是因為我們的作為使她的存活期延長,現在就可以回去使用新的西醫療法。分子分析顯示HER2/neu散布在德洛莉絲的腫瘤細胞表面,就像雌激素受體附在許多乳癌細胞表面一樣。當時一種新的標靶藥劑賀癌平(Herceptin)剛經美國食品暨藥物管理局(FDA)核准用來治療帶有HER2/neu的腫瘤。因此,在1999年德洛莉絲成為臨床試驗群組以外在美國最早使用賀癌平的患者之一。要不是我們用整合計畫牽制她的癌症,她可能會錯失這個機會。再一次,傳統西醫療法擊垮她的肝臟腫瘤,而完整的抗癌生活計畫讓她繼續健康地活下去。

和強化療效同等重要的就是避免發生嚴重的副作用。因此我給德洛莉絲服用一種微量營養素——輔酶Q10(coQ10)、一種胺基酸保健食品——左旋肉鹼(L-carnitine),以及一種植物——山楂的萃取,這些都是用來支持她的心肌(CAF療法中的阿黴素〔Adriamycin〕以及賀癌平都會破壞心肌)。接受四年的賀癌平療法,也經過多次週期的化療,在德洛莉絲停用賀癌平之前的最後一次掃描顯示她的心臟完全正常。

隨著德洛莉絲醫療之後的進展,我也跟著調整輔酶、左旋肉鹼和山楂萃

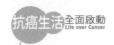

取的劑量。當常見的副作用——神經性病變（neuropathy，德洛莉絲的四肢有麻痺現象）出現時，德洛莉絲開始服用保健食品——銀杏（雙葉銀杏）和硫辛酸（lipoid acid）以支持神經系統。德洛莉絲又活了七年，遠超過別人告訴她肝轉移只能存活的幾個月，過得很幸福，而且看到自己的小孩大學畢業。

瑪琳：克服不信任感

瑪琳面對的是非常不一樣的挑戰。她是一個運動迷、健美選手（每天早上五點四十五分就開始舉重兩小時）以及她自己說的「狂熱的登山者」。她有兩份工作。太忙而不能親自下廚。她的主要食物就是快餐和甜食；當她每天在緊張忙碌的行程中耗盡體力時，就不斷從餅乾和含糖的蘇打飲料攝取熱量。為了讓這種瘋狂的生活方式有足夠的燃料，她平均一天喝8杯咖啡，並大量抽菸。

瑪琳在乳房發現一個大腫塊時才四十幾歲，正值體能狀況的巔峰期。能力非凡的她拒絕承認，又因為對醫師有嚴重恐懼而使得她六個月都不敢去做腫塊檢驗。終於，她跑去看醫師，並確知自己已經罹癌。五天後她做了改良式根治性乳癌切除手術（modified radical mastectomy），她的乳房和淋巴結都被切除。因為她對醫界的極度不信任，手術後的那一天早上五點鐘，她就奮力下床，拔掉身上的靜脈注射，穿上衣服，並要求出院。

她的病理報告並不樂觀。腫瘤的直徑有4.5公分。檢驗的十三個淋巴結當中十個有癌症跡象。複診時她的醫師告訴她：「很抱歉，妳會死於這種病。」這個嚴重的宣判激起了瑪琳的反抗精神。讀過自己找來所有與癌症治療有關的資料之後，她變成一名嚴格的生機飲食者。有一天剛好看到關於我們中心的介紹，她就預約門診。就像她說話的口氣，她覺得自己「總得信任別人」。

瑪琳在1996年一到我們中心就接受完整的個別化評估。雖然外表看起

來很健康，體重也正常，她的排毒能力已大為降低，部分原因可能是因為她長期抽菸。我們不需要做正式的心理評估就知道瑪琳對醫療機構有強烈的反感：她做任何檢驗都會非常焦慮（因此我們在所有檢驗前都先用意像聚焦放鬆技巧讓她平靜下來）。我們的評估顯示當她覺得自己無法控制身體和生活之時真的會驚慌失措。再者，她有潛在的憂鬱症，因此活得很不快樂。

檢驗瑪琳的生化環境，發現她的壓力荷爾蒙濃度太高，但皮質醇濃度太低，像德洛莉絲一樣，和生命力下降及整體性衰弱有關。長期壓力荷爾蒙皮質醇濃度太高和健康不良有關。瑪琳也有高氧化水準（抽菸和壓力的反應）和炎症（部分原因可能是運動過度）。不像德洛莉絲的腫瘤，瑪琳是雌激素受體—陰性，顯示除了荷爾蒙之外還有其他因素導致腫瘤變大。

我們先以調整瑪琳的生活方式為目標。我將焦點放在均衡的健身方案，建議她加上伸展和彈性活動；鼓勵她繼續徒步旅行，但得減少衝擊強度高的運動（如過度的舉重訓練）以免引發炎症。我建議她的生機飲食不要過於嚴格，才能攝取到重要的營養素，如 ω-3脂肪酸（可從魚油獲得）和茄紅素（可從番茄獲得，這不在她嚴格的生機飲食範圍）。我希望她放寬食物選擇的範圍以獲得更多營養：偏執的飲食態度會使你享受不到美食，結果就會營養不良。

在心靈方面，我們和瑪琳一起控制她的焦慮、重拾生活的樂趣，並減輕她的憂鬱症。和我們的員工一起訓練認知療法，找出有哪些醫療會觸動她的焦慮，並暗中迴避這些事件使她不再焦慮。她學著專注在生活中令人愉快的事情並進入高度專注的自我催眠狀態；在那種狀態下，她可以任意放鬆身體而得以在每一個醫療會診前先以此克服掉許多恐懼。最重要的，瑪琳已經知道在絕對失敗和完美的兩極之間其實還有許多可以接受的生活方式；有些事可以增進她和家人的關係，而家人在她生病時也以最可貴的支持回報她。

現在就是對她的癌症直接攻擊的時刻。首先，瑪琳甚至拒絕考慮化療。我很努力才贏得她的信任，跟她談了許多和我的患者有關的經驗，並說明病情的嚴重性，以及為避免她的疾病惡化到極點，化療似乎勢在必行。我相信

她應該能耐受不會太不舒服和副作用較少的化療。她終於同意開始化療。

就像德洛莉絲一樣，我們選用CAF療法。為了盡量減低瑪琳的焦慮，我準備了一個可攜式的幫浦，讓她放在身上的腰包。這樣就可以像德洛莉絲一樣，透過分段注射來接受藥劑，因為不必像以前一樣困在椅子上做化療，所以她比較沒那麼焦慮。實際上她是邊走邊接受CAF，這讓她找回控制感。瑪琳沒有感受到副作用，而且在六個月的化療期間從未少吃一頓飯。

為了完成治療，我建議使用中藥調製的配方來增強體力。瑪琳也採用有機食物以促進食慾和免疫功能，並保護腸胃道的內壁組織（可能因化療而受損）。她服用抗氧化劑、魚油和薑黃素配方而使炎性反應正常化，以及乳薊萃取以促進肝臟功能。因為檢驗顯示瑪琳的必需植化素（如抗癌化合物茄紅素）水準太低，我也讓她開始喝一種植化素飲料。

讓我暫停一下以說明瑪琳和德洛莉絲的客製化療法有何差異。瑪琳服用乳薊；德洛莉絲沒有。德洛莉絲服用增強免疫力的靈芝；瑪琳沒有。德洛莉絲為了壓力反應而服用西伯利亞人參；瑪琳沒有。二者的差異不只出現在保健食品。說服瑪琳放寬她嚴格的生機飲食和運動方案已經證實有極大的幫助，但這種做法對德洛莉絲而言並不恰當，若讓她採用高脂和高糖的飲食甚至會有危險。事實上，若把它歸為抗癌生活計畫可能都不太妥當。有多少患者就有多少種不同的抗癌生活計畫，因為每一個計畫都得依照患者獨一無二的生化、社會、心理和生物特徵而量身設計。

今天，瑪琳已經完全重建自己的生活。她很成功地在工作、休閒和社會關係中找到平衡點，並依照改良過的膳食和運動方案過日子。她說雖然她不希望自己罹癌，但她「罹癌之後的生活是前所未有的豐富。」2008年，離外科醫師宣判她即將因病而死已經超過十二年，瑪琳仍然健在，而且體內完全沒有腫瘤。她的完全緩解令人印象深刻，瑪琳了不起的精神給抗癌生活計畫帶來活生生的見證。

輪到你了

我希望這兩個故事能讓你瞭解抗癌生活計畫如何客製化——為符合你的需求和狀況而量身設計。有些元素，如蔬果類食物豐富的膳食，可以適用於每一個人；其他的，如該服用多少保健食品（用來改變內在環境，盡可能使其不利於癌症）則因人而異。本書可以幫你創造一個客製的個別化計畫，一套比多數醫療機構一體適用的標準西醫療法和輔助醫療更有效的整合醫療計畫。是你該深入探討的時候了！

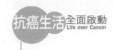

組織你的必勝團隊

　　癌症不是你可以獨自面對的事。經常需要處理資訊、做決定，又得知道該如何採取適當行動；事情排山倒海而來，如果沒有援手可能會應接不暇。任何癌症患者都知道有時會有莫名的壓力，彷彿被困在緊張和壓力的情緒下，很不容易保持頭腦清晰、情緒鎮定或內心的平靜，遑論做出正確的決定。這就是為什麼你第一優先要做的事就是為自己組一支最佳團隊（以下簡稱Ａ團隊）。究竟要選誰來陪你讓你可以在癌症旅程順利前行？這會影響到你的生活品質，以及你是否有機會獲得並持續完全緩解。

　　組成Ａ團隊的目的就是幫你面對癌症的最大挑戰。適當的朋友和親人能增進你的健康和幸福，只要他們在你需要的時候能夠出現、幫你過濾不速之客（否則讓你分心而無法處理重要資訊）、能以同理心傾聽你的恐懼和期望，並在診療結果造成情緒風暴之際讓你很快就平靜下來。他們可以設法幫你解除壓力，例如幫忙做飯、解決交通問題或照顧小孩、安排休閒娛樂活動、上網搜尋醫療資訊，或根據診斷報告處理後續事宜。你的Ａ團隊可以讓你思路清晰、連貫且心平氣和地邁向康復之路。

　　Ａ團隊的成員須能為你提供五個基本面向的支持，包括情緒、實務、資訊、指導和決策。因此你需要從性格和應對能力來挑選最有條件擔任特定角色的人選。有同理心、願意聽你傾訴並給你建設性的回應，不會否定你該有的感覺或把他的想法強加在你身上，這就是你該選擇的情緒支持者。有些人的強項是知識性、理性和邏輯性等方面，他們比較適合扮演資訊支持者。下面接著說明每一種支持者需要提供的協助，並建議哪一種人比較適合擔當。

1. 情緒支持者：想一想，在生命受到衝擊時，有誰比較能減少你的震撼且能委以重任。你的情緒支持者十之八九會是你多年的好友或親人，例如配偶、伴侶、手足或摯友。也可能是在你人生中另一個災難期間支持你的人。那應該是當你需要安慰就會想到的人，你可從對方身上得到情緒慰藉，且能找到安全又中立的空間，讓你可以盡情發洩自己的情緒。那個人必須讓你完全信任且能分享內心深處的想法。當你傷心時有誰可以依靠？當你工作遇到挫折時有誰讓你覺得不必那麼難過？當你孤單或迷惘時有誰可以完全信任？雖然這個人可能是你的老友或親戚，有時候護理師或醫師也可能是你的情緒支持者。不要低估這些支持的價值。許多證據顯示「腫瘤心理學」（psycho-oncology）對你的生活品質、免疫能力、醫療反應，甚至存活都有極大的影響。例如，1995年的一個研究發現，在乳癌患者當中，就七年存活率而言，有一個知己的比孤單者多了10%；而有兩三個知己的則多了20%。

2. 實務支持者：癌症可能讓你精疲力盡而無法鉅細靡遺地照顧到日常生活。擔任這個角色必須是一個能幹的人。他或她（或他們，有時 A 團隊需要比較多幫手）可以讓你不必擔心生活問題；需要負責的事包括供應食物、保健食品和藥物、採購，做飯或買餐點等。這個人可以在約定的時間來幫你，如幫忙接送小孩、安排規律性的休息和放鬆的活動（如傍晚散步）。想想你認識的人當中有誰很願意付出又很會料理上述生活瑣事，還能照顧小孩、安排交通和聯繫醫療看診等，並讓指定的家人和其他相關人士都能掌握你的最新狀況。因為這個人可能還得陪你去看醫師，所以必須擅於聆聽和做筆記，主要是因為醫學諮詢可能涉及複雜的科學原理，即使你的情緒沒被癌症診療破壞殆盡也很難聽得懂或完全吸收。當然，這並不是說你自己應該放棄這個角色。如果覺得可以，有問題時當然最好是由你親自請教醫師或做筆記。這個角色（陪同就醫和做筆記）非常重要，也是下列第三種支持的部分職責。

3. 資訊支持者：在電腦時代，喜歡上網的人很容易就被淹沒在氾濫的癌症資訊當中。確實，很多確診罹癌的患者回到家第一件事就是上 google 查

詢「非霍奇金淋巴瘤」、「雌激素—受體—陰性乳癌」或任何他們剛好被診斷出的病。感謝那些可靠的網站——例如美國國家癌症機構（NCI）網站，在那可以看到許多非常有價值的資訊，甚至能提振士氣並加強你的信心。有的人會積極參與醫療決策而有自我掌控病情和醫療的感覺。確實有越來越多的患者看診時自備列印的科學論文，有些資訊真的可以幫你驅除絕望和無助感。

但資訊也可能超出你的負荷。面對大量的資訊、它的複雜性及（也許是最糟的事）可能出現的矛盾（如某一個研究結論是 A 療法優於 B 療法，另一個卻是 B 療法比 A 療法有效），所以有的患者乾脆關閉這些訊息來源。（那樣就不會被你的二表妹米莉疲勞轟炸式地告訴你，她的美髮師得了和你同樣的癌症但卻採用不同的療法，且過了二十幾年仍然健在。）尤其是剛確診罹癌之際，情緒可能既脆弱又困惑，非常需要一個冷靜、有組織能力和夠聰明的人來幫你閱讀及篩選過濾這些資訊。

在你的 A 團隊當中，資訊提供者（或資訊研究者）不一定是學科學的，遑論醫學專業，但必須有能力擷取新的和複雜的資訊，並有本事消化吸收。理想上你應該選擇有高度科學素養的人，他（或她）不但能理解和幫忙翻譯醫學名詞與術語，還能化繁為簡、融會貫通並把複雜的科學數據所代表的意涵正確而深入淺出地表達出來。這個「研究者」應該能夠分辨證據的強弱，也應該能理解某研究和你的狀況之間的關聯性。確實，這個角色的職責相當吃重，所以許多患者都去找別人代勞，而不找關係較近的親友。但也不一定要這麼做。我看過許多患者的研究者並無科學訓練背景，但卻有非凡的工作效率。

為了讓研究者在你需要時確實有幫助，你必須知道自己能接收多少資訊。並非所有人都需要知道愛必妥（Erbitux）對抗大腸癌可能有效的分子標記為何。當有人提供科學文章給患者參考時，我看到有的把它擺在一邊，有的則開始深入研究。

　　不要以為你的醫師知道你的喜好。他們給你的資訊可能比你想要的多或更少，或許他們讓你參與的醫療決策超出你的預期，或當你想表達意見時他們已經做了決定。當你和醫師在討論問題時你需要有人引導，這個人會要求醫師：「請不要用統計數字」或「請不要給我看扭曲的數據，你只需強調正面的可能性。」（例如，當醫師說和你同樣症狀的癌症患者有 60％ 對某種化療方案沒反應，可以請他換個方式說：有 40％ 的患者會有反應。）就診前可以和你的研究者一起準備類似下面的問題：

- 醫師，你為什麼在這個時候建議這種療法？

- 可能會有那些副作用？

- 你要怎麼幫我消除副作用？

- 你會支持我用輔助策略嗎？（如手術前先催眠以降低焦慮感，在手術過程或在恢復室聽錄音帶，以及在化療期間服用保健食品等。）

　　每一次門診之後，就可以看你是否滿意自己收到的資訊類別和數量。如果覺得還有改善空間，就和你的資訊人員一起修改你們的問題和方法。門診結束或從醫院回來之後，如果仍有未解的問題，別害怕再打電話去問清楚。

　　你不需要請許多人分別負責各項工作。有些A團隊的成員一個人就負責二到三樣工作。而且如你所見，不論是能幹的實務工作者或資訊人員都能陪你去看醫師和問問題。但你和你的團隊成員必須根據他們的行程、精力付出和可供差遣的情形訂出合理的責任分配。

　　4.綜合教練：如果有人願意當你的綜合教練（integrative coach）來幫你執行抗癌生活計畫，那對你會很有幫助。這個教練會督促你去參加支持團體集會及執行你的運動方案，讓你按照既定計畫向康復之路邁進。綜合教練可能會提醒你、協助你、哄你，甚至激發你繼續向自己許諾的痊癒目標邁進。至於你的策略規劃者（也就是A團隊的第五個成員）所關切的是整體計畫，尤其是你要接受的藥物治療，綜合教練的責任是確定你在家有完成計畫中該做的事。

　　你會注意到我所建議的A團隊成員沒有一個是醫師，當然也沒有腫瘤科醫師。正在看這本書的你很可能已經有自己的腫瘤科醫師。持續性照顧非常重要，所以我絕不輕易建議你換醫師。但毫無疑問的是，你需要一個讓你覺得自在的醫師，他能夠認真看待你關心的事和問題。要靠你A團隊的研究者確定你的治療和最佳科學研究的觀點是一致的；如果你的腫瘤科醫師說你「不適合接受」某種療法而它的療效業經嚴謹的科學研究證實，就可以問他「為什麼？」。就像你在接下來幾章會讀到的，我總是告訴患者：「必須讓自己的醫師知道目前服用哪些保健食品，以及你遵循的哪些整合醫療項目」。我有許多患者，我建議他們做的醫療項目實際上是由他們住家附近的腫瘤科醫師幫忙完成的。如果你離開那個醫師，不要覺得這件事對他就是一種侮辱；最重要的還是自己要有最好的康復機會並永保健康。令人放心的是，抗癌生活計畫大部分靠你自己就可以實現，而且不論你的醫師是誰，都只需你一人。

5.策略規劃者：我已經談到Ａ團隊的最後一位成員，一個癌症醫學知識深厚、能引導你做決定的人。最理想的人選就是對整合性癌症醫療有專精的醫師。我稱之為「策略規劃者」。其所扮演的是你的Ａ團隊和醫療團隊之間的溝通者或聯絡人。在你和你的策略規劃者會面前，應該先把你的研究資料和問題整理好（理想上這是研究者的工作）；你不該把一堆資料統統推給策略規劃者。在布拉克中心，我們會和患者及其Ａ團隊一起討論許多策略規劃事宜，甚至幫患者安排到其他機構治療。

你可能還有許多我沒想到的需求。有的話務必明說（你的需求從開始治療到康復一直會有變化）。另外，偶而也得停下來為你的Ａ團隊打打氣或表達最誠摯的謝意。

招募過程

希望先前描述Ａ團隊每位成員扮演的角色可以讓你有些概念，你可能在周遭物色到這些角色的最佳人選。先想到最親近的人是很自然的事，但他們不見得就是最佳人選。我經常提醒患者，其實家人和朋友也都受到打擊，每一個人就像被瞬間爆裂的霰彈擊中一樣。患者最親近的家人和好友，在試圖瞭解你的困境又得面對死亡率的驚嚇之時，他們普遍都有精神上的創傷。

至於Ａ團隊的成員，你有權可以精挑細選。盡可能選擇和你各方面的觀點（包括對事情輕重緩急的優先順序、信仰及價值觀等）較能相容的人。你需要的應該是願意傾聽而不會批判、會表達意見卻尊重你的想法、以助你為己任、你有困難時他會從旁協助以及對你的選擇總是鼓勵和支持的人。最有效率的團隊會定期討論以掌握彼此最新狀況，也可透過電話或電子郵件等方式互通訊息。就像內閣制的總統一樣，你要仔細傾聽Ａ團隊的聲音。一旦有了決定，只要是在心態健全的情況下做出來的選擇，Ａ團隊就會一致支持你。最後，攸關你個人健康和幸福的決定都是你的，而且是你自己的決定。你是主導者。記住這一點，下面這些問題應該就可以避免選錯人：

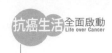

對於安慰者：你是否能處理我情緒不穩定的問題（甚至可能會爆發）？幫我跳脫恐懼的深淵？是否能耐心傾聽而不覺得自己迫於無奈才來幫我解決或消除所有的悲痛。

對於能幹的實務工作者：對於我要求的各種事情，甚至包括重複或平凡的瑣事（如煮飯、交通等），你是否都能欣然接受？即使超過負荷也任勞任怨？

對於研究者：你是否願意每週至少花一兩個小時在網路和醫學資料庫找資料？是否自信有能力詮釋科學研究成果？

對於綜合教練：當我對自己的脆弱很敏感的時候，你是否願意推我一把？如果我反對你、拒絕你甚至把你吼回去，你也沒有關係？

對於策略規劃者：如果我不同意或質疑你的提案，你是否能處之泰然？你會秉持我對最佳選擇的想法嗎？（患者對任何提案都享有最終否決權。）你可以無異議支持我嗎？對於我自以為是的態度，你心中是否有受挫或不受尊重的感覺？你是否能夠在沒有成見或爭辯的情況下支持我對抗癌生活膳食、運動、保健食品、心靈和其他準則的堅持？

到底要選誰？他們的工作時間怎麼訂？這些都沒有成規可循。這讓我想到下一個要談的問題——「解聘」可能更麻煩（不會太令人驚訝）。如果你感覺到團隊中有任何成員在暗中破壞你的地位或你的優先原則，或只是單純的無法勝任自己的工作，你可以不必顧慮太多，該換人就換人。在一開始和團隊的所有成員就應該建立這種共識。事實上，最好能請一個人（或是綜合教練）幫你定期評估這個團隊是否能滿足你的需求。這個人也要負責讓必要的轉變順利推動。

其他支持資源

如果你的處境讓你很難招募到像我描述的A團隊成員，我建議你去找一

個提供專業幫助和組織完善的支持網絡。至於支持資源，包括支持團體，你可以到有聲譽的線上討論區及面對面的訓練課程去找。社區組織（包括宗教會眾）都可能提供協助。你家附近醫院的社工室也可能引導你找到支持資源。

另一個可能是開設自己的癌症部落格或網站來敘述你的癌症旅程。這不只是告知親友近況的好方法，也能讓你收到來自遠方的精神支持。在CaringBridge.com網站你可以找到易於使用的網站服務來幫你設置部落格。

如果需要更多的建議，尤其是有關尋找符合你個人需求及個人風格的支持，請參考第11章220頁的「再聯繫社會支持網絡」。

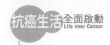

 你在哪？
本書快速入門地圖

　　在看完本書之前，你可能需要馬上有答案，或想要立刻執行抗癌生活計畫。下面的快速入門地圖讓你可以很快進入狀況。不過，當你的緊急狀況（如迫在眉睫的手術或懸而未決的化療）過後，我還是鼓勵你把整本書看完。你會很慶幸自己在抗癌戰役有一個配備齊全的工具箱。

　　誠如之前提過，抗癌生活計畫是對準三個主要領域去對抗癌症：

1. 生活方式：你的整體健康狀況、體能活動、精神狀況、膳食與營養等。

2. 生理機能：你的身體組織和血液化學等。

3. 疾病治療：根據腫瘤組織的分子分析、掃描及實驗室檢驗而採取的醫療模式。

　　在快速入門地圖的每一站，都會根據你的狀況，引導你到上述每一抗癌領域找到最相關的資訊。

　　我把我們推薦的許多療法分成兩個層次。「你的自我照護計畫」包含醫療、膳食、保健食品、藥草或其他你可以自己選擇與執行的醫療，即使無法到布拉克中心來的患者也可以採用。抗癌生活計畫大部分如此。不過，你採用的任何療法都應該知會你的醫師（普通內科醫師、腫瘤科醫師或整合治療醫師）。雖然所有的設計都有安全考量，在極少數情況還是有可能和你正在進行的其他醫療發生交互作用或干擾。我建議你找一個支持你、知識又淵博

的醫師，幫你執行整合計畫並確定一切作為的安全性。也請你看第45頁「如何為抗癌生活計畫選擇保健食品」。如果你無法親臨我們在芝加哥埃文斯頓的布拉克中心，或找不到其他整合性癌症專家而必須靠自己執行許多整合療法時，本書可以提供你相關資訊和實務操作上的具體建議。

「醫療夥伴」策略是需要醫師才能做的診斷方法和療法。例如你不能夠自己去預約做檢驗，或自己解讀檢驗報告，或根據檢驗結果決定做哪些治療；又如像化療方案和注射維生素，或其他營養補充等療法也都不能自己做。看完這本書，你就很清楚哪些是自我照護計畫，哪些是醫療夥伴策略。

以下乃針對不同對象而提供的快速入門之道：

給手術前的患者

醫療支持膳食：第6章，第130頁，手術前需要增強體力

運動訓練：第9章，第184頁，增加肌肉和肌力

放鬆技巧：第11章，第210頁，幫助你減少焦慮並在手術前有心理準備

炎症：第15章，讓體內生化環境不利於癌細胞從原發腫瘤擴散出去，並減輕手術後的疼痛和腫脹

增強免疫力：第16章，加強你對感染及惡性腫瘤擴散的天然防禦能力

腫瘤組織銀行（banking tissue）：第22章，第388頁，如此你就有細胞標本可用來檢測它對新的化療藥劑或標靶治療藥劑的易損性（vulnerability）反應

腫瘤剖析（tumor profiling）：第22章，第388頁，用來判定你的腫瘤特別易受那一種分子藥劑的影響

給即將或正在化療或放療的患者

膳食：第6章，增進全身健康和強化體力以平安度過治療過程，並可用

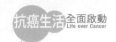

來避免或控制常見的副作用，如噁心及食慾不振等。請複習第130頁的醫療支持膳食

強化體能：第9章，增強你醫療期間所需的體力和精力；當治療讓你虛弱和疲憊不堪時，健身方案就能改善你的身體狀況

心靈：第12章，對醫療要有心理上的準備，並學習一些技巧以減少副作用

化療支持：第23章，尋找策略以控制化療的副作用

化學增敏：第24章，使惡性腫瘤細胞更易受化療或放療的攻擊

放療支持：第25章，減少使你虛弱疲憊的副作用並增加療效

給療程（手術、化療和放療）剛結束及避免復發（治療後第一年）的患者

膳食：第5章，尋找適當食物和天然保健食品以減低任何殘留的癌細胞增殖的風險

強化體能：第8章，找一個你一輩子都能做的基本健身方案

心靈：第11章，找一個新的正常狀態，保持健康睡眠模式，並學習控制焦慮

生長控制和抑制：第26章，使惡性腫瘤細胞不會生長

增強免疫力：第16章，增強免疫活性，掃除殘留的癌細胞

氧化作用：第14章，對將來可能出問題的惡性腫瘤必須降低其發展機會

給因併發症而停止治療和需增強體力以重啟療程的患者

膳食：第6章，以適當食物和天然保健食品，克服體力和精力的消耗與消失

健身：第9章，要設法增強體力

心靈：第12章，使情緒荷爾蒙恢復，並養成健康的睡眠模式

精疲力盡：第27章，找一個徹底及全面性的重建計畫

炎症：第15章，設法克服導致肌肉流失的發炎變化

給西醫宣判不治的患者

膳食：第5-6章，保持理想的體重和體力

健身：第8-9章，盡量恢復體力，改用任何非西醫療法都同樣需要體力充沛

心靈：第11-12章，控制焦慮和憂鬱

腫瘤生長控制：第26章，減少促癌生長因子

竭盡所能：第28章，尋找可能幫你開啟另一扇門的實驗性療法

給完全緩解（療後一年或更久）避免癌症復發的患者

膳食：第5章，使體內環境保持在不利於復發的狀態

健身：第8章，增強體力和耐力

心靈：第11章，控制壓力

氧化作用：第14章，減少促使惡性腫瘤發展的主要破壞因子

維持緩和：第29章，找一個全面性的計畫

給患者親友、癌症或其他慢性病高風險族群及想預防生病和改善健康狀況者

膳食：第5章，食物的選擇以最能促進健康的蔬果、全穀類、蛋白質及脂肪為原則，且盡量少吃精緻糖類和炎性脂肪

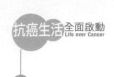

健身：第8章，找人設計一套能滿足核心健身需求的運動計畫

心靈：第11章，找一個日常可以使用的壓力管理策略

保健食品：第14-15，18-19章，從有關保健食品的部分開始，讀到醫療夥伴之前

化學預防：第29章，認識能降低癌症風險的食物和植化素，並學習在生活環境中遠離毒性物質之道

如何為抗癌生活計畫選擇保健食品

很多患者帶著裝滿保健食品的購物袋到我辦公室，其實他們服用這些東西大多莫名其妙。抗癌生活計畫則不一樣：每一種保健食品都是因特定理由而服用，且是在特定情況之下才能服用。千萬不要在看完本書之後就把書中提到的保健食品羅列出來，然後設法全數購買並開始服用。服用太多種保健食品或劑量太高必定有損健康。有些保健食品可能會干擾到對你治療期間必須服用的常規藥物。

你應該找一位整合醫師或營養師量身設計你的保健食品方案，幫你判斷適當的劑量，並避免不必要的藥物交互作用。

以下乃基於三個領域的抗癌生活計畫而提供的指引。

第一領域（生活方式）：

以十二類強力健康食物（參見第4-5章）為基本的保健食品。將這十二類重要食物適量納入你的膳食當中，你有兩個選擇：

1. 喝一杯奶昔或採用一個含有這十二類食物的完整配方
2. 服用下列三種保健食品：
   - 一個專為癌症患者設計的綜合維生素或礦物配方（參見第5章，第119頁）
   - 魚油
   - 一杯「綠色飲料」或蔬果飲料

第二領域（生理機能）：

在這個領域，吃保健食品是為了將你的體內生化環境轉化成癌症不易生長的狀態。首先你需透過實驗室檢驗或問卷來評估體內生化環境的各種面向，包括氧化、炎症和血糖，還有其他因子。然後服用下列兩種保健食品：

1. 一個廣譜性（broad-spectrum）的配方，讓你的生化環境全部或大部分慢慢正常化（參見第13章）
2. 兩三種保健食品配方，特別用來針對你體內最有問題的環境因子

第三領域（疾病治療）：

這個領域的幾章是根據治療階段而安排的：在任何一個階段，你通常得服用1至3種配方。特別重要的是你在緊急、攻擊和抑制三階段都得和整合醫師合作，因為你在這幾階段都會服用綜合藥物，醫師的幫忙可以避免補充劑和藥物的交互作用。

抗癌生活網站：www.lifeovercancer.com

抗癌生活網站是本書不可或缺的一部分。因為有關癌症治療的新資訊不但快速而且持續出現，所以我們選擇這種方法來提供相關文件和資源。不必等下一版印刷，只要布拉克中心開始使用創新的東西，我們就會盡快提供最新研究結果和資源。我們的網站包括：

- 每一章的完整註解，使用內文標示的號碼，根據如何使用PubMed線上資料庫的描述，就可以找出參考文獻和摘要。
- 布拉克中心最新和正在進行的研究，以及全球最新和最尖端的研究。
- 有關抗癌生活計畫的資源，例如教你冥想（meditation，或譯為靜坐）技巧的書籍和引導式意象的影片來幫你度過療程。
- 有關膳食的資料，包括餐飲計畫的範例和抗癌生活膳食的食譜。
- 相關實驗室名錄和它們負責的各種檢驗工作，例如組織銀行和化學敏感

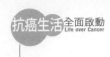

性檢驗等。

● 本書提到的藥草和保健食品的來源，以及如何選擇高品質保健食品的討論。

● 其他整合性癌症治療中心和私人醫師的名錄。

　　請找書中標示 ①，下方數字為原書頁碼，可對照抗癌生活網站網頁連結檢索。

改善生活方式

改善生活方式

強化生理機能　　　　增加治療效果

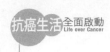
 抗癌膳食

　　抗癌需要做的事，像手術、放療及化療等，大多需要依賴技術高超的專家。令人訝異的是，像膳食這麼普通的事也是有用的抗癌方法。對於初診的癌症患者，我一定會對他們說：「你可以利用抗癌生活營養計畫來戰勝癌症。」因為它能補充你的精力、提高你對放療和化療的耐受力、消除腫瘤細胞需要的化合物，還能讓你有足夠的營養來抑制惡性腫瘤。

　　這就是整合抗癌方法的體現。記不記得我在第1章提過抗癌生活計畫包括最佳西醫療法？根據臨床經驗，我們已經知道營養計畫可以強化西醫的效能，也能降低醫療的毒性，使你獲得更好的療效。不像手術、放療或化療，你能操控的並不多，營養計畫則能讓你在治療和復原期間發揮積極作用。研究報告顯示，患者的承諾與參與是整合療法成功的關鍵。關於這一點我在第10章會有更多討論。

　　不論你讀的是五千年前的中醫寶典，或是最新的醫學研究報告，其中都明白指出，在醫療過程或身體復原階段，營養對身體的影響極大。舉例而言，長久以來，日式飲食都以蔬菜和魚類為主，較少肉類、精緻糖類和高脂食物；他們比美國人罹癌率低，也較長壽。[1]就極初期的（指從未發作）攝護腺癌（又稱前列腺癌）而言，居住在日本和美國的男人罹患率非常相近。但美國男人有攝護腺癌末期的比例卻高出許多。這個現象指出，導致攝護腺癌的因素在兩國同樣普遍，但美國可能有某種因素促進這種癌細胞生長。同樣的，早期研究發現，被診斷出初期乳癌的日本婦女比同樣症狀的美國婦女活得更久。科學家懷疑，從這兩個案例看到的差異可能是飲食習慣不同所

致；因為就攝護腺癌末期的罹患率觀之，移居到美國採西式飲食（較少海藻和較多漢堡）的日本男人也幾乎和其他美國人一樣。[2]可悲的是，今天的日本人無需移居美國就已經採用西式飲食，現在日本人消耗肉類、蛋類和乳製品的量已經攀高，他們死於乳癌和攝護腺癌的比例也因而提高。[3]

標準美式飲食究竟出了什麼問題？

像大多數美國人一樣，我也是這樣被養大的。在忙碌的生活中，我經常狼吞虎嚥吃下油膩的漢堡，並用有色而冒泡的糖水大口大口地把食物沖到肚子裡。點心時間吃的是濃濃的奶昔、蛋糕、糖果、餅乾、馬鈴薯片或甜甜圈。午餐和晚餐主要是炸雞、牛肉、披薩和薯條等飽和脂肪餐。我的父母和我幾乎都不知道這些食物充滿著有害健康的不良脂肪、蛋白質和碳水化合物。也難怪營養學家常把美式飲食簡稱為悲哀（其縮寫為 SAD）。

如果你不想餵飽你的癌細胞，至少從這個角度觀之，這些食物都很不健康。在本章後面，我會羅列出標準美式飲食的危害，在此先簡要說個大概。假如你攝取過多脂肪和精緻碳水化合物，在體脂肪和體重增加的同時你也承擔了許多風險，包括降低免疫功能，提高氧化壓力、炎症和血壓，進而促進腫瘤生長和血管新生。高脂膳食可能導致更多DNA受損，因而讓突變的基因聚集在細胞內而變成腫瘤。突變越多，具有侵略性的癌細胞就越多，且癌細胞更可能逃過放療或化療的攻擊，並在你體內順著血液跑到遠離原生處的合適地點形成腫瘤。因此，我們看到低脂、高蔬膳食的居民死於癌症的機率往往偏低，這其實不必太訝異。

抗癌生活膳食即養生膳食？

自1970年代末期發現低罹癌率和傳統日式膳食的連結性之後，另類醫學團體就開始探討如何以養生膳食（macrobiotic diet，或稱長壽膳食）來對抗癌症。我們在美國所稱的養生膳食，實際上就是西方版的傳統日式膳食。它是以全穀類、蔬菜（特別是十字花科，如甘藍菜和花椰菜等）和魚類為

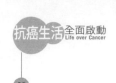

主，加上某些水果類。我還在醫學院求學時就已經發現它的療效，因為它曾幫我克服胃潰瘍和偏頭痛的問題。有了這樣的經驗，我就開始從科學文獻中尋找相關資訊，探討養生膳食是否可以減低罹癌風險或改善它的預後。如同你在本章會讀到的，很多證據顯示它確實可以，有關養生膳食可能改善癌症患者健康的研究方興未艾。對於癌症患者的臨床診療，我會以輔導養生膳食的基礎為起點，並一直採用許多與養生膳食有關的核心原則。

不過，我發現在美國的養生膳食者經常遺漏很多抗癌營養素。當我在自己診所看過更多癌末患者之後，對養生膳食的錯誤應用就更加憂心。事實上，有些執業醫師建議的養生膳食可能導致癌末患者徹底營養失調，結果相當悲慘！因此我確信有必要在膳食上做些調整，使其更適合每一個人的文化背景，使他們在特殊環境下對食物有更多選擇。為重症患者（如癌症病人）設計膳食，最重要的是必須針對每位患者的需要來設定食量，並做必要的微調。為此，潘妮和我最後決定指導一個由大學營養師組成的團隊，試圖應用最先進的營養學建立一套系統性及臨床適用的養生膳食。

雖然抗癌生活的營養計畫源自養生膳食，策略卻有所不同。除了要整合應用營養學者已知的植化素（存在植物中的天然化合物）、脂肪、油及有抗病特性的植物色素，特別還要讓它能適用於對各種營養有壓力反應的癌症患者。在我行醫之初，自己會定期梳理科學期刊並研讀有關營養和癌症的文章。（現在，整理汗牛充棟的相關文獻並研讀和評論它們在癌症營養學的重要性是一份全職的工作，所以我們診所有專職人員負責。）我們想要的不只是從可信服的文章得知哪些食物能抑制癌細胞、哪些食物有利癌細胞存活和擴散，也想從患者身上尋找相關線索。許多患者找我之前已經從緩解期再度發現腫瘤，有些則是局部緩解，即使他們都做過傳統西醫的最佳療法，仍然還有一些治療無效且預後很差的案例。不過，如果讓他們在膳食上做大幅度改變，同時也進行全套的整合醫療（包括西醫療法），那麼成功的案例數量就很驚人，有人甚至長期緩解。雖然我不能說這些都是食療的效果，但可以確信的是，食療是主要的影響因素。

艾迪：食療的威力

艾迪‧漢雷是第一個讓我對膳食的影響力大開眼界的患者。1979年，62歲的艾迪被診斷出有慢性攝護腺癌。醫師相信使用己烯雌酚（diethylstil-bestrol, DES）就能控制，但1982年艾迪的癌症已經惡化，且已經轉移到骨盆、前額及肋骨。醫師說他的前景不看好。1983年，艾迪在絕望中想採用整合性癌症療法，因此他來到布拉克中心。用了DES無效之後，讓他心灰意冷，同時也擔心其他西醫療法可能會有副作用。艾迪告訴我，他現在只想用自然療法。他說：「假如食療之後情況更糟，也許我會依照你的建議採用其他西醫療法，但現在還是讓我先試試膳食療法。」

我要求艾迪排除所有可能致癌和促進癌細胞活性的食物，而以植物性蛋白質、深海冷水性魚類、水果、蔬菜和全穀類為主要膳食。到了1984年9月，他的骨骼掃描和攝護腺組織切片結果顯示他已進入完全緩解狀態。不僅體內沒有可見的癌細胞，他的體力、情緒、睡眠、警覺性和注意力等都很有進步。「真是神奇！我的感覺竟然這麼好！」1985年，也就是他被醫師宣判死刑的四年後，他接受記者訪問時這麼說。接著他又度過二十年的無癌生活。在他八十幾歲時，因為心智衰退和其他問題，使得他不再依照抗癌生活計畫過日子，幾年內他的攝護腺癌和轉移性骨癌再度復發。2004年10月艾迪終於辭世。

我在第1章曾經提到，在芝加哥大學的研討會中，我發表過關於六名攝護腺癌第二期患者的研究報告，他們每一個都有骨骼轉移，而且都活得比任何醫師（尤其是他們第一次看的專科醫師）預期的存活期還要久；艾迪就是其中之一。因為這六人都是抗癌生活膳食計畫的實踐者，他們證實要治好攝護腺癌轉移的最大可能就是不能只用西醫療法，膳食療法也不可或缺。二十幾年後，我再度提出這些案例的持續研究結果，顯示抗癌膳食確實有好處。例如：2006年發表在《整合性癌症治療》（*Integrative Cancer Therapies*）

的一篇研究報告，就是追蹤調查攝護腺癌患者在西醫療法之後復發的案例，顯示採用以植物性食物為基礎的膳食並減少精神壓力，顯著減緩男性快速升高的攝護腺特定抗原（PSA）、腫瘤生長標記，也顯示此種營養素的介入能讓腫瘤生長速度下降。[4]曾有一篇2008年發表在著名期刊《泌尿醫學》（Urology）的研究報告，顯示僅僅三個月的飲食控制（降低來自肉類的飽和脂肪和蛋白質、乳製品並多吃蔬菜）就能減低PSA水準。[5]多年來我們在自己的診所也看到類似結果。

事實上，有一個特別強而有力的例證，顯示可以運用膳食阻礙腫瘤生長。很多剛確診有初期攝護腺癌的男人會拒絕治療而選擇「觀察式等待」（watchful waiting），讓醫師定期監視他們的PSA濃度和臨診徵象，以確定腫瘤是否變大或擴散。讓這些人有機會選擇其他非侵入性療法對他們的健康有極大幫助。如果患者不想做放療或化療，畢竟還有「自然藥物」可用，來自食物的自然抗癌生化會讓患者的觀察式等待變成主動參與。[6,7]

膳食對癌症的影響

膳食對癌症有直接和間接的影響。營養直接衝擊到癌細胞的生長和擴散機制。它們會改變生化環境，結果可能促進或抑制腫瘤細胞的進展，對腫瘤的控制有間接影響。關鍵就在你吃的食物可能帶給你不同的結果，有的能幫你戰勝病魔，有的則可能讓病魔越發不可收拾。

以下所列都是從最近的文獻找到的相關研究，讓我們更確信膳食對於抗癌的重要性：

● 高脂和高精緻碳水化合物的膳食使你容易發胖，也會提高腫瘤復發風險。[8]肥胖男人攝護腺癌發作的風險顯著較高。[9]

● 膳食脂肪會抑制自然殺手細胞（NK）而導致身體抗癌防衛系統受損，低脂膳食使自然殺手細胞的活性顯著增加。[10,11,12]自然殺手細胞則在預防腫瘤細胞轉移方面扮演重要角色。

● 肥胖型乳癌患者之復發率為體重正常患者的2至4倍。[13]

● 剛被診斷出乳癌的患者，自膳食脂肪攝取熱量每多出10%（例如從25%變成35%），其復發風險就提高到原來的兩倍左右。[14]令人惶恐的是一個不小心就可能增加10%，因為只要每天吃125克（約4盎司）的牛肉，或125克的馬茲瑞拉起士（披薩常用，大小約為3個9V電池），或一杯冰淇淋，或4小塊奶油，就可以達到這個數字。

● 攝取大量膳食脂肪和較高復發率、較低存活率或二者有連動關係。[15]在2005年美國臨床腫瘤協會（American Society of Clinical Oncology）的年會中，我曾聽到一個有關2,400名乳癌患者隨機對照的研究報告，其內容相當令人震驚！這個研究發現患者採取的膳食若是20%的熱量來自脂肪（美國標準大約是35%），其復發率可降低24%。復發風險降低對42%帶有雌激素－受體－陰性、較具危險性的乳癌婦女特別重要，因為她們能夠選擇的優良西醫療法較少。這是相當重要的一項發現。[16]

雖然有許多證據顯示「健康膳食」讓抗癌者獲益良多，但它卻不是主流醫學所推薦的。是的，在防癌方面，美國癌症協會（American Cancer Society, ACS）對膳食的建議也是要大家多吃水果、蔬菜、全穀類及低脂蛋白質，且主張避免食用不健康的脂肪、精緻碳水化合物和油膩的紅肉。到目前為止，看起來都還不錯！然而對癌症患者，也就是上述建議對他們不起作用的那些人，就「什麼都可以吃」（像到餐廳吃自助餐一樣）。[17]他們告訴癌症患者要盡量從奶油、人造奶油、高脂乳製品、美乃滋、蛋類、肉類、各種軟硬起士、冰淇淋和花生醬等攝取熱量，理由是脂肪性及高熱量食物能避免或戰勝惡病質，因為有人從癌症患者身上看到「飢餓反應」（而非飽食反應）。其實這種反應全球少見，它只出現在有些病情惡化的患者，或是在治療期的某一階段。事實就是，對很多患者而言，「隨你吃到飽」是錯誤的處方。那會使他們的盤子裝滿動物性蛋白質、飽和脂肪、不健康的 ω-6脂肪酸及精緻碳水化合物，這些食物都會促進腫瘤生長。[18]事實上，在2007《美

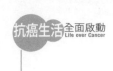

國醫學協會期刊》（*Journal of the American Medical Association*）有一篇關於膳食的研究，發現結腸癌第三期的患者，很少吃肉類、脂肪、精緻碳水化合物或甜點的人，其死亡風險比多吃這類食物的患者少一半。[19]

我不是在挑剔主流癌症醫療，而只想指出一些問題。在我擔任美國癌症協會芝加哥上城參議會副主席的五年當中，可以看到每一個醫療單位踴躍提供的第一手資料。然而，美國癌症協會的防癌和抗癌膳食建議彼此脫鉤的現象則讓人難以置信；即使外行人也看得出來。許多門診患者告訴我：「以前醫師說多吃蔬菜水果、少吃肉就不會罹癌，現在我得了癌症，卻有醫師說我應該吃起士蛋糕、奶昔和奶油醬。真是搞不懂！」這些患者說得沒錯，一旦得知罹癌，那些被叮嚀要少吃才能防癌的東西竟然變成了主要食物，實在不可思議！這個起士蛋糕和奶油醬的膳食建議完全忽視越來越多有關標準美式飲食可能促進腫瘤生長的科學證據。大體而言，可以防癌的食物應該也可以抑制癌症。通常把預防疾病之膳食研究結果用來指引患者的膳食方式是合理的做法，對癌症患者更是如此。

瑪莉安：二十年的健康

瑪莉安是我行醫初期的乳癌患者之一。1983 年她被診斷出乳癌，當時她只有 42 歲；她是一位化學家，也是撫養三個小孩長大的單親媽媽。「我呆住了！」她說：「你絕不會想到這種事居然發生在自己身上。我不知道該怎麼辦，基本上只能照著醫師的建議去做。」結果她做了改良式根治性乳房切除手術。因為癌細胞已經擴散到好幾個淋巴結，腫瘤醫師建議她先做放療再做化療。瑪莉安拒絕做放療，因為擔心會有副作用。不過她同意做六個週期的標準化療。在她的醫療團隊中沒有人給她任何膳食建議。過了三年平靜的生活，骨骼掃描顯示癌細胞已經大量轉移到胸腔和脊椎；醫師說她只能再活一年。

受到驚嚇的瑪莉安跑到我們診所求助。她拒絕化療，因為之前的化療讓

她嘔吐、疲憊和掉髮。雖然我告訴她照我們的方法做化療多半不會有太大的副作用，她還是絲毫不動搖。根據她的掃描結果和病歷，我覺得她還有時間嘗試其他方法，雖然我鼓勵她做化療，但不堅持馬上就做，不過得讓她知道做或不做各有什麼風險。我告訴她：「現在，讓我們試試看你對自然的營養補充會有什麼反應。」

我開出一套低脂高纖膳食，主要包括全穀類、水果、蔬菜和豆類，加上富含抗癌營養的食物，例如香菇（椎茸）、海生植物、薑和綠茶等。瑪莉安義無反顧地不再吃所有的乳製品、肉類和精緻碳水化合物。過了幾週，她已精力充沛而且狀況良好。在她初診的四個月之後，骨骼掃描顯示脊椎上的腫瘤細胞已經縮小，爾後每隔數個月的掃描也都顯示腫瘤持續縮小，且原先轉移到肋骨和脊椎的點也逐漸消失。十六個月的食療之後，瑪莉安已經完全緩解。走筆至此，距離瑪莉安因癌細胞轉移到骨骼初次來到我們診所已經有二十二年，她依然維持無癌狀態，也仍然堅持採用抗癌的膳食。

鄭重警告：千萬不能光靠膳食療法治癌。我們有很多患者嘗試以膳食作為治療癌症的唯一方法之後經常再回診。雖然食療（尤其是短期內）會有改善跡象，不過像瑪莉安這種情況其實只是例外而非通則。冒這個風險聽起來就像破紀錄一樣，在此我要重申一遍：在整合計畫的理念下，結合傳統西醫療法的營養補充才有治療成功的最大勝算。有人說過，所有的真理都會經過三個階段的傳遞。首先，它會被人嘲笑。其次，它會受到激烈反對。第三，它不言自明地被人接受。健康膳食與癌症的關聯性，目前雖有很多反對的聲音，我預測終有一天它會在不言自明的情況下被人接受。

營養 101

人類維生必須從膳食中攝取三樣東西，那就是蛋白質、碳水化合物和脂肪。並非所有的蛋白質都一樣，碳水化合物和脂肪亦然。這些營養的來源關係著我們的健康，尤其是和癌症搏鬥之際。除了上述三大類，你的身體還需

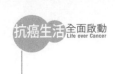

要微量營養素（包括維生素、礦物質和植化素等）才能維持正常的生化作用及穩定的新陳代謝，包括免疫系統、發炎、脫氧、氧化、正常的細胞生長及癌細胞發展的生化環境。現在讓我們逐一檢視這四大類營養素。

❖ 從標準美式飲食（SAD）攝取不良脂肪的下場

高脂膳食易導致更多DNA受損，使腫瘤細胞不斷聚集而發生更多突變，也更不受化療和放療的影響。[20,21]結果：癌症更加惡化。此外，高脂膳食也會弱化免疫系統[22]，同時造成發炎[23]、腫瘤血管新生（angiogenesis）[24]及血壓升高而促進腫瘤生長。[25]這可能就是標準美式飲食族群比低脂和高蔬膳食（如傳統日式或地中海式膳食）族群之罹癌率較高且預後較差的原因。

除了限制脂肪攝取之總量，還需要注意你所吃的是哪一種脂肪。就像我說過的，每一種脂肪都不一樣。要避免攝取癌細胞最愛的反式脂肪；這種脂肪很少出現在自然物，而在氫化油中特別多，主要被用於食品加工。有研究發現某些氫化油可能促使結腸癌惡化：習慣食用較多氫化油食品的結腸癌患者，其帶有所謂p53突變基因（它與更具侵略性及放射線抗性的癌細胞有關聯）的風險為其他患者的兩倍。[26]自2006年起美國聯邦政府規定食品製造標籤及速食餐廳的菜單和廣告傳單，都須標示食品中之反式脂肪含量。結果，很多食品製造業者不再使用這種不健康的油。但除非確定他們都已經這麼做，否則還是要遠離任何可能含有氫化油的食物，例如人造奶油、大部分市售的烘烤食品、各種速食和加工食品（如包裝式餅乾和起士仿製品）、薯片、炸薯條、起酥油、市售花生醬、微波爆米花及以現成調和麵粉做的蛋糕或餅乾等熟食品。再一次提醒，購買食物或食品之前務必仔細看標籤。

完全氫化油是一種新的產品，它本身不含對健康有害的反式脂肪酸，但為了讓它更容易塗抹，通常廠商會混合一些比較不健康的油；所以它也不是好的選擇。

飽和脂肪雖來自天然食物卻沒有比較好。它存在動物性食品（如肉類和奶製品）；這種油因為會增加心血管疾病（如中風和心臟病）而惡名昭彰。

它們也有抑制免疫功能[27]、降低身體排毒功能[28]和提高氧化水準等缺點。[29]難怪奶油和豬油吃得越多、飽和脂肪來源越多，死於乳癌、攝護腺癌、直腸癌、結腸癌和肺癌的風險就越高（如1991年的研究發現）。[30]還有其他研究發現：大量攝取飽和脂肪的攝護腺癌男性患者死於癌症的風險為少量攝取者的三倍。[31]有一個2008年發表於《國際癌症期刊》（*International Journal of Cancer*）的研究發現：攝取很少飽和脂肪之早期攝護腺癌患者，其初始治療之後的復發率為50%。[32]就乳癌患者而言，攝取最多飽和脂肪者死於乳癌的機率為攝取最少者的兩倍。[33]從數字觀之，每增加5%來自飽和脂肪的熱量（例如從10%變成15%，轉換成食物就相當於每天多吃兩片培根，或兩湯匙奶油，或28克奶油起士），死於乳癌的風險就增加50%。[34]如果確診罹癌，飽和脂肪的攝取量就必須盡量減到最少。怎樣才是最少？有些研究者認為男性患者來自飽和脂肪的熱量不能超過10%。對任何比較嚴重的癌末患者而言，我建議不要超過5%。那就是從極少到完全不食用椰子油、棕櫚油、豬油、牛油、奶油、普通冰淇淋、起士、其他全脂牛奶製品、牛排、漢堡及其他陸生動物性食物或食品。如果你每天攝取2000卡路里的熱量，5%來自飽和脂肪的熱量就是100卡路里，那就是兩抹奶油或4湯匙的酸奶油。

不飽和脂肪造成的健康風險最低，不過並非都適合你，必須知道如何選擇。ω-3和ω-9脂肪酸最有益健康，[35,36] ω-6脂肪酸最差。[37]為什麼呢？ ω-3脂肪酸可以扭轉腫瘤轉移[38]及腫瘤對放療和化療的抵抗力[39]，也可以強化某些化療的藥效並減低其毒性的副作用。[40]另一方面，ω-6脂肪酸是一般人必須的（健康的人對ω-6及ω-3脂肪酸的需求量是4比1），但對癌症患者比較沒好處。[41]身體能自動將ω-3脂肪酸轉換成可消炎的攝護腺素，但ω-6脂肪酸則被轉換成促進炎症的脂肪酸。[42]炎症會使體內環境變成更有利癌細胞生存；例如它能促進新血管的形成，這種作用稱為血管新生，腫瘤細胞因而得以生長和擴散。[43] ω-6脂肪酸也會激發促癌生長因子形成，並活化一種叫做*ras*-p21的促瘤基因，它會導致身體無法控制細胞的自我複製和腫瘤細胞的生長。[44]因此ω-6脂肪酸較高的膳食可以創造出癌細胞生長的理想生化環

境。再者，如果身體需要處理很多 ω-6 脂肪酸，那就無法處理足夠量的 ω-3 脂肪酸；因為代謝途徑和我所稱的「脂肪路徑」必須經過同一條狹窄的隧道。如果有比較大量的 ω-6 脂肪酸正要經過，ω-3 脂肪酸能通過的就比較少量，我們就無法享受 ω-3 脂肪酸帶來的好處。[45]最後一點，ω-9 脂肪酸有很大的抗癌作用，包括抑制乳癌基因 HER2/neu，也就是強力化療藥物──賀癌平標靶的對象。[46]

魚類、核桃和亞麻籽油都含有 ω-3 脂肪酸。ω-9 脂肪酸包括單元不飽和脂肪酸，如橄欖油中所含成分。ω-6 脂肪酸，包括亞麻油酸和花生四烯酸（arachidonic acid），二者分別出現於玉米油和動物油。我認為對大多數癌症患者而言，ω-3 脂肪酸與 ω-6 脂肪酸攝取量的比例為 1:1 或 1:2 都合適。[47]不幸的是，標準美式飲食所含的 ω-6 脂肪酸是 ω-3 脂肪酸的 20 倍。想把比例帶到比較健康均衡的膳食，要排除不健康的脂肪就得避免食用下列食物：油炸食物、加工肉類、培根、義大利辣香腸、香腸、裹麵衣的食物、炸蝦、炸魚條、炸雞塊、炸洋蔥圈、墨西哥捲餅、炸薯條、沾醬、醬汁、人造奶油、美乃滋、沙拉醬、市售花生醬、奶昔、普通冰淇淋、玉米油、紅花籽油及葵花油。少吃或完全排除下列食物：牛肉、牛奶、起士、豬肉、全蛋和家禽，這些都有豐富的 ω-6 花生四烯酸。即使是去皮的雞肉都有相當含量的花生四烯酸，可能誘發炎症分子生成並導致腫瘤的生長及惡化。[48]

動物性蛋白質最好從魚類攝取，因其中含有豐富的 ω-3 脂肪酸。ω-3 脂肪酸也來自芥花油、亞麻籽油及核桃油，還有對健康有益的種子（如南瓜子或芝麻）及堅果類，特別是核桃。蛋白可以吃，如果偶而想吃蛋黃則須確定是否來自以 ω-3 脂肪酸飼料餵食的雞。

有些綠葉蔬菜、多種海藻和海生植物都含有 ω-3 脂肪酸。ω-9 脂肪來自橄欖油和芥花油、杏仁、巴西堅果和酪梨。但千萬別過量食用；無論來源為何，過量的攝取都會抹煞它的價值。脂肪性食物熱量都很高，過量攝取就會發胖。[49]體重增加健康必然會出問題。2007 年有一份發表於「防癌研究前鋒」（Frontiers in Cancer Prevention Research）年會的研究報告，發現肥

胖型乳癌患者死於癌症的機率為體重正常患者的兩倍，體重增加5公斤（11磅），其死亡風險就增加14%。[50]《癌症》（*Cancer*）期刊在2007年也有一篇報告，指出肥胖使得子宮內膜癌及攝護腺癌患者的死亡率升高，且肥胖型結腸癌化療患者亦然。[51]

❖ 癌症患者從SAD攝取精緻碳水化合物的下場

與正常細胞相較，癌細胞比較偏愛甜食，它們比周遭的正常細胞多消耗10至15倍的葡萄糖。[52]此外，癌細胞增殖越快，消耗的葡萄糖就越多。動物實驗結果顯示，體內被注射惡性腫瘤細胞的動物，血糖正常或較低者之存活率較高。葡萄糖使腫瘤細胞快速成長。[53]這些報告和許多類似的研究皆顯示：血糖控制可以使你在控制癌細胞的過程發生極大的差異[54]（我在第18章關於血糖的部分對其關聯性有更詳細的探討）。

什麼會導致血糖升高？主要的膳食元凶就是精緻碳水化合物。[55]但精緻碳水化合物的危害不止於此，它們也會引發胰島素抗性，也就是第二型糖尿病的特徵，這類患者的胰島素水準和血糖指數都會不正常飆高。不幸的是，胰島素會激發許多種癌症，包括乳癌和結腸癌。[56]我們兜了一圈之後，已經可以清楚看到：胰島素不只是腫瘤生長的強烈刺激因子，它也會讓腫瘤細胞對葡萄糖的胃口大增而陷入「糖狂歡」和生長刺激的惡性循環當中。[57]有一篇2002年發表在《臨床腫瘤學期刊》（*Journa of Clinical Oncology*）的研究報告，其結果頗讓人驚訝！其中提到：緩解期的乳癌患者，胰島素水準最高者其乳癌復發率為低血糖患者之兩倍，而其腫瘤轉移的機率則為低血糖患者之三倍。[58]

請注意這裡的元凶就是精緻碳水化合物。像脂肪一樣，碳水化合物也是有好有壞，這個重要的區分是最近風行低碳水化合物膳食的人所忽略的。碳水化合物代表你最主要的能量和熱量來源；它們讓你在用餐後有飽足感。重點在於它們是傳統膳食中與低罹癌率和高存活率有關聯的主要部分。[59]食用全穀類不同於食用精緻碳水化合物（如精緻糖類、白麵包、餅乾、馬鈴薯片

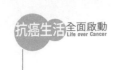
和糕點等），後者含有使胰島素和血糖升高的空熱量，全穀類（如糙米、蕎麥、大麥、全麥麵食、全麥麵包、野生稻米、稞麥及藜麥）則含有豐富的碳水化合物、植化素、胺基酸、必需脂肪酸和纖維質。

那就是為什麼碳水化合物在抗癌生活的營養計畫是主角。它們的纖維質可以稀釋、束縛、平息癌細胞的活動，還可移除致癌物、膽固醇、膽汁酸及各種毒性物質。[60] 纖維質還可以降低葡萄糖和胰島素水準，使腫瘤餵食者（食物提供者）持續受到牽制。[61] 這些效應有助於解釋為何食用比較多全穀類的乳癌患者比食用精緻碳水化合物和低纖食物的存活率更高。[62]

因此要避免食用精緻碳水化合物，例如白糖、蜂蜜、高果糖玉米糖漿、餅乾、蛋糕、麵粉製糕點、白麵包、餅乾、馬鈴薯片、炸薯條、市售鬆餅、糖果、甜甜圈及早餐吃的各種乾製穀類等（以全穀類為材料並用果汁浸過而帶有甜味的穀類可以食用，加過糖、蔗糖或蜂蜜的穀類有可能提高為腫瘤加油的血糖及胰島素之水準）。要吃的是以全穀類食物為重（例如前述）的主食及蔬菜、豆類食物、豆科植物、豆子及新鮮水果等碳水化合物。假如你想吃甜食，那就選擇水果乾、米糖漿（rice syrup）、大麥芽糖漿（barley malt）、龍舌蘭糖漿、奇異果代糖、甜菊糖、果源糖（FruitSource）或楓樹糖漿。

❖ 罹癌後從SAD攝取動物性蛋白質的下場

習慣吃紅肉已經被認為與許多癌症（結腸癌、肺癌、乳癌、食道癌、喉癌、胃癌、腎臟癌、子宮內膜癌、卵巢癌及攝護腺癌等）有關聯。[63] 就癌症患者（甚至包含更廣，因為讀到這裡的人幾乎都不是癌症患者）而言，有必要知道：紅肉會影響癌症患者存活的機會。根據1998年的一個研究報告，每天食用紅肉、肝和培根的乳癌患者，其復發率是其他患者的兩倍；[64] 一天吃兩餐這類食物者，其復發風險則增為4倍。

紅肉究竟有什麼不好？

● 首先，紅肉通常鐵質含量較高，會促使身體啟動高活性分子──自由

基。這是招致 DNA 受損的元凶（結果導致抗藥性突變），並造就出有利腫瘤生長的環境。[65]

● 紅肉和來自家禽的肉類充滿著花生四烯酸，這是一種 ω-6 脂肪酸（之前提過）。花生四烯酸可能被轉化成加速腫瘤生長和轉移的炎性細胞。[66]

● 肉類（及下面會提到的乳製品）含有膽固醇，對癌症患者而言，那是壞消息。[67]伴隨著「高水準的血清膽固醇」而來的是比較致命的腫瘤轉移，而較低水準的 LDL（低密度膽固醇——壞膽固醇）則對患者較有利。[68]再者，當癌細胞吸收的膽固醇越多，它們對化療藥劑，如阿黴素（學名為 Doxorubicin，俗稱小紅莓。審訂註：因為針劑顏色為紅色而有此俗稱）的抗藥性就越強；這是 1996 年的研究發現。[69]

● 肉類和乳製品豐富的膳食會升高雌二醇（estradiol）的水準。這種荷爾蒙會促進腫瘤生長，尤其是乳癌、卵巢癌、子宮癌和子宮頸癌。反之，高纖多蔬膳食則可降低雌二醇水準。[70]

基於這些理由，布拉克中心的營養專家建議癌末患者的膳食最好是素食[71]，不過可以吃一點魚、蛋白和乳清補充劑；可用植物性蛋白質替代動物性蛋白質，例如豆科植物、大豆食品、素肉（以大麥仿製而成）、堅果和種子。吃魚時，份量請限制在 125 克（約手掌大小）。以北海深水魚為主，如鮭魚、鱈魚、黑線鱈、鯖魚和沙丁魚。把紅肉和大部分的動物性食物從你的膳食中剔除之後，就可以控制供養腫瘤的鐵質、膽固醇和雌二醇的量。[72]

不幸的是，我剛才提到有關肉類的每一件事也都適用於乳製品。它對有些化療患者也有不良影響，如提高膽固醇水準和促進腫瘤生長的因子，也會引發有些化療患者的消化問題。對乳癌患者而言，乳製品對身體不好還有其他原因。

● 乳製品的鈣含量高，它與身體對維生素 D 的儲存有密切關聯。雖然還有進一步研究的必要，在控制癌細胞分裂方面，游離維生素 D 似乎也很重

要。令人驚訝的是，根據流行病學的研究，在冬季特別長的北半球高緯度地區，乳癌和肺癌存活者的數量比長夏地區的患者少很多；根據最近的研究證據推測，可能是從太陽光得到的維生素 D 太少之故。大部分牛奶雖有加入維生素 D，但其他乳製品沒有，也許有必要用保健食品來為大量吃乳製品的人解決高鈣的問題。[73]

● 全脂牛奶和全脂乳製品含有大量的飽和脂肪，全脂牛奶的熱量將近半數來自脂肪，且幾乎都是飽和脂肪；低脂牛奶的熱量也有三分之一來自脂肪。飽和脂肪會使膽固醇升高。低脂牛奶雖比全脂牛奶的脂肪含量低，但並不是真的很低。只有脫脂牛奶不含飽和脂肪。飽和脂肪也能讓血液異常凝結的可能性增加，可能對某些癌細胞引發嚴重問題。[74]

● 牛奶含有相當多的乳糖和其他糖分，這些都可能讓血糖升高[75]，而且，對已經有胰島素抗性的患者而言，也會導致胰島素升高。[76]此外，很多化療藥劑會引發暫時性乳糖不耐症，消耗乳糖時會導致腹部疼痛和消化問題。[77]

● 甚至牛奶中的蛋白質也令人擔心。牛奶蛋白質有80%是酪蛋白，動物實驗研究發現，酪蛋白會加速腫瘤的生長和轉移；[78]其餘的20%是乳清蛋白，它能幫助抑制腫瘤。[79]乳清蛋白是很好的蛋白質來源，但應該以補充方式攝取而不是喝牛奶。[80]對有需要補充蛋白質或熱量的患者，我建議可飲用加入乳清和漿果一起打的米漿或豆漿。

● 要知道牛奶是為了讓小牛長大而產生的天然食物。因此自然產的牛奶帶有一些化合物，可增加血液中（不只是小牛，也包括你我）的生長刺激因子，例如雌激素、胰島素[81]、類胰島素生長因子（IGF-1）[82]及多胺[83]。荷爾蒙及生長因子原本是為了刺激正常細胞成長[84]，但它們對腫瘤細胞也有同樣作用，甚至會使它們長得更快。類胰島素生長因子是一種有力的腫瘤生長激素，它對荷爾蒙敏感的癌症患者（如攝護腺癌和乳癌）特別具有威脅性。[85]例如，存活率較差常連結到攝取大量乳製品的癌症患者，包括上消化道癌及喉癌，及攝護腺癌（其中吃魚的患者結果

較佳）。[86]喝牛奶特別會讓攝護腺癌患者發生問題，因為攝取過量的鈣會抑制身體的維生素D，而維生素D有助於抑制癌細胞之生長。[87]癌症患者應該不會樂見自己的膳食居然助長了癌細胞而與治療的目的背道而馳。

你也許會很納悶，假如不喝牛奶，那製造骨骼和維持骨骼強壯所需的鈣要從哪裡來？19至50歲的成人每天需要1,000毫克的鈣，超過50歲的需要1,200毫克。有骨質疏鬆危機者應該要攝取1,500毫克。[88]你可以從其他食物達到這些攝取量。例如保健食品及有加強鈣的豆漿、燕麥漿、柳橙汁，罐裝的帶骨沙丁魚或鮭魚、蔬菜、豆科植物、羽衣甘藍、菠菜、大頭菜、各種熟食豆（白豆、黃豆、海軍豆及大北豆）、芥藍菜、秋葵、牛皮菜及板豆腐等。一杯芥藍菜比一杯脫脂牛奶的鈣含量多一點，一杯菠菜則少一點，一杯熟豆則只有一半的鈣含量。[09]如果牛奶也是你的維生素D來源，記得還需要從其他地方補充維生素D，例如曬太陽（在戶外要防曬並避免曬太久，中午不能曬超過15-20分鐘）或吃保健食品（多數癌症患者每天總共需800至2,000 IU）即可獲得所需的量。[90]

總而言之，我對所有患者的建議就是，減少或避免食用乳製品，這樣對你比較好；乳製品包括全脂、低脂和脫脂牛奶、優酪乳、起士、冰淇淋和牛奶冰。在轉換到抗癌生活計畫的過渡期，你可以吃一點以活性培養菌做成的無脂有機優酪乳和偶而飲用脫脂牛奶。但我不認為你需要依賴它們太久。其替代品就是豆漿、米漿、燕麥漿或杏仁露。你甚至可以找到以米、杏仁和大豆做成的起士、豆漿優酪乳及無奶冰淇淋。不要用糖、蜂蜜、糖漿或蔗糖，而選用帶有甜味的食物、糙米糖漿、龍舌蘭或由水果提煉的甜味劑替代。

❖ 標準美式飲食導致微量營養素攝取不足

大部分美國人飲食過量卻又營養不足。我們消耗的食物有太多熱量（主要來自脂肪、糖和動物性蛋白質）但太缺少維生素、礦物質和植化素。在人

類有史以來的第一次，你可能體重過重但卻營養不良。美國農業部最近的調查發現，70%的男性和超過80%的女性有一種或多種營養素的攝取量低於「建議每日攝取量」（RDA）的三分之二。[91]尤其是多半沒有攝取足夠的維生素E、維生素B_6、鈣、鎂和鋅。不過你也不必太訝異，因為連美國總統都在爭辯番茄醬應該算是蔬菜，而四種在餐廳提供的蔬菜之一就是炸薯條。[92]

事實上，一旦論及能幫你抗癌的膳食，問題可能就比美國農業部所發現的還要嚴重。畢竟建議每日攝取量從沒人想到要把它用在癌症患者身上，原本只想讓一般人不會營養不良。一旦罹癌，你需要的營養種類更多，量也更大。更糟的是，根本就沒有關於植化素的建議每日攝取量。然而這些天然化合物絕對不能缺少。它們能影響調控細胞分裂的基因[93]、炎症生化產物[94]、腫瘤血管[95]和細胞的自殺機制（更恰當的說法是程序性細胞死亡或細胞凋亡）[96]而控制腫瘤細胞的生長。也難怪有人把補充植化素稱為「基因食療」。[97]同時，科學家也從分子層次深入探討植化素究竟有何作用；他們發現植化素也攸關生死，例如大量食用蔬菜有助於提高肺癌和乳癌患者的存活率。[98]

你不需要學化學就能辨識哪些食物含有較強的植化素：有許多是植物的色素。番茄和有些紅色水果的茄紅素是屬於有抗氧化作用的類胡蘿蔔素，可抑制攝護腺癌。[99]2002年，有一個針對等待做切除手術的早期攝護腺癌患者所做的隨機抽樣研究，實驗方式就是每天讓他們喝含有30毫克茄紅素的番茄汁（一又三分之一杯），連續喝數星期之後，再與沒喝番茄汁或吃茄紅素保健食品的患者相較，結果有喝的腫瘤較小，且PSA（攝護腺特異抗原）水準較低。[100]在診斷出攝護腺癌之後的「觀察式等待」期間，茄紅素扮演很重要的支持角色，它能平息惡性腫瘤細胞，使患者不受它的威脅而安養天年。在2005年，有人對攝護腺癌患者做了一個隨機抽樣實驗，結果以茄紅素搭配從大豆和乳薊提煉的植化素而使腫瘤標記PSA上升時間延遲兩倍之久（僅施打安慰劑的群組為445天，有吃補充劑的群組則為1150天）。[101]

當媽媽告訴你要吃花椰菜時，聽媽媽的話沒錯。花椰菜和其他十字花科蔬菜（包括高麗菜、西洋菜、芥蘭菜、抱子甘藍、羽衣甘藍、芥菜及蕪青）

都含有藥典中證實有重要抗癌藥性的植化素。所有的十字花科蔬菜都含有硫化物和硫醇（thiols），它們能幫身體排除化學毒素；花椰菜含有蘿蔔硫素（sulforaphane），它能阻止乳癌末期患者的癌細胞生長；根據2004年的一份研究報告，其作用機制和某種癌症藥劑相似。[102]蘿蔔硫素也能活化酵素而有助於將代謝產生的毒素和其他物質排出體外，[103]因此有副作用的化療患者常吃花椰菜有助於復原。十字花科蔬菜也含有芥蘭素（indole-3-carbinol），能阻止腫瘤轉移，也能改變雌激素的新陳代謝而降低它對乳癌的促進能力。[104]十字花科蔬菜還含有能誘導癌細胞自殺的異硫氰酸苯乙酯（Phenethyl isothiocyanate, PEITC）。[105]

　　早期有關這些化合物的直接證據都來自動物實驗。例如，把哺乳類的腫瘤細胞注射到老鼠身上，再以高麗菜和羽衣甘藍為主的食物餵食，結果有肺轉移的老鼠不到半數。[106]將攝護腺癌細胞注射到老鼠身上，蘿蔔硫素（來自花椰菜的化合物）會引發腫瘤細胞自殺或抑制它們生長。[107]有關人體應用的實驗目前正在進行。

　　漿果的紫紅色來自一種色素——花青素（anthocyanina）；像茄紅素一樣，它也是抗氧化物。接骨木莓（elderberries）的花青素會被血管內壁細胞吸收，使這些細胞受到保護而免於被自由基誘發病變。[108]覆盆子植化素鞣花酸（ellagic acid）也有抗氧化能力；試管實驗顯示它能抑制乳癌和子宮頸癌細胞生長。[109]漿果內的植化素也能抑制血管內皮生長因子（簡稱VEGF）這種蛋白質的活動。[110]VEGF可幫助腫瘤生出它們賴以維生的小血管，因此對準VEGF做標靶治療即可抑制腫瘤細胞的生長和擴散。[111]有些非常聰明的藥劑學家想到這個道理，至少已經有對付大腸癌的癌思停（Avastin），一種新的VEGF標靶藥劑。其他有許多抗VEGF的化合物已經在藥廠的生產線。[112]不過這個發明靈感還是來自大自然。

　　有些植化素在克服癌細胞的藥物抗性（即癌細胞不受化療影響）方面似乎也能發揮作用。存在於亮色水果和蔬菜（如蘋果、羽衣甘藍和紅洋蔥）的槲皮素（quercetin）可使對多種化療藥劑有抗藥性的乳癌細胞再度變成藥物

敏感，而比較容易受到小紅莓藥劑攻擊；這是1994年的研究發現。[113]因為槲皮素和相關化合物會阻止某種蛋白質的活動（該活動使藥物一進入腫瘤細胞很快就被抽出去），讓藥劑不但能進入腫瘤細胞還可以停在其中殺死癌細胞。[114]

談到這裡，你可能正在想何不乾脆買幾罐茄紅素、蘿蔔硫素和槲皮素等藥丸就不必從食物攝取。原因之一就是上述化合物其實只涉及各類植物眾多植化素的一點皮毛而已。世界上有難以計數的植化素，目前被鑑定出來的只是其中一小部分，遑論確實瞭解它們在生理上的效應。[115]科學家最常拿來和侵略性較低的癌症和存活率較高相對應的並非個別的微量營養素而是天然的全食物。[116]沒錯，抗癌生活的營養計畫會建議你吃保健食品，但其基礎還是真正的食物。

有太多的水果和蔬菜可以選擇，不過你可能不知道從何選起。要選擇的是顏色和種類多樣化的食物，包括蔬菜、豆類、全穀類、種子和水果。如果能夠就選擇有機的。有些資料顯示，有機食物比有殺蟲劑和肥料殘餘的農產品含有較多能抗氧化的化合物（帶有酚）[117]；有機草莓比一般草莓較能抑制乳癌細胞生長。[118]通常抗氧化能力高的食物（如下表所列）就是你應該選擇的食物。

各種食物之抗氧化指數 [119]	
食物	氧自由基吸收總量
羽衣甘藍、菠菜、草莓、藍莓、黑莓、蔓越莓、覆盆子	>100
蜜棗、李子、紅椒、甜菜根、抱子甘藍	60-100
大蒜、洋蔥、紅葡萄、櫻桃、番茄、萵苣、玉米	20-60
馬鈴薯、地瓜、西葫蘆、大黃瓜、四季豆、芹菜、蘋果、香蕉、梨子	<20

單靠膳食為何還不夠？

你一定看過很多和上述類似的建議。要吃水果、蔬菜和全穀類，少油，無糖等，每個人都該這麼吃才能保持健康並降低疾病風險。但是你已經得了癌症。你需要克服破壞食慾的焦慮，承受那些會讓你身體虛弱的治療，重新補充化療耗盡的重要微量營養素（特別是維生素B_1、B_2、B_{12}、C、E和K，菸鹼酸和葉酸）[120]，而最重要的則是要打贏這一仗。換句話說，你需要做更多事。

罹癌和治療使你的身體需要補充更多的微量營養素，遠超過RDA建議的最低需求量。[121]如前面提到的，RDA的建議是以健康的人為對象，而你需要更多營養素。例如有一篇在1994年《泌尿學期刊》（*Journal of Urology*）發表的雙盲隨機抽樣研究報告，其實驗方式為：將膀胱癌患者分成兩組，讓兩組都接受同樣的免疫療法，但是補充不一樣的營養素；第一組補充RDA建議的所有維生素和礦物質，第二組除了依照RDA的建議，還額外補充鋅、維生素A、B_6、C和E。結果：五年內癌症復發者在第一組占了91％，第二組只有41％。[122]同樣的，在日本針對剛做過骨髓移植的白血病患者進行比較研究，雖然他們在膳食都吃了不少魚，但是有補充魚油的患者比只有標準日式膳食的患者存活率較高且併發症較少。[123]

攝取比RDA的建議量還要多的微量營養素可讓你更快復原，也使你更能耐受醫療的副作用。放療和許多化療會利用自由基殺死腫瘤細胞，而使你的身體需要更多的抗氧化物[124]，例如維生素C和E，硒及綠茶兒茶素；它們在促進健康及幫助癌末患者復原上都扮演相當關鍵的角色。事實上，2007年有研究者在《營養與癌症》（*Nutrition and Cancer*）期刊發表過一篇報告，發現頭頸部腫瘤患者從食物中攝取大量 β 胡蘿蔔素者比攝取少量者副作用較少，復發率也較低。[125]其他研究也發現低死亡率或復發率的患者有較多的膳食性抗氧化物。曾經動過胃部和小腸手術者可能暫時失去消化功能，導致體內缺乏某些微量營養素。大部分做過胃部大手術的人最後都會有維生

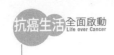

素B₁₂不足的問題[126]，而需每月注射這種維生素以免貧血及中樞神經系統退化而導致神經性病變。

　　根本的問題在於單靠膳食無法為正在接受治療的癌症患者補充足夠的養分。因此，配合我開出來的膳食大綱而服用保健食品是唯一可行之道。根據全植物的概念做出來的保健食品可能比較安全，也比較符合當前有關膳食與癌症之科學研究結果，也更有效力。因此，如果能夠做到，我鼓勵食用以全植物的配方製成的保健食品。

　　值得關心的是，你也許聽過保健食品可能會干擾到以啟動自由基來殺死癌細胞的化療或放療。邏輯上，如果你的身體充滿著抗氧化物，那它們可能在自由基殺死腫瘤細胞之前就把自由基一掃而空。關於這一點我會在本章和第24章討論，在此簡單提到，根據我和我的研究團隊於2007年在《癌症醫療評論》（*Cancer Treatment Review*）期刊發表的一個隨機對照試驗研究，並未發現此種干擾的證據。2008年我們在《國際癌症期刊》發表的研究報告，指出抗氧化物有助於解除或減輕化療引起的許多副作用。[127]

　　戲法就在於如何均衡攝取這些營養素，讓它們可以提升患者的抗癌能力。有許多維生素和植化素對抗癌藥物有增效作用，合併使用比單獨使用任何一種的效力更強。[128]理由就是不同的微量營養素打擊癌細胞的機制各有不同。當這些元素結合起來就有更多妙計戰勝癌細胞（腫瘤科醫師使用綜合化療藥劑就是同樣的道理）。舉例而言，我們知道大豆蛋白質能阻擋某些腫瘤酵素[129]，而 ω-3脂肪酸[130]和綠茶中的化合物[131]可以阻擋其他腫瘤酵素，三者一起用，就可以從好幾個角度攻擊癌細胞。

　　以整合療法結合各種營養素以便從各個角度攻擊癌細胞的重要性並非三言兩語就能說清楚。[132]論及「不良」雌激素——即會促進雌激素依存性腫瘤（例如有些乳癌、子宮內膜癌和卵巢癌）的激素，應該想方設法讓它們維持在最低狀態。膳食就能做到這一點。第一個事實：高脂膳食可以讓血液中的有害雌激素水準飆高。[133]第二個事實：太少纖維質會降低結腸對不良雌激素的排泄能力，而使更多的雌激素回到血液當中。[134]第三個事實：如果膳食

中缺少十字花科蔬菜，身體就不能將有害的雌激素完全分解，因此血液中的不良雌激素會越積越多，而加速此種雌激素依存性癌的生長。[135]值得注意的是，脂肪、纖維質和十字花科蔬菜對血液之雌激素水準各有不同的影響。對這三種成分多加注意，你的身體就更有能力去排除有害的雌激素。同樣地，假如你忽略了其中之一，另外兩種的效益就會下降。假如你吃了高脂食物，即使吃了大量的纖維和十字花科蔬菜去促進排泄和分解雌激素，可能還是彌補不了雌激素水準太高所造成的問題。

　　上述說明顯示抗癌不能只用一顆魔術子彈，而必須結合多種營養素和食物才更有可能擊潰癌細胞。[136]這個概念也適用於日常膳食和保健食品。保健食品的功效無法抵銷膳食不良所造成的傷害。若沒有強而有力的膳食做基礎，再好的保健食品也是枉然。誠如我們診療中心的營養師對患者所說的：「只在你的膳食做些微改變是不可能幫你戰勝癌症的！如果你繼續吃會促癌的食物，即使服用一整籃的保健食品也幫不了你。假如你吃了 ω-3 脂肪酸保健食品但日常膳食還是以速食為主，那 ω-3 脂肪酸的好處就被你完全抹煞。有太多關於垃圾食物讓 ω-3 脂肪酸窒息而無法發揮功能的事實。保健食品的效用就是彌補不了垃圾食品的危害。」

　　我希望已經讓你相信三件事：第一，健康膳食是贏得抗癌戰爭的關鍵；第二，天然的全食物應該可以提供最多營養素；第三，對癌症患者而言，單靠膳食不能獲得足夠的微量營養素。最後我要給你的膳食建議也是同樣的意思：為了獲取更多微量營養素，你不需要吃每一種營養素的藥丸，要吃的是我所說的有強力功效的食物，也就是能幫你從各個角度擊中癌細胞的食物。[137]例如，薑黃素至少可打擊45個促使腫瘤細胞增生或轉移的分子。[138]葡萄植化素白藜蘆醇可打擊34個。綠茶化合物可打擊13個，乳薊、薑和石榴都可以打擊同樣的分子標靶，比較適當的說法是化療定向標靶藥物，就像癌思停和愛必妥（Erbitux）的作用一樣。[139]但要從食物獲得足量的薑黃素、白藜蘆醇和其他營養素，你必須猛吃咖哩並狂飲葡萄汁直到肚子撐破。相反地，像保健食品商店經常販售的含有正確成分的「綠色飲料」（即濃縮飲料），

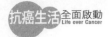
只喝幾杯你就可以獲得足量有療效的天然化合物。

　　既然你已瞭解抗癌生活營養計畫的原則和目標，就讓我們針對你的特殊需要來研擬你的膳食計畫吧！

5 抗癌生活核心膳食計畫

你可以根據前一章的概念改善你的膳食方式,以提高你抗癌的勝算。現在我要提供你更具體的食物指南和膳食計畫範本,讓你可以為自己擬訂抗癌生活的核心膳食計畫。第6章將會告訴你在治療期間、因罹癌而消瘦,或在緩解期間該如何調整膳食。

上手的最佳途徑就是立刻行動並快速做最大的改變。這樣你就不會失去動力,而且會因感覺良好受到鼓舞而堅持下去。對有些人來說,漸變式改變膳食也許行得通,但因回饋較慢又不明顯,比較會有回到原本膳食習慣的風險。我們經常發現過渡期越長的患者越需要奮鬥才能走到下一步,至於很快就採用健康膳食計畫的感覺都較良好,且能在此長久戰當中一直堅持健康的膳食方式。

我現在要舉的一個例子,就是喬‧霍修,他是我行醫早期的一名患者;雖然你不一定能夠跟他做的一樣,但卻可以從中看到我們的承諾確實可以實現。喬第一次到本中心門診之後回到家時,他的太太已備妥晚餐,那是她精心燒烤的牛肉。喬說:「親愛的,把牛肉扔了吧!我們要開始吃素了!」就是這樣的態度讓他征服了攝護腺癌,喬成功地做了必要的膳食改變(在第18章可以看到喬的成功經驗)。

只要你知道該做到什麼地步,就可以依照核心膳食計畫來準備你的食物,包括檸檬口味的蘆筍燴飯、加了腰果和葡萄乾的棕色印度香米(糙米)、玉米和烤甜椒燴飯、芝麻涼麵加香菇、蔥花和一點黑芝麻油和醬油,或是地中海香草飯加上鷹嘴豆,並灑上幾滴覆盆子香醋(這些食譜在LOC

網站都可查到）。除了穀類之外，你可以補充含蛋白質的食物，例如烤鱸魚（先用檸檬和芥茉醃過）、煎豆腐，或豆豉青菜蓋糙米飯、豆子捲餅、甜酸鮭魚搭配野米飯和豆莢、彩虹鱒、烤鮪魚沙拉、咖哩黃豌豆湯配南瓜和葡萄乾，或是生薑蒜頭烤鮮魚。用蔬菜來加強膳食的特色，每餐最好有兩三種或更多種蔬菜，例如蘆筍加中式黑豆醬油、香菜拌生黃瓜或泰式辣花椰菜。在甜點方面，可以試試南瓜餡餅加釉面山核桃、蘋果焦糖可麗餅、大茴香餅乾加松子、蒸的蔓越莓布丁或檸檬罌粟籽蛋糕（這些食譜在LOC網站都可找到）。

給入門者的操作建議

本章包含四個實用指南，可幫你成功執行計畫：

1.食物選擇指南：一般膳食建議，幫你選擇有助於改變體內生化環境（使其從促發變成抑制癌細胞）的特定食物或食物類。

2.定量指南：攝取足量的膳食對正在接受治療（如手術、化療或放療）的患者非常重要。有很多癌症患者因身體承受各種壓力而體重減輕；尤其是各種癌症（如結腸癌、子宮頸癌、攝護腺癌、胃癌、食道癌和肺癌）末期的患者更是如此。[1]身體消瘦併發症，即大家所知的**惡病質**（cachexia），會讓身心都喪失功能，也會導致不可逆轉的衰老：單從體重快速減輕即可預測該患者之存活率不會太高。[2]對任何曾經想要減肥的人而言，罹癌導致體重減輕乍看之下似乎沒什麼不好。如果不在意也不去檢查，最後可能影響全身功能，且生活品質很快就變成夢魘。[3]這就是為什麼膳食的質與量都非常重要。

3.膳食規劃指南：包括日常用餐規劃、一開始的購物清單以及建議的烹飪書。抗癌生活網站提供更多膳食規劃和食譜。如果你在擬訂膳食規劃有需要幫助，誠如網站所公告的，布拉克中心任何一位營養師皆可當面請教或電話諮詢。

4.強力食物補充指南：因為很難從食物獲取足夠的植化素和其他微營養

素，我建議服用從十二類強力食物家族所萃取的濃縮劑。

膳食選擇指南

你的核心營養需求及如何達成目標如下：

需求：抗癌植化素
- **建議一**：食用七彩蔬菜，加強亮色種類（色素含有抗癌植化素）、綠色葉菜和十字花科蔬菜（如花椰菜、洋蔥和大蒜）。盡可能選擇在地和有機蔬菜。最好包含根、莖、葉和海菜。每天吃的水果要有限制，種類最好不超過二至三份。

需求：續能食物
- **建議二**：多吃全穀類，複合性碳水化合物和纖維質最豐富的來源，如此才能緩慢而持續供應你每日活動所需之能量，同時降低癌細胞所需之燃料。[4] 選擇非精製化及加工最少的食物。少量多餐（如草食動物吃草般）以減少飢餓感（如果血糖不穩定）；[5] 最理想的是每日三餐加上兩三次點心，不過多一次或少一次也無妨。

【小叮嚀】為了減少對甜食和垃圾食物的渴求，三餐最好都吃全穀類，如糙米、燕麥、大麥、小米、藜麥、蕎麥、全麥麵包以及全麥麵食等。

需求：抗癌蛋白質
- **建議三**：大量食用豆科植物（如扁豆、鷹嘴豆及其他各種豆子）、大豆食品、魚類，偶而吃 ω-3 蛋類。這些選擇都有抗癌特性，含有很多在肉類中可以找到的營養素，而且也是碳水化合物和可溶性纖維質之絕佳來源，有助於調節和控制血糖。[6]

【小叮嚀】為了滿足對肉類食物的渴求，可以吃燒烤鮭魚、大比目魚、鮪魚和鱈魚排。嘗試吃素肉或豆腐熱狗、素漢堡、素培根和素冷盤。

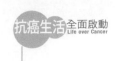

需求：減少乳製品

● **建議四**：以米漿、豆漿、燕麥漿或堅果漿取代牛奶。至於起士則以大豆、米、榛果或杏仁做的起士替代。試著以大豆或米做的冰淇淋搭配水果和米糖漿食用。[7]

需求：健康的甜食

● **建議五**：用水果和少量非精製的健康糖滿足你對甜食的渴望。選擇以米糖漿、麥芽糖、龍舌蘭糖漿、奇異果糖精、甜菊糖、果源糖或楓樹糖漿等製造的甜食。[8]

需求：必需脂肪酸

● **建議六**：限制脂肪攝取總量，並選擇 ω-3 和 ω-9 較高的食物，例如深海魚類、橄欖、酪梨、堅果、亞麻籽和其他種子。不要用反式脂肪。

需求：充分攝取健康的流質食物

● **建議七**：喝水以及每天3至5杯綠茶，加上其他流質食物和青草茶。綠茶比水更能補充水分，[9]它含有許多抗氧化物和抗癌植化素，而且茶的咖啡因含量不至於高到阻礙身體補充水分。

在你改變膳食之前

假如你有糖尿病：記得要改善你的膳食、增加運動程度或減重可減少你對胰島素或其他糖尿病藥劑的需要。開始改變膳食之前先和你的醫師和營養師溝通。

假如你有食物過敏或敏感體質：在膳食中增加食物時要謹慎操作。本書之食物列表並沒有空間可以標示有關某些讀者可能無法忍受各類型食物時該注意的事項。

假如你在服用可邁丁（Coumadin，抗凝血劑）或其他可能受到食物影響的藥物：一定要諮詢你的醫師或藥劑師有關你改變膳食期間服用該藥物需注意的事項。

要符合上述七項有關食物的具體建議，我推薦你吃對腫瘤有抑制作用或

至少不會促進腫瘤生長的特定食物，並將這些食物分級如下：

★★★ 每餐皆可食用	盡可能常吃的食物；它們是你膳食中最重要的部分。這些食物品質最好、加工最少、最有營養和豐富的植化素，是抗癌最重要的利器。
★★ 每天皆可食用	這些食物品質高且營養豐富，但已經過某種機械性的加工處理，如研磨、打碎或其他處理。
★ 偶而可食用	可以選擇這些食物；它們能讓你的食物增添一些風味和變化，不過我鼓勵你盡量吃2到3顆星的食物。

　　最困難的部分就是不再吃有傳統風味和口感的動物性食物、乳製品和次佳的甜食。因此，在每一類當中我也包含了半顆星的食物，做為極少或不常吃的選項，例如禽類、脫脂牛奶、無脂起士，甚至有些紅肉。這些食物所含的 ω-6 與飽和脂肪會促使發炎、出現氧化壓力以及血糖和胰島素升高，這些現象都會促使腫瘤生長。記住，半顆星食物只能在所指示的情況下食之。總而言之，鎖定在1到3顆星的食物是比較安全的。

★不吃或少吃	在某些情況可吃一點這類食物：從傳統膳食到抗癌膳食的過渡期間、家庭聚會或慶典、旅行時或別無選擇的情況下。

　　如果我們依照食物選擇指南的七項建議安排日常膳食，就會很快看到功效。

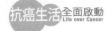

建議一：食用各色蔬菜

★★★每餐皆可食用

甜菜葉	蒲公英嫩葉	瑞士甜菜
甜菜根	大蒜	番茄
青椒（有機）	生薑	蕪菁葉
青江菜	羽衣甘藍	蕪菁
綠花椰菜	大蔥	西洋菜
球花甘藍	蘑菇	
花椰菜芽	芥菜葉	**海菜類**
抱子甘藍	洋蔥	石花菜（洋菜）
牛蒡	巴西利（洋香菜）	淡味海草（arame）
綠色高麗菜	南瓜（澱粉類）	紅藻
紅色高麗菜	蕪菁甘藍	鹿尾菜（羊栖菜）
大白菜	黑婆羅門參	海帶（昆布）
紅蘿蔔	青蔥	紫菜
白色花椰菜	菠菜（有機）	海苔
芥蘭菜葉	冬南瓜類（澱粉類）	裙帶菜
白蘿蔔	地瓜（澱粉類）	

★★每天皆可食用

洋薊	菊苣	秋葵
蘆筍	菊芋（洋姜）	歐洲蘿蔔（parsnip）
芹菜（有機）	豆薯	豌豆（澱粉類）
玉米（澱粉類）	大頭菜（kohlrabi）	櫻桃蘿蔔radish）
大黃瓜	萵苣（葉）	黃色夏南瓜（squash）
茄子	蓮藕	櫛瓜

★偶而可食用

稀釋的紅蘿蔔汁或甜菜根汁
捲心萵苣
低鈉蔬菜汁（罐頭或瓶裝）
非有機蔬菜

新鮮蔬菜是非常好的選擇，但冷凍或罐裝食品也是很好的營養來源。如果有的話就選擇有機的，尤其是一般常有農藥殘留的蔬菜，例如青椒、馬鈴薯、菠菜和芹菜。[10]在上表中我已將這些蔬菜指定為「選擇有機的」。罐頭食品（尤其是番茄產品）則選擇沒添加鹽的。

大部分蔬菜都不應過度烹煮，可用蒸、烤、炒或快炒至軟嫩但仍青脆。稍微烹煮能破壞蔬菜的細胞壁而釋放出更多養分。因此，罐裝番茄或番茄汁是茄紅素的極佳來源（食用時加點橄欖油可幫助吸收）[11]。除非你有消化問題，否則食用的蔬菜當中也可包含一部分沙拉和生菜。在你化療或放療期間，如果白血球數量下降很多，就不能吃生菜，因為要特別預防感染。[12]

有些蔬菜，例如玉米和南瓜，比其他蔬菜含有更多碳水化合物和熱量，因此可用來替代全穀類。上表中這類蔬菜都有註明澱粉豐富，在下一章也包含在穀類推薦名單當中。

要小心不要習慣只吃幾種菜。多吃幾種不只能愉悅心情也更有益健康，因為它能提供抗癌範圍更大、更能強健身體的植化素。我鼓勵你每天，或至少每週都得吃含有下面五種植化素的蔬菜類：

- 硫代配醣體（十字花科：高麗菜、綠花椰菜、羽衣甘藍、抱子甘藍）[13]
- 有機硫（蔥科：大蒜、洋蔥、青蔥、韭菜）[14]
- 茄紅素（紅色蔬菜：番茄、紅椒、多香果、辣椒粉）[15]
- 葉黃素（大部分深色葉菜：菠菜、羽衣甘藍、西洋菜）[16]
- 葉紅素（橘色蔬菜：紅蘿蔔、南瓜、冬南瓜）[17]

建議二：食用大量全穀類		
★★★每餐皆可食用		
莧屬植物（amaranth）	小米	斯卑爾托小麥
大麥	全燕麥	苔麩
糙米	藜麥	麥仁
蕎麥	黑麥	野米（wild rice）

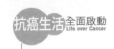
★★每天皆可食用		
全穀類麵包 無糖糙米蛋糕 碾碎的乾小麥 全穀類冷食脆片 玉米粒 玉米粗粉 玉米片 （細磨未發芽玉米）	整穗玉米 古斯米（全穀類） 全穀類餅乾 全穀類麵粉 全穀類麵條及義式麵食 燕麥片（老式熱軋或機器切製） 全穀類製成之皮塔餅	爆玉米花（原味） 南瓜，煮熟或搗成泥狀 冬南瓜類（橡果型、笋型等），搗成泥 地瓜，煮熟 墨西哥薄餅，玉米粉或全穀類 山藥，煮熟
★偶而可食用		
白麵粉製品（以未漂白、未溴化者為佳，因溴會阻礙身體對碘的吸收） 白馬鈴薯（以未漂白、表皮光滑蠟樣者為佳，有紅皮馬鈴薯及金黃馬鈴薯，適合水煮的馬鈴薯） 白米		
★不吃或少吃		
加上不健康糖分、奶油和／或反式脂肪之穀類食品 適合烘烤的白馬鈴薯（愛達荷馬鈴薯，褐皮馬鈴薯）		

　　全穀類的煮法可以蒸、煮、用壓力鍋煮或讓它發芽後再吃。有些全穀類（如糙米、麥仁、全燕麥以及全大麥）建議用壓力鍋煮更好消化；買一口附有安全氣閥的不鏽鋼壓力鍋和一本好食譜，例如羅娜‧莎司（Lorna Sass）的《以壓力鍋烹煮》（*Cooking Under Pressure*）。高壓比水煮更能軟化全穀粒，而蒸的比煮的更不易流失養分。你的主食要以糙米取代白米。事實上，要吃各種全穀類，包括大麥、燕麥、小米和藜麥。嘗試吃一些較少見的或許你會（和我過去一樣）想不到它竟然如此可口。非常重要的是買麵包和烘烤類食品必須選擇不帶精製甜味劑（如糖、濃縮甘蔗汁和高果糖玉米糖漿）、不含反式脂肪、百分百以全麥粉或其他全穀類粉製作（要找每片至少含有4克纖維），而且防腐劑（一些你拼不出來的化合物名稱）含量最少的。有麩質不耐症的人當然要避免食用含有麩質的穀物。

建議三：大量食用有益健康的蛋白質

★★★每餐皆可食用

豆科植物	腰豆（kidney beans）	黃豌豆（split peas）
紅豆	扁豆（褐色、綠色、紅色、珊瑚）	白豆（white beans）
斑豆（阿納薩齊）		天貝（tempeh）
黑豆（黑龜豆）	皇帝豆（奶油豆）	豆腐
褐豆（瑞典）	綠豆	素肉
鷹嘴豆	豌豆	大豆
蠶豆（寬型）	斑豆（pinto beans）	毛豆

★★每天皆可食用

海洋和淡水魚類	鱒魚，大西洋	鱈魚類
（確定來源無污染）	羅非魚（台灣鯛）	紅色魚類
鯷魚	鱒魚	紅鯛魚
鱸魚	鱒魚，湖	黑鱈魚
銀花鱸	彩虹鱒	鮭魚
竹筴魚，大西洋	多寶魚（大鰈魚）	沙丁魚（水煮、罐頭或新鮮的）
刺鯧（肉鯽魚）	大眼梭鱸魚	
鯉魚	白魚	小鱈魚
鯰魚	馬舌鰈，太平洋	柳葉魚
紅點鮭	鯡魚，淡水	梭魚
鱈魚	鯡魚，太平洋	生魚片（可能有細菌感染，白血球過低者建議吃熟魚）
旗魚	或大西洋	
魴魚	鯖魚，大西洋	
比目魚	鬼頭刀	素食漢堡
石斑魚	鮟鱇魚	蛋白（盡可能選有機的）
黑線鱈	橙連鱈鮭	乳清蛋白（經過微過濾、不含乳糖）
馬舌鰈，格陵蘭	梭鱸魚，海洋	
碟魚	梭子魚	

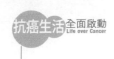

★偶而可食用		
貝類及甲殼類 文蛤 蟹 小龍蝦 龍蝦 淡菜，藍貝（紫貽貝） 牡蠣，太平洋	干貝 蝦 墨魚（魷魚類） Ω-3全蛋（每週以不多於 兩個蛋黃為限） 素肉之替代品	鮪魚（罐裝之汞含量低， 但新鮮或冷凍鮪魚汞含量 高） 劍魚（汞含量高） 大西洋馬鮫，王鯖（汞含 量高）或鱸魚
☆不吃或少吃		
非 ω-3全蛋（每週以不多於兩個蛋黃為限） 瘦肉（鹿肉、鴕鳥肉、水牛肉） 植物組織蛋白（素肉類TVP） 自然煙燻魚 無皮、自由放養之禽類白肉 草飼牛		

　　蛋白質的來源很多。我想你的膳食不需要完全像吃素一樣，不過我強烈建議你的蛋白質以植物為主要來源。雖然它不像動物性蛋白質，沒有任何植物性蛋白質能含有所有的必需胺基酸，但只要你在一天或一週當中吃到（不需要每餐都吃到）不同類型的植物性蛋白質（如豆科植物和全穀類），你就可以獲得充足而完全的蛋白質。[18]

　　在開始步入新的膳食探險旅途之際，可以採用口味和外觀與真肉相似的植物性食品替代肉類食物，如嘗試素雞、素漢堡及豆起士或米起士等。

　　不只如此，你還可以到數千年來東方以大豆食品營造的健康膳食世界去探索。[19]這些食物是日常蛋白質的健康來源。豆腐和天貝可以廣泛用在炒菜和湯品當中，把它們和清脆口感的蔬菜或米食一起煮再加些調味料烹煮，這樣吃起來比較有味道。偶而可用極少量高品質的油（如葡萄籽油或麻油）炸一下，會讓這些食物變得較可口。

另一種非常好的植物性蛋白質來源已經在佛教僧侶的膳食中出現千年之久，那就是素肉。它的味道和口感就像真肉一樣，其煮法可用煎、炒或鐵板燒。

食譜，尤其是有民族風味的版本，經常可見到有關豆子的煮法，從義式湯品到中東鷹嘴豆泥沾醬，到墨西哥捲餅或印度咖哩。選擇已煮熟（罐裝）的豆可以節省料理時間，但乾豆比較便宜並低鹽，且比較不會有來自罐頭的重金屬。假如你要自己煮乾豆，每杯乾豆可加10公分（約4英寸）長的昆布條或翅藻（一種海生植物）在鍋中燉煮，不只可增加維生素和礦物質，也會減少豆子引發的胃脹氣。能夠中和脹氣的藥草有洋香菜、茴香、薑、蒔蘿和上荊芥（只用葉子）。我喜歡用壓力鍋煮豆子，這樣吃起來比較好消化。烹煮中請別加鹽，因為鹽會使豆皮變硬；可在最後10分鐘加入一小撮海鹽。

因為豆子會引發脹氣，假如你不習慣吃豆子，可逐步增加食量，每週二至三次，每次半杯，直到你吃豆子不會有問題（你也可以吃酵素產品，如Bean-O可降低豆子的脹氣問題、高纖食品和十字花科蔬菜等，細嚼也有助於消化）。[20]

至於蛋白質的動物性來源，我建議患者以魚為主。用比較健康的烹調方式，如烤的（在烤箱或格子架上）、蒸的和串燒等（LOC網站之食譜），或以少油快炒。像低脂魚肉、貝類或甲殼類 ω-3脂肪含量較少的我們建議只能偶而食之。因為貝類屬於食腐動物，在清潔方面要比較注意。如上述之標註，在「可偶而食之」那一欄，有些魚也有汞含量高的問題，因此在你的膳食中不應該常吃。[21]

建議四：以其他食物替代乳製品		
★★★每餐皆可食用		
豆漿 燕麥漿	杏仁漿 米漿	多穀米漿 素食起士，無酪蛋白

⑨
91

5
抗癌生活核心膳食計畫

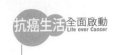
★★每天皆可食用
大豆或米製帕瑪森乾酪 大豆優格
★偶而可食用
大豆製冰淇淋（甜份來自水果） 米製冰淇淋（甜份來自水果或糙米糖漿） 百香雪酪和冰沙（不加糖） 含酪蛋白之大豆、米或杏仁起士或優格（這些食品含少量牛奶酪蛋白，但比一般乳製品少）
★ 不吃或少吃
低脂軟白起士、無脂或極低脂起士 低脂優格或克菲爾（kefir）羅馬羊起士

我每天的膳食都有準備奶製品的替代飲料：在我喝的茶或咖啡加大豆製的飲料、穀物麥片加多穀奶以及素漢堡加上米起士。當我很幸福地享受太太潘妮做的蘋果派或藍莓脆片時，我會犒賞自己大豆或米製的冰淇淋。是的，吃了一會兒之後，我覺得它們的味道就像真的一樣。因為這些奶製品的替代食品味道和口感各異，我鼓勵你多嘗試幾種，直到你找到自己最滿意的。

鈣從哪來？

你不需要擔心不能攝取足夠的鈣，有很多非乳製品含有天然鈣或有加強鈣。成人19到50歲每天需補充1,000毫克的鈣；超過50歲者需1,200毫克，骨質疏鬆風險高者需1,500毫克。補充鈣可以幫你達到這個指標；我建議補充檸檬酸鈣或碳酸鈣。以下是常見食物的鈣含量：[22]

食物來源	鈣含量（毫克）
植物奶如豆漿、燕麥漿，加強鈣：1杯	200-350（依標示）
沙丁魚，罐裝、瀝乾、帶骨：85克	200-325
芥藍菜，煮熟、瀝乾：1杯	265
菠菜，煮熟、瀝乾：1杯	245-290
蘿蔔葉，煮熟：1杯	195-250
鮭魚，罐裝：85克	180
白豆，罐裝：1杯	190
羽衣甘藍，煮熟：1杯	95-180
秋葵，煮熟：1杯	125-175
大豆，煮熟：1杯	175
甜菜葉，煮熟：1杯	165
青江菜，煮熟：1杯	160
豆腐，硬的，鹽滷：85克	130
白腰豆，煮熟：1杯	125
大北方豆，煮熟：1杯	120
海帶：1/3杯（7克）	65
羊栖菜：1/3杯（7克）	116
淡味海草：1/3杯（7克）	98
裙帶菜：1/3杯（7克）	108
杏仁：去殼，28克（22顆）	75
巴西堅果，28克（6顆）	45
葵瓜子：去殼，28克	33
芝麻：磨碎，不去殼，1茶匙	100
芝麻醬：去殼芝麻泥，1茶匙	85

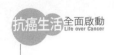
建議五：選擇健康的甜食——水果

★★★ 每餐皆可食用

蘋果（有機）	蔓越莓	李子
杏子（有機）	白蘭瓜	石榴
黑莓	奇異果	葡萄乾（有機）
黑色覆盆子	金桔	覆盆子
藍莓	芒果	大黃
哈密瓜（有機）	木瓜	草莓（有機）
甜瓜	桃子	西瓜
櫻桃（有機）	梨子	

★★ 每天皆可食用

蘋果醬（有機）	鳳梨	紫葡萄
香蕉	蜜棗	蘋果
棗椰子	橘子	檸檬
無花果	有機且無糖的果汁（少量，可能會升高血糖）	稍微甜化的水果西打
葡萄，紅或綠（有機）		100% 有機果醬（無糖）
油桃	酸櫻桃	
柳橙	石榴	

★ 偶而可食用

非有機的本土水果	柳橙汁
葡萄柚（注意：葡萄柚和葡萄柚汁會影響身體對藥物的吸收；而且大量飲用可能抬升雌激素水準，為雌激素敏感癌症之潛在問題）[27]	鳳梨汁
	蜜棗汁
	無硫水果乾

挑選水果時盡量選擇有機的。有些水果特別可能有農藥殘留，[23] 在上述清單已有標示。如果買不到有機的，那本土水果會比進口的安全，因為有些國家對於化肥或農藥的使用限制較少。[24] 在食用之前徹底清洗可以減少化學殘留。[25] 當季水果要比外來、非當季的進口水果更好。記住，水果含有很多自然糖分，所以盡量不過量食用。以水果為基礎的甜點脂肪含量較低，為特

殊場合享受健康美食之道。

　　以下清單所列即比較健康的甜味劑。例如，我建議喝茶時可加少量的龍

舌蘭糖漿（其菊糖含量高）以增加風味（參見LOC網站）。[26] 這種天然甜味
劑不像白糖一樣會讓血糖顯著提升。甜菊是另一種沒有熱量的天然甜味劑。

建議五：選擇健康的甜食──甜味劑
★★★每餐皆可食用
龍舌蘭糖漿 甜菊（無熱量） 羅漢果（無熱量）
★★每天皆可食用
大麥芽 米糖漿
★偶而可食用
純有機楓葉糖漿 糖醇（山梨糖漿、麥芽糖醇、赤蘚糖醇）
☆ 不吃或少吃
蜂蜜 糖蜜

建議六：限制脂肪攝取量並選擇健康的脂肪
★★★每餐皆可食用
初榨橄欖油（機器榨或冷壓） 酪梨（全） 有機堅果和堅果奶油（單元不飽和脂肪高）：杏仁、栗子、胡桃、核桃 亞麻籽粉 種子（有機，生的或烘乾）：南瓜子、芝麻（未去殼者較佳）、笋瓜子、葵瓜子

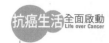

★★每天皆可食用
其他植物油（機器榨或冷壓）：酪梨油、芥花油、亞麻籽油、葡萄籽油、高油酸紅花油、高油酸葵花油、花生油、米胚芽油、芝麻油、核桃油 其他有機堅果和堅果奶油：巴西堅果、腰果、榛果、開心果（不烘乾）。 橄欖：綠色或黑色 豆腐美乃滋（蛋黃醬） 芥花油美乃滋（素食） 有機抹醬（品牌：Earth Balance 或Spectrum）
★偶而可食用
大豆仁 有機夏威夷果仁
★不吃或少吃
椰子油（飽和脂肪高） 大豆沙拉油 有機奶油或奶油 （最好無鹽以確保新鮮）
避免食用
部分氫化脂肪和反式脂肪 人造奶油 豬油 玉米油 棉花籽油 葵花油 棕櫚油

　　誠如我提過的，要多用有 ω-3和 ω-9的油而少用不健康的脂肪。但過度食用高品質的油也會破壞你的體內生化系統（參見第72頁）。因此對於油和脂肪要少用，用來增添風味即可。在這一類食物當中我甚至會計算高脂食物（例如酪梨、堅果和橄欖）的量，因為控制脂肪攝取量是非常重要的。

　　品質好的油很容易壞掉；它們很容易有臭油味。要把油、堅果和種子類

食物保存在冰箱。如果可能，買的時候也選擇放在冷藏櫃的並要注意何時到期。一定要定期檢查以確定它們沒有過期，如果已經過期或有臭味就得立刻扔掉。

　　值得一提的是並非所有的油都可以用來烹調。有些油的發煙點很低；當它們被加熱到溫度過高時就會發生化學反應，油就被分解，因而變成不健康的東西。本中心的營養師推薦我們用在油炸、烤、爆炒及中式炒菜的油是淡芝麻油（未烤過的）、葡萄籽油、芥花油、米胚芽油及花生油。如果買得到，就用特別耐高溫烹調的芥花油。

　　加少量的油可增加食物的風味和口感。有些油只需用一點（甚至只需幾滴）就大為提升菜的風味和口感，這樣不會影響到你的脂肪攝取量。例如，熟芝麻油可為食物帶來堅果味和香氣。杏仁油和核桃油可增添堅果風味而且和沙拉也很搭。

建議七：要飲用足夠的健康飲料
★★★ 每天數次（可接近用餐時間，但不要與三餐同時）
白茶（含少量咖啡因） 綠茶（咖啡因含量比白茶稍多） 過濾水 薄荷茶（對敏感的人會讓火燒心惡化） 其他青草茶（炎熱的夏天可把你最愛的茶放在冰箱冷卻） 紅葉茶（南非國寶茶） 玄米茶（日本綠茶加上烤過的糙米；含少量咖啡因）
★★ 每天皆可飲用
紅茶（每天限喝一杯，含咖啡因） 純果汁稀釋（114cc不加糖果汁加114cc白水）：酸櫻桃汁、石榴汁、紫葡萄汁、蘋果汁、檸檬汁 無咖啡因的天然植物咖啡替代飲料（品牌：Cafix, Pero, Teeccino） 洋甘菊茶 莖茶（Kukicha twig tea）

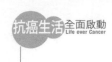
★偶而可飲用
去咖啡因的咖啡（瑞士水處理法） 咖啡 麥麩咖啡替代品飲料（品牌：Postum） 純果汁稀釋（56cc果汁加56cc白開水）：鳳梨、蜜棗、柳橙
☆不吃或少吃
去咖啡因的咖啡（以化學溶劑處理） 自來水 塑膠瓶裝水 冰（自來水製）

水，排在氧氣之後，都是最重要的必需營養素；因此我們有必要攝取安全無污染的水。由於適當補充水分是健康的關鍵，除了煮東西所需的水，你每天還得喝8杯流體食物，假如你沒有水分保留或水腫等問題且正在化療期間，最好能喝到10杯。

首先，要知道水從哪裡來。很多社區的供水和私人水井有重金屬（如鉛或砷）或其他污染（如溶劑、農藥、硝酸或其他化學物質、病毒或細菌，甚至微量的藥物）。即使常見的添加物，如氯和氟也在近年被懷疑有潛在危險。

不要用熱水管的水煮東西或直接飲用，因為熱水管有更多的污染物。每天一早起來先打開水龍頭讓它流30秒至2分鐘以減少污染物或從鉛管浸出來的鉛。

令人擔心的除了自來水之外還有瓶裝水。曾經有一個為期四年的研究，想要知道瓶裝水是否比自來水好或有何差別，他們調查了來自許多國家103種共1000瓶的瓶裝水。這個研究團隊發現有一個標示為「泉水」的牌子在其瓶上印有湖泊和青山，結果瓶內裝的水竟然來自一個工廠停車場旁的水井，其附近就是充滿危險和髒亂的垃圾堆，而且還有工業化學廢棄物造成的

定期污染超過FDA標準。[28] 政府估計至少有四分之一的瓶裝水來自自來水，而且可能有相當含量的污染物。還有令人擔心的就是塑膠瓶本身的安全問題：少量的化學雙酚A被用來製造硬的塑膠瓶，可能會有污染物流入瓶內的食物或飲料，尤其是當內含物是酸性、高脂或溫度過高時（如曝曬在太陽下）。雙酚A也可能從罐頭的內壁流入食物。雙酚A會干擾內分泌，其作用彷彿天然的人類荷爾蒙（如雌激素）。[29]

由於自來水和瓶裝水都有問題，我建議你用自己家中的過濾水。過濾系統有各種形式，流速較慢時顆粒狀的活性碳及碳塊過濾器的效果比較好。通常以它們能夠從水中濾除的顆粒大小來分級。一般以微米表示，就碳類的過濾器而言，50微米效果最低，0.5微米效果最佳。

逆滲透（會產生大量廢水）、重力流顯微過濾系統及蒸餾水系統會清除大部分的污染物（幾乎是每一種東西從大到最小的分子）。問題是對身體健康有益的礦物質和其他微量元素也在此種系統中完全被消除。沒有十全十美的方法，我相信更需要關心的是水中有沒有污染物。這也就是為什麼我們在第114頁的「強力食物」部分提供了礦物補充劑以取代過濾系統濾掉的礦物

ⓘ
101
質和微量元素。在LOC網站有更多關於水質的訊息。

過渡階段

ⓘ
101
在LOC網站可以找到一個為期七天從以動物性食物、糖和化學性物質為主的膳食過渡到低脂、以植物性食物為主的計畫。一天一天地遵循建議去準備你的食物，一週過後你會發現自己已經從原來的膳食跳到抗癌生活的膳食。

在第107頁的每日食量建議表上有4種卡路里標準。假如你的體重低於54.5公斤（120磅），請用1,200-1,400卡路里標準。假如你的體重介於54.5至63.6公斤（120-140磅），請用1,500-1,700卡路里標準。假如你的體重介於63.6至85.9公斤（145-189磅），請用1,800-2,000卡路里標準。假如你的

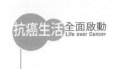
體重高於86.4公斤（190磅），請用2,400-2,500+卡路里標準。

定量指引

除了選對吃的食物，也要注意食量。幾乎每一餐都應該包括蔬菜、全穀類以及植物性蛋白質。

在第6章有關於體重減輕、增加和特殊狀況者的卡路里數建議。無論建議總量為何，碳水化合物（從全穀類、蔬菜和水果）應占你每日卡路里數之半。大約1.5杯澱粉類蔬菜或2片麵包等於1杯煮熟的全穀類。每一餐和點心時間你都得吃一些全穀類或澱粉類蔬菜（見清單）或一兩片全穀類麵包。

我鼓勵患者每天吃12份蔬菜和水果（每天2.5至4杯）。是的，12份！我知道這聽起來很困難，甚至是不切實際的，所以待會我會讓你知道你可以很容易就從濃縮的食材（如綠色飲料、蔬菜汁、蔬菜乾或水果粉，以及蔬菜粹取物）獲得很多份。

充分的蛋白質可從每天有蛋白質食物的兩餐（通常是午餐和晚餐）和點心獲得。不過，如果你每天需要的熱量超過2,400卡路里，可考慮每日三餐皆有蛋白質食物。一份蛋白質食物包括大約半杯熟豆或半杯豆製品（如豆腐或天貝），或兩個蛋，或4個蛋白，或115克的魚（一片如手掌大）。每週務必吃到各種來源的蛋白質食物。

有些食物可以適量食用，因過量就可能讓你的身體狀況變差。我說的就是脂肪、鹽以及含鈉的東西，像醬油、甜食，甚至水果（如果過量食用）。在用餐時把這些食物視為調味料。

當你不想完全不吃脂肪時，你每天攝取的油脂也不要超過2-5茶匙，除非你活動量大且每天必須吃超過2,500卡路里。至少包括每天1茶匙高質量（你在健康食品店冷藏區可以找到）富含 ω-3的魚肝油（不含維生素A和D）；假如你不喜歡它的味道，可以吃每粒5克魚肝油的膠囊。以北海地區的魚做成的魚油保健食品可能是最健康的。其中最重要的 ω-3脂肪酸含量

極高，也沒測到重金屬、農藥或其他污染物。腸溶包衣魚油膠囊含有非常特別的外層處理以避免像大多數比較容易買到的魚油一樣有令人噁心的味道。

⑴ 要知道更多關於魚油及購買高品質魚油的訊息請看LOC網站i103。

水果含有糖，所以可以滿足你對甜食的慾望。不過要小心，因為糖分太高的水果會讓你發胖並造成血糖浮動。我建議大多數患者每天水果不超過1-3片或5份半杯的份量。要進一步減少水果對血糖的衝擊，選擇吃全水果而非果汁或其他處理過的水果產品，因為全水果中的纖維質可降低消化速度並讓血糖保持穩定。假如你喝果汁，要限制量（半杯算一份水果）或用水稀釋後再喝。而且少量多次，而非一次喝很多。假如你的水果是搭配用餐或點心（有吃到含蛋白質和脂肪的食物）食用，消化速度較慢，可緩和血糖升高。

如同我提過的，我建議使用比較不像精製糖類般引起血糖升到尖峰的甜味劑。龍舌蘭糖漿的升糖指數非常低（在第18章有討論）而且比一般甜食的甜味更濃，熱量也較低。我們的身體對麥芽糖和米糖漿所含的糖吸收較慢。不過你必須知道即使這樣的甜食也得限量食用，尤其是需要減重或維持體重穩定的人。因為持續過量食用甜食（即使是健康的）或甜點會讓你的熱量攝取意想不到的容易。

核心膳食每日食量建議

1,200-1,400卡	1,500-1,700卡	1,800-2,000卡	2,400-2,500+卡	約略換算
全穀類				
2杯	2.5杯	3杯	4杯	1杯熟穀類 = 1.5杯澱粉質蔬菜 = 2片麵包 = 1.5杯乾穀類食品

蔬菜				
2.5杯	3杯	3.5杯	4杯	0.5杯熟蔬菜 = 115cc 蔬菜汁 = 1杯生蔬菜 = 3杯生菜
蛋白質				
5.5份	5.5份	6份	7份	1份 = 0.5杯熟豆類 = 0.5杯豆腐或天貝 = 85克素肉 = 115克魚肉 = 4個蛋白或2個全蛋
乳製品替代品，加強鈣				
1杯	1.5杯	2杯	2.5杯	1杯豆漿、燕麥漿、米漿或多穀低脂飲料=28克非乳製起士
水果				
1份	1.5份	2份	3份	1份 = 一片水果 = 半杯新鮮或冷凍 = 1/4 水果乾 = 4 茶匙水果醬 = 228cc 稀釋果汁（1/2水+1/2果汁）
脂肪				
2茶匙	3茶匙	4茶匙	5茶匙	1茶匙油 = 1茶匙碎堅果或亞麻籽粉 = 1.5茶匙樹堅果奶油 = 1茶匙花生醬或大豆堅果醬 = 1/4個酪梨 = 6顆大橄欖

　　參見LOC網站以瞭解我們如何計算建議的食量；這些都是經過本中心有照營養師的協助而算出來的。

　　我認為這些建議可做為所有成人，包括病患、家屬和照護人員的核心膳食療法。對健康的人而言，對於這個指引的實施當然可以不必太嚴謹。

　　不過，對於在臨床疾病痛苦掙扎、積極治療或面臨失控的體重減輕的癌症患者，確定你吃對食物且有充分營養是很重要的事。如果你無法吃到上述建議的食量，可以用一份熱量約略相等的蛋白質奶昔替代。我在第6章對此有詳細說明。

備餐指引

❖ 在家時

　　享受膳食是很重要的，所以要用點時間和心思去創造有益健康又可口的膳食。當你用這種方式煮東西，吃了幾個月之後，健康膳食計畫將成為一種習慣，一個很好的習慣。

● 在你的超市確定健康食物販賣區或部門之所在位置。找到當地的農夫市集，在那裡可以買到高品質的產品，尤其是有機的。如果很難找到不易腐壞的常備食材，可查詢LOC網站。

● 在自己的天然食品儲存間有備料。可利用LOC網站之起步購物清單讓自己的廚房快點進入狀況。可舉辦櫥櫃清倉派對，以清除正在破壞你身體健康的東西。

● 學習使用調味料。很多香料和藥草除了能讓食物更美味還有抗氧化的性質。你可以買各種香料和藥草自己試試看，也可以買已經配好的。

● 購買能啟發興趣的食譜。在LOC網站你可以找到本中心營養師認為最有用的食譜清單，不要害怕嘗試利用半顆星食物作菜的食譜，因為你可以採用替代食材，例如以馬舌鰈代替牛肉，以豆漿代替牛奶，或以龍舌蘭糖漿或米糖漿代替糖或蜂蜜。

● 獲得家人的支持。一旦家裡有人改變膳食習慣，對其餘成員也會造成壓力。向他們解釋你為何採用抗癌生活計畫。讓你所愛的家人對此有所瞭解，要求他們盡量享用有食療作用的食物，尤其是和你一起用餐時。這是愛、支持和鼓勵的最佳表達。也要求他們不要批評你的膳食選擇，尤其是在閱讀本書之前；聽負面的話對你一點好處也沒有。愛你的人希望你好起來，告訴他們這就是你可以讓病情好轉之道。

● 如果你覺得病了。在為期數週期間試著讓你的A團隊成員為你採買，或做適當的膳食，直到你覺得自己好一點。如果你住在醫院，請他們幫你帶符合膳食計畫的新鮮食物。醫院的伙食很少會遵循抗癌生活指引，而且可能很不吸引人，也難怪有40%的住院患者營養不良。

❖ 出門在外

● **上班時。**從家裡帶便當。我在下面會提供許多想法，可以讓你帶有益健康的便當。

● **在餐館。**隨身攜帶上述的食物群清單，試著鎖定在三顆星或兩顆星的選項，一顆星的食物只能在必要時點選。盡量去有提供健康食物的餐廳，例如素食餐館、亞洲餐館、海鮮餐館、自然餐館以及中東餐館。點菜時，以素漢堡、烤魚、以蔬菜為底的湯、麵食加低脂義式番茄醬、蒸蔬菜、炒蔬菜配飯、沙拉、鷹嘴豆泥或水果盤等。要求少油或無油，並看是否可用橄欖油。點小份的、半份，或與朋友分享主菜。慢慢用餐。

● **在社交場合。**如果請客的主人所規劃的是標準美式膳食而非抗癌生活膳食，你可以讓他知道你的醫療狀況，並問他可否容許你帶一道可與大家分享的菜。大多數人對於因醫療狀況而須改變膳食習慣的人都很樂於包容。或出發前在家吃些健康小吃，在朋友家的派對就只吃一點點比較健康的食物。不要喝酒精飲料而只喝檸檬水，如果你比較喜歡喝酒，那就一整個派對只嚐一杯葡萄酒或啤酒。

● **如果你有所疏忽。**別把自己打敗！趕快回到正軌並持續下去。

　　請以這些**快速啟動的餐飲和點心**讓自己進入狀況，LOC網站還有更多點子。

◈ 早餐菜單

　　全穀類麵包或土司、貝果、英式瑪芬、法國土司、麻糬、瑪芬、鬆餅、口袋餅，或格子鬆餅，其上之配料有下列選擇：

- 人造奶油（抹醬）或橄欖油
- 新鮮水果，如漿果類或香蕉切片
- 水果抹醬
- 堅果或種子奶油，如杏仁醬或花生醬
- 豆類抹醬，如鷹嘴豆泥
- 非乳製奶油起土或起士替代品
- 在貝果上放奶酪替代品、酸豆和洋蔥丁
- 各種蔬菜切片，如番茄、洋蔥、大蒜和酪梨

　　喀什早餐香料飯、熟食全穀類（燕麥、糙米、大麥、藜麥和粗磨粉等），或全穀類早餐穀片（muesli，即未煮熟的麥片、水果和堅果；小麥碎片、Barbara's O's），其配料有下列選擇：

- 牛奶替代品，如豆漿、燕麥漿、米漿或杏仁露
- 水果，新鮮或乾製
- 堅果或種子
- 香料，肉桂或小荳蔻
- 甜味劑，甜菊糖或龍舌蘭漿

　　蛋和蛋料理（如用到蛋黃則請用有 ω-3 的蛋）例如以青椒、洋蔥和番茄做的歐姆蛋。

　　拌炒豆腐加調味料和蔬菜。

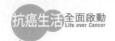
能量棒，如多穀物早餐棒（帶在路上吃很方便）。

新鮮水果。

其他餐留下的健康剩菜。

湯品菜單

- 豌豆湯
- 扁豆湯
- 黑豆湯
- 蔬菜湯
- 味噌湯
- 法式洋蔥湯加香草麵包丁

- 玉米濃湯
- 蔬菜辣椒湯
- 南瓜湯
- 地瓜湯
- 奶油蘆筍湯

沙拉菜單

- 新鮮混合蔬菜沙拉
- 清燙蔬菜
- 高麗菜沙拉
- 紅白蘿蔔
- 油拌沙拉加鷹嘴豆和新鮮蔬菜

- 塔布蕾沙拉（tabouli）
- 水果沙拉
- 義式藜麥沙拉
- 烤鮪魚沙拉

三明治菜單

- 烤魚
- 鮪魚沙拉加芥花油或素食美乃滋
- 烤豆製起士
- 烤蔬菜配鷹嘴豆沾醬
- 杏仁醬或花生醬
- 天貝魯本（Tempeh Reuben）

- 口袋餅夾油炸鷹嘴豆餅加芝麻醬
- 小米鷹嘴豆餅
- 素肉切片
- 素雞切片
- 蔬菜炒天貝潛艇三明治
- 全穀類小麵包夾素肉

主食菜單

- 烤鮪魚沙拉
- 碳烤、烘烤或蒸冷水魚
- 烤豆腐乳
- 甜酸鮭魚加豌豆莢
- 古斯米加蔬菜及素肉
- 烏龍麵加紅蘿蔔—羅勒醬
- 素披薩加豆製起士
- 豆捲餅加莎莎醬和酪梨醬
- 炒飯、蔬菜和豆腐
- 蔬菜春捲
- 義大利麵加優格素肉
- 墨西哥式黑豆辣醬玉米餡餅
- 義式麵食加花椰菜和日曬番茄乾
- 扁豆餡高麗菜捲
- 薑醃鮭魚排
- 義式麵食或米飯加花生醬汁
- 蔬菜千層麵
- 炒蕎麥麵
- 墨西哥烤素肉
- 野米抓飯加蔬菜
- 豆腐義大利寬麵
- 全麥麵食加大蒜番茄醬

點心菜單

- 全麥餅乾
- 杏仁或黃豆果仁
- 全穀類椒鹽捲餅（pretzels）
- 米蛋糕加果醬
- 全穀類貝果脆片（低脂或無脂）
- 低脂全穀類瑪芬
- 鷹嘴豆泥加生菜
- 爆米花（真空氣壓膨化製成或黃玉米片）
- 大豆冰淇淋（非乳製品）
- 天然穀物棒
- 黑豆泥沾醬加烤玉米片
- 生素菜沾天貝醬
- 低脂餅乾（無糖）
- 茄子沾醬加口袋餅
- 蘋果泥加肉桂
- 墨西哥起士餅（以豆製起士）
- 葵瓜子或南瓜子

　　為了讓你開始採用這套膳食概念，我要給你一個每天 1,800-2,000 卡路里的膳食計畫樣本；LOC 網站還有更多，並附有食譜。

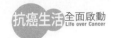

早餐	午餐	點心 #1	晚餐	點心 #2
穀類				
1/2杯燕麥或 1片全麥吐司	1杯糙米	1/4個口袋餅， 烤過	1杯藜麥 或野米	
蔬菜類				
歐姆蛋： 1/4杯菠菜 1/4杯香菇	1.5杯油拌沙拉加 蘿蔓生菜和半杯切 碎蔬菜	1/2杯 生紅蘿蔔	1杯蒸熟 的綠花 椰菜	
蛋白質				
歐姆蛋： 4個蛋白或兩個 蛋白加1顆全蛋	1杯扁豆湯或 1杯三豆辣椒	1/3杯低脂鷹嘴 豆泥或其他豆 泥	115克烤 鮭魚加大 蒜和醬油	
水果				
2茶匙果醬	沙拉加2茶匙無糖 酸櫻桃乾			1/2杯 綜合莓
脂肪				
1茶匙橄欖油	1茶匙油醋沙拉醬 （1/3油加2/3醋）		1茶匙 橄欖油	1茶匙 碎核桃
乳製品之替代				
28克非乳製 起士				1/2杯無奶 冷凍甜點

十二類有益健康的強力食物

　　如果你採用上述的膳食建議，你將會邁向剝奪癌細胞所需營養之路。下一步要注重的則是食用十二類強力食物。這些（大部分）植物性食物含有強

勁的抗癌化合物，我認為可以幫你復原。我們建議患者盡可能多吃這些食物，否則至少每天從這十二類當中選擇一類食用。

因為要從食物本身直接攝取所有的抗癌化合物並不容易，最簡便的方法就是將半數的強力食物混合打成濃縮果汁，或取其萃取物食用。要這麼做的話，我建議用有機強力濃縮果汁（通常稱為「綠色飲料」），你會喜歡它並把它變成膳食的一部分。這些「綠色飲料」在很多健康食品店都有販售。有些癌症患者自己在家打果汁，但家中食材比較沒有那麼多樣。在LOC網站你可以找到郵購和網購各種強力濃縮果汁（我們認為是高品質的）的資訊。

以下則是十二類健康食物：

1. **類胡蘿蔔素**是來自一些蔬菜（如胡蘿蔔、番茄、南瓜和栗南瓜等）之紅、黃和橘色植物色素，具有很重要的抗癌特性。例如，讓番茄變紅的茄紅素而能抑制促癌生長因素IGF-1。[31] 除了要吃含有類胡蘿蔔素的健康蔬菜，本中心建議以這些乾果粉泡果汁，喝一杯就相當於吃了好幾份。[32]

2. **十字花科蔬菜**包括高麗菜、花椰菜、抱子甘藍、芥藍菜和羽衣甘藍等，它們含有豐富的葡萄糖異硫氰酸鹽（glucosinolates），為抗癌珍寶。葡萄糖異硫氰酸鹽當中的吲哚-3-甲醇（indole-3-carbinol）能增進酵素之活動而降低雌激素的作用，因而可以阻止胸部和子宮內膜對激素有反應之腫瘤細胞成長或惡化。[33,34] 花椰菜中的蘿蔔硫素也能打擊乳癌細胞；至少有六個研究證明得乳癌的婦女如大量食用含有蘿蔔硫素蔬菜，有顯著較高的存活率，或較低的復發率，或兩者皆有。[35] 因為烹調會破壞葡萄糖異硫氰酸鹽，所以盡可能食用生菜，或比較簡單的方法是萃取的營養補充品。飲用一杯含有十字花科蔬菜植化素的補充品就相當吃了好幾份蔬菜。

3. **蔥屬植物**蔬菜富含有機硫化物，如大蒜素；它們有助於排除體內毒素（包括致癌物）[36]、加強免疫功能[37]、減少血液凝固[38]和降血壓[39]。這類植物包括新鮮的大蒜、大蒜素含量高的大蒜補充劑、陳年或鹽漬大蒜、

洋蔥、大蔥、青蔥、細香蔥和韭菜等。為了增加新鮮大蒜中有機硫化物的活性，食用前先把蒜瓣壓碎並靜置10分鐘。

4. **根莖類植物**含有許多生物活性植化素的濃縮，它們能壓制自由基和減低身體發炎的連鎖反應。這類食物包括薑、薑黃[40]、牛蒡、甜菜根、蘿蔔和西班牙黑蘿蔔。

5. **綠葉菜**是營養廠房，它們所含的化合物具有強勁的抗氧化作用。[41]優良的營養來源包括洋香菜、西洋菜、蒲公英葉、牛皮菜以及蕪菁或甜菜葉。

6. **水果**富含生物類黃酮可增強化療效果。例如有些水果（如覆盆子、蔓越梅、石榴和草莓之粹取物）中所含的鞣花酸對於攝護腺癌末期的化療有相輔相成增加療效的作用；這是2005年的一個研究發現。該研究發現有攝取生物類黃酮的化療患者比單純的化療患者療效更佳且其體內之化療毒素較少。[42]要將此應用到醫療還需做研究更多研究，增加療效的原因乃鞣花酸可抑制NF-kappa-B（一種能促進腫瘤細胞成長並使癌細胞對化療藥劑產生抗性的分子）。[43]實驗資料顯示鞣花酸也會促使很多癌細胞凋亡並能抑制肺部、肝臟、皮膚和食道的腫瘤細胞。[44]生物類黃酮（flavonoids）的優良來源包括藍莓、覆盆子、草莓、蔓越莓、石榴、酸櫻桃、蘋果及蘋果皮，還有康科得葡萄（Con-cord grapes，譯註：一種暗藍並帶紫色的葡萄）。[45]

7. **芽菜類和禾穀植物**含有強力的化合物，包括抗氧化物、許多酵素和葉綠素。[46]通常很容易買到用它們打成的果汁。極佳的選擇有花椰菜苗、苜蓿芽、羽衣甘藍芽、向日葵綠芽、小麥草汁、大麥草汁、燕麥草汁、高麗菜芽和花椰菜芽。綠花椰菜芽是抑制癌細胞的蘿蔔硫素特別重要的來源。

8. **藥用菇類**含有的化合物可增強化療效果也可以減少其副作用（例如噁心、嘔吐和胃口不佳），以及抑制腫瘤細胞和增加自然殺手細胞之水準等。[47]有一型的菇類化合物，即β-葡聚糖（beta-glucans），已經被證

實可以提升免疫系統的細胞毒素的T細胞抗癌之力量。[48]還是一樣，即使是最健康的膳食我們都很難從從中獲取達到醫療所需之菇類植化素數量，這就是為什麼我會建議從它們的濃縮萃取物獲得。要找的是那些含有下列成分的補充劑：舞茸（例如灰樹花）、姬松茸（巴西蘑菇）、椎茸（香菇）、靈芝（木靈芝）、雲芝（彩絨栓菌）以及木耳或冬蟲夏草。

9. **益生菌和益菌素**：**益生菌**是腸道中活的好菌，能產生自然的抗生素以控制致病的害蟲，並能避免腹瀉和發炎。它們也會幫助消化並在小腸中產生維生素B讓小腸吸收。[49]有些可能在你化療期間改善你的生活品質並加強免疫力而幫助復原，並避免泌尿道感染和炎性腸道疾病。[50]有些益生菌甚至能減緩大腸和膀胱之腫瘤細胞生長；隨機對比臨床試驗顯示有服用益生菌的患者其人腸癌生物性標記物和膀胱癌復發率明顯降低。[51]
益菌素是增進和維持益生菌生長的食物。你可以在健康食品店的冰箱買到這些補充劑。請找含有雙歧乳桿菌、植物乳桿菌、乾酪乳桿菌、德氏乳桿菌或保加利亞乳桿菌的嗜酸乳桿菌粉。

10. **必需脂肪酸**：在有關脂肪的部分我解釋過平衡 ω-6 和 ω-3 脂肪酸的必要性。為此你可以減低 ω-6 的攝取（存在玉米油、大豆沙拉油、紅花油和烘培食品當中），這是我絕對會建議的。你也可以每週吃幾次富含脂肪的魚來達到平衡。但是即使每天吃魚也不太可能讓你的 ω-6:ω-3 達到1:1或1:2。比較好的策略就是用補充劑，如魚油膠囊或特定配方的食品。魚油包含二十碳五烯酸（EPA）和二十二碳六烯酸（DHA），二者皆有抗癌作用。我建議的魚油是透過分子蒸餾濃縮 ω-3 脂肪酸，同時也盡量去除重金屬和 ω-6 脂肪酸；我所用的魚油有極高比例的 ω-3 脂肪酸（ω-3:ω-6為10:1）。因為來源、新鮮度、污染程度和處理法都很重要，從LOC網站的清單選擇魚油時要特別小心。我們建議的魚油是來自北極圈的魚且是在低氧情況下處理的。也有植物性的 ω-3 脂肪酸。魚油通常比較有抗發炎作用，植物性的也有此效用。黑加侖種籽油含有

γ 亞麻酸（GLA），[52]以及磨碎的亞麻子含有 α 亞麻酸（ALA），[53]二者皆能減少發炎因而能使你體內的生化條件比較不利於癌細胞。[54]

11. 海菜和藻類是非常好的礦物質[55]、胺基酸和抗癌植化素的來源。例如昆布和其他海藻所含的核藻糖膠能抑制腫瘤生長、血管新生和細胞變異。[56]海藻植化素可強化抗癌免疫細胞，如T細胞和自然殺手細胞的活動和增加其數量。[57]很重要的是購買海生植物時要注意它們的來源是否可靠，必須是長在清澈乾淨無污染的海域，因為它們會吸收重金屬。[58]比較好的選擇是綠藻、螺旋藻、海藻顆粒或粉末、紅藻及裙帶菜孢子葉。

12. 維生素、礦物質和其他輔助因子。健康的人或長期緩解的癌症患者如果吃得對也許就不需要維生素和礦物質補充劑；比較嚴重的癌症患者或正在做化療或其他醫療的患者則需要基本的維生素和礦物質補充劑。對癌症患者而言，最重要的是補充劑必須量身設計，因為每一個人都有自己的需求和問題。例如，高劑量的維生素B_{12}可能會加速某些癌症（如攝護腺癌）的惡化。[59]某些癌細胞對維生素B_{12}有受體超量的現象。因此血液中有過量的維生素B_{12}會加速某些癌細胞的生長。而且，某些癌細胞有維生素B_1或葉酸（某些化療藥物的標靶）的受體。[60]因此遵循以下的建議是非常重要的，我在其中標示了一些警示，那是我多年來一點一滴從科學研究報導中蒐集到的資訊。假如你收到其中一種抗葉酸藥物，你的醫師應該會給你有關補充維生素B和葉酸的指示，以免發生對你不利的副作用。基於同樣的理由，只要沒有缺陷發生就少用或不用含鐵或銅的補充劑，因為鐵有強烈的氧化特性（它會促進癌細胞生長），[61]銅則會促進血管新生而滋養變異性腫瘤。[62]不必擔心，這方面從你的膳食就能獲得充足的量。為了獲取促進健康的重要養分，如維生素D、維生素E、鋅、硒和鎂，我建議採用含有下列營養的濃縮食物來源或配方：

維生素

- 2,000-4,000 毫克維生素 C
- 3 毫克維生素 B_1
- 20 毫克維生素 B_2
- 100 毫克維生素 B_3
- 100 毫克維生素 B_5
- 20 毫克維生素 B_6
- 150 微克維生素 B_9（葉酸）
- 20 微克維生素 B_{12}
- 25,000 IU 維生素 A（天然形式，來自鱈魚肝油；如你有肝功能不良，就不要超過 10,000 IU）
- 1,000 IU 維生素 D（天然形式，來白鱈魚肝油）
- 1,000 毫克維生素 E（天然的混合生育醇，作成標準化 400 IU 的 α - 生育醇）
- 250 毫克抗壞血栓棕櫚酸酯（脂溶性維生素 C）

生物可利用之礦物質（量指的是礦物元素之含量）

- 1,000 毫克（男性）/1,500 毫克（女性）抗壞血酸鈣
- 400 毫克抗壞血酸鎂或甘氨酸酯
- 75 毫克抗壞血酸鋅或甘氨酸酯（攝護腺癌患者只需 10 毫克）
- 400 微克硒（硒甲硫氨酸）
- 100-200 微克吡啶甲基鉻
- 150 微克碘
- 1-2 毫克鎂
- 75 微克鉬
- 1-3 毫克硼
- 100-200 微克釩

　　我希望你會把膳食看作整合醫療工具箱的一部分。本章之資訊可幫你開始調整你的膳食，刪除滋養癌細胞的食物，加入可減緩腫瘤細胞生長或擴散的食物，使其和化療藥劑相輔相成並減少化療之副作用。現在就讓我們來調整你抗癌生活的基本膳食。

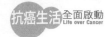

6 個別化膳食方案

在很多情況下你有必要脫離抗癌核心膳食（計算卡路里、吃保健食品及其他做法）之常軌。這些情況包括有惡病質、某些治療情況或副作用，以及在緩解期。本章旨在讓你知道該如何調整核心膳食對你才有好處，以及該如何利用膳食來控制治療引起的副作用。

史蒂夫：太遲就沒救了

史蒂夫在2003年第一次來到本中心。他告訴我，大部分時間他都是以典型的美式飲食過日子，經常吃麵粉做的糕點和冰淇淋。但在他節食期間，每天吃的食物大概就是：燕麥加脫脂牛奶、素肉加燙青菜和糙米飯，一點花生米、一顆蘋果、大麥餅乾、綠茶和水。計算過他每天攝取的卡路里總量之後，我警覺到他快要瀕臨卡路里和蛋白質過低的危險邊緣，他必須從健康的食物（絕不能吃糖和不健康的脂肪）獲得更多蛋白質和卡路里。

史蒂夫已經很瘦，180幾公分的身軀不到82公斤重。初診後不久他告訴我，他決定要以生機飲食戰勝癌症。我希望他能以比較營養的飲食計畫來補充他需要的蛋白質和熱量；但無論我如何要求，他還是採取非常嚴格的養生膳食，試圖餓死癌細胞。這在另類醫療界是常態的做法。接下來的五個月，史蒂夫瘦了23公斤，減少的大多是肌肉。隨著體重的減輕他感到疲憊和軟弱無力，嚴重到無法爬樓梯。他的體重很快就掉到51公斤，病情持續惡化。

此時，在他太太的協助下，史蒂夫終於讓我調整他的膳食。我提高他的

卡路里攝取量，並建議他多吃魚、蛋、大豆、豆科植物和其他高蛋白食物。第一週，史蒂夫大約胖了3.6公斤，而且體力快速增強。他再次能夠完成日常生活大部分的正常活動。此時史蒂夫願意考慮進行消除腫瘤的醫療，但因過於體弱且營養耗竭而無法接受治療。如果他早點接受比較好的營養計畫，我們也許能讓他變得強壯而能接受治療。結果因為沒有更積極的治療，他很快就撒手西歸了。

這個悲劇故事顯示，適當的營養對有惡病質的癌症患者而言是治病的關鍵，毫不自覺的體重減輕常伴隨許多症狀出現，包括肌肉消瘦、疲勞、免疫功能不全及體力和心智功能變弱等。史蒂夫所得的是「異化性癌症」（catabolic cancer），一種會分解（或破壞）正常組織的疾病。異化性癌症包括肺癌和胃腸道系統的癌症，也包括胰臟癌。有惡病質的患者有的一個月就瘦了2到5公斤，長久以來它就被視為癌末的標誌，營養液的補充是另類療法和西醫都會採用的治療方法。但這兩種醫師的理念有根本上的差異。很多另類療法的醫師，像史蒂夫的例子，把目標對準癌症而主張斷絕熱量以餓死腫瘤細胞，但這麼做只能消除一些腫瘤細胞（單純的熱量限制對消除腫瘤細胞的效果不大，甚至無效），同時卻也斷絕了身體正常運作所需的熱量。大部分的主流腫瘤科醫師在做過他們認為能消除腫瘤細胞的療法之後，會建議惡病質的患者盡量吃以獲得更多熱量，不論哪種食物皆可，甚至強調要食用飽和脂肪和 ω-6脂肪、糖和紅肉，以及用糖、牛奶和 ω-6脂肪酸為主要材料而做成的奶昔、美乃滋、冰淇淋和補充飲料。

兩種方法都沒掌握到引發惡病質的根源，那就是腫瘤細胞分泌的物質所造成的炎症失控以及患者體內環境的失衡。要以科學良方解決惡病質問題，抗癌生活計畫提供了**高強效營養支持**計畫，其所提供的熱量比第5章提到的「核心膳食」計畫還要高。因為你可能一個月就消瘦2到5公斤，有必要穩住體重並扭轉這個現象。高強效營養支持也包含了核心膳食計畫的食物；根據實驗研究，如此可以幫你控制惡病質的病因。其實惡病質並非你需要更多

熱量的唯一理由。在癌症治療期間,即使沒有惡病質你的體重也可能減輕,你的身體會面臨需要額外補充營養的壓力,因為你可能需要更多的熱量和蛋白質。長久以來,醫學界就已經知道當身體面臨壓力(化療、放療和手術都算是壓力)之際,其所需熱量和蛋白質都會提高。蛋白質尤其關鍵,因為在治療期間你體內的組織可能被破壞,免疫系統和肝臟排毒系統都受到壓力;增加蛋白質有助於穩定這些系統並使之好轉。又因為化療和放療會破壞你的食慾並引起噁心及嘔吐,所以在治療期間你有可能營養不足。我對有此現象的患者會開出醫療支持膳食的處方,不過其份量不像惡病質的高強效營養支持那麼高。

我對血漿蛋白,尤其是血蛋白(albumin)水準稍低(介於3.1和3.5 g/dl,和死亡危機增高互有關聯)的癌末患者,也會建議他們採用醫療支持膳食[1](血蛋白中度低水準的患者,即2.6-3.0 g/dl,用高強效營養支持膳食比較好,至於水準低於2.6 g/dl者則應該視為情況顯著惡化,而需立即做積極性介入措施)。雖然這個問題常有補救措施,許多患者的營養失調並未被察覺,而大多數醫院甚至不嘗試補救。[2]結果,營養失調更加嚴重,導致免疫力嚴重降低而出現癌細胞和炎症失控。你應該經常監視自己的血漿蛋白水準,並定期詢問醫師你的血蛋白或血漿蛋白水準是否降低。如果你有體重減輕和肌肉變少的現象,我建議你採用高強效營養支持膳食。

不過,正在接受治療的乳癌患者對於醫療支持膳食要多加小心。如果你是第一次接受化療,無論是術前的輔助或術後的佐藥,特別是過胖者,可以增加蛋白質而非熱量的攝取。因為你的新陳代謝功能可能因化療而下降,也因為你沒有保持常態性的健康活動,很可能因為化療而體重增加。[3]那會導致復發率增加和預後變差。假如你的醫師覺得你是中度異常的體重減輕,或你有轉移性乳癌而且正在做至少第二次的化療,那你應該考慮醫療支持膳食。更嚴重的體重和肌肉減少則需採用高強效營養支持膳食。

還有一些病症處理小提示,特別讓你用來處理癌症治療的副作用,如噁心、嘔吐、便秘、腹瀉、嘴部痠痛和食慾不振等。最後,當你的目標是癌症

不再上身時，我要提供你的就是緩解支持膳食；你可以把它想成能量特強的防癌膳食。特別是緩解期的第一年，你所需的營養量和治療期明顯不同。這個緩解支持膳食是以避免體重增加為重點，而且包含了和防癌密切相關的食物，因為這個階段的主要目標就是避免少數漏網的癌細胞再度集結而變成活躍的腫瘤。

葛蕾娣絲：膳食改變她的命運

當1993年6月葛蕾娣絲被診斷出有無法手術的轉移性胰臟癌，就馬上在休斯頓的安德森癌症中心進行6週半的強效化療和放療。但這些治療並未消除她的癌症，而且醫師也對她表示無能為力。她的癌症和治療讓她的體重減輕許多，營養失調和虛弱，她被告知只有四到六星期可活。不久之後，她兒子看到我在電視上接受訪問，葛蕾娣絲在1994年2月來到我們的埃文斯頓診所。

一到本中心，我們的營養師就讓她開始實施高強效營養支持膳食，以積極治療她的營養失調和體重減輕，因為她已經面臨營養失調或感染死亡的危機（失控的消瘦會導致免疫系統下降）。葛蕾娣絲很快就覺得比較強壯，而且也更能到處走動。此時她已經不再面臨營養失調的死亡威脅，我們就把她調成最後一章提到的核心膳食而以之作為完全整合計畫的一部分。到1994年11月，葛蕾娣絲的掃描結果顯示沒有腫瘤。走筆至此之際，她仍然活著，而且很健康；因為距離她初次確診罹癌已超過十年，現在她的核心膳食可以比較寬鬆，且偶而可以調劑一下吃多一點一顆星的慶典式食物。

請用下表判斷你是否需要高強效營養支持膳食、醫療支持膳食、針對醫療副作用的膳食或緩解支持膳食。如果你有任何問題或疑慮，我強烈鼓勵你打個電話或到本中心找營養師當面諮詢，或請教那些有對患者做過整合醫療經驗的專家。

你需要何種特別的膳食？	
狀況	膳食
惡病質／肌肉消瘦／體重減輕。假如你不刻意減重卻仍然一週減輕1公斤以上或一個月減輕2公斤以上，或假如你的血蛋白水準低於3.0 g/dl，請諮詢醫師、整合性癌症專家或有整合治療觀念的營養師。	高強效營養支持
血蛋白消耗殆盡。假如你是正在做化療的癌末患者，要問你最近一次驗出來的蛋白質總量和血蛋白水準。如果尚未檢驗，則下次驗血時指定要驗。假如你的血蛋白水準降到3.6 g/dl（但非3.0 g/dl）以下，請立刻找醫藥專家和營養師諮詢。	醫療支持
異化性癌症。假如你有穩定的體重但罹患的是胰臟癌、卵巢癌、胃癌、結腸癌或肺癌，你的目標就是維持緊實的肌肉，特別在西醫治療期間（有過度或快速體重減輕，或肌肉衰弱，可考慮高強效營養支持）；假如你太胖，可在一開始就利用本計畫減肥。	醫療支持
癌症治療。假如你正在做嚴密的治療以縮小腫瘤，治療之苦難耐也很難維持體重，或長期食慾不好，從核心膳食轉移到醫療支持膳食也許就夠了（如體重繼續減輕、食慾一直不好，血蛋白水準持續下降，那就可能需要高強效營養支持）。例外的有體重稍微下降、正在接受激素阻斷劑的乳癌患者，或正在做激素療法的攝護腺癌患者，或因經期延長而接受藥物治療者，或第一次做化療的乳癌患者，這些都可鎖定在核心膳食，但要注意食慾和體重。[4]（參見第107頁）	醫療支持
副作用治療。膳食可改善的副作用包括食慾變差、噁心和嘔吐、腹瀉、便秘、味覺改變或喪失、口瘡或喉嚨痛、口乾和唾液太濃等。	症狀處理小提示
緩解。如果你已經完全緩解至少一年而不再做主要治療（如做完六到十二個月的西醫療法），你的目標是發展出一個對你比較務實、可保持終身健康的膳食方式。	緩解支持

給惡病質患者的高強效營養支持

如果你曾因過胖而努力減肥，現在因罹癌而體重減輕看似好事，尤其是有些癌症患者因過胖而預後較差。但是在不知不覺中失控的體重下降、肌肉消瘦和免疫系統衰退，會導致危及性命的疾病感染增加，因此很快就變成夢魘。患者越是營養失調，免疫系統就越差，尤其自然殺手細胞越少和介白素-2（interleukin-2）活性越低，導致感染和腫瘤轉移的可能性提高。[5]對癌症患者而言，單是快速消瘦就是低存活率的危險因子。[6]通常消瘦越快者其預後越差。

除了AIDS患者，癌症患者是住院族群中營養失調比例最高的一群，大約有30到50%。[7]更差的是，幾乎有半數的癌末患者死於營養失調併發症。[8]也難怪大部分醫師對惡病質的反應都是有很深的絕望感。給患者補充卡路里，不論食物來源為何，似乎是唯一的選擇。不過光是增加卡路里並不能控制惡病質。因為惡病質並非以高變異率快速生長的腫瘤從身體其他地方吸走熱量的結果（過去醫師誤以為如此），而是癌細胞的分泌物以及身體其他作用合成的大量炎症生化產物（細胞激素）所致。[9]這些作用都是身體對抗腫瘤細胞的一部分（此即當腫瘤萎縮或消除時惡病質就可能平息的原因之一）。因此，要克服惡病質，你必須減少這些炎症的生化產物。雖然單靠膳食很難做到（因此醫療作用、健身、心靈和保健食品計畫都以減少炎症為目標，這點我會在下一章討論），但卻有幫助。最重要的就是你得知道哪些食物可能會促使更多炎症生化物產生而必須避免食用。

因此，採取高強效營養支持膳食有兩個目的。最重要的是，多攝取 ω-3 脂肪酸和抗氧化物，並避免炎性的 ω-6脂肪酸和單糖，[10]如此就可以減少炎症分子。此外，要加強健康的卡路里、保健食品和藥物以便控制炎症的作用，包括在茶、橄欖油和石榴中含有的的多酚類，必要時也包括能刺激食慾的藥物。[11]第15章會詳細探討如何抗發炎，而抗炎性高強效營養支持膳食是你馬上可以開始採取的方案。

　　為了鍛練肌肉以彌補體重減輕，你需要高蛋白膳食（像正在受訓的運動員所需要的）和卡路里。但卡路里的來源很關鍵。雖然你應該鎖定在核心膳食（如前章所列清單），但可以多吃一點一顆星的食物，因為兩顆和三顆星的食物所含的蛋白質和卡路里較少。特別是，高強效營養支持膳食包括比較多的水果乾、全蛋、油、種子和堅果，還能更自由食用動物性食物，如油脂較多的魚、有機的雞胸肉和類似食物。這遠遠超過我對緩解期患者所建議的核心膳食。不過，在核心膳食中有關脂肪的建議也同樣適用於高強效營養支持膳食：你需要避免食用促炎的脂肪（如飽和脂肪和 ω-6 脂肪酸）而以 ω-3 和 ω-9 脂肪酸替代。

　　要開始採用高強效營養支持膳食，首先可從下表得知你需要多少卡路里。

給惡病質患者建議的卡路里		
身高		估計每日
女性	男性	所需卡路里
158公分(5'3")以下	153公分(5'1")以下	1,800-2,000卡
158至170公分(5'8")	153至163公分(5'5")	2,100-2,300卡
170至183公分(6'1")	163至175公分(5'10")	2,400-2,600卡
183公分以上	175公分以上	2,600卡以上

　　如果你的身高是在兩個端點之間，則以較低之卡路里數為目標；如身高在較低的一端，則採低卡路里數，在較高的一端則採高卡路里數。同樣的，骨架較小者應該吃得比建議量稍少一點；骨架較大者則應該多吃一點。快速測量你的骨架大小，可用左手的中指和拇指握住右手腕，握不住者骨架較大。剛好握住者骨架中等。二指重疊者屬於小骨架。如果你的卡路里數大於2,600且身高比183公分（女性）或175公分（男性）超過13公分，你的食慾不錯或極佳，則可在下表的每一類食物增加一兩個份量；如果身高再高

13公分，那就再增加一兩個份量。

　　現在請用下表找到符合每一種卡路里數每日攝取穀類、蔬菜、水果和其他食物的份量。請注意在此膳食中蛋白質的份量有用蛋白粉補充。乳清、大豆、蛋白和米蛋白保健食品到處都可買到；它們是加強蛋白質攝取最簡易且最健康的方法。蛋白粉也可用來替代第129頁提到的代餐奶昔。每天務必吃各種蛋白質食物，特別是當你吃的是米蛋白粉，因為那是不完全蛋白。

高強效營養支持每日建議食量				
1,800-2,000 卡	2,100-2,300 卡	2,400-2,600 卡	2,600+ 卡	約略換算
全穀類				
2.5 杯	2.5 杯	3 杯	3.5 杯	1杯熟穀類 = 1.5 杯澱粉類蔬菜 = 2片麵包 = 1.5 杯乾穀類食品
蔬菜				
3 杯	3.5 杯	4 杯	4 杯	0.5 杯熟蔬菜 = 115cc 蔬菜汁 = 1 杯生菜 = 3 杯生萵苣
蛋白質				
5 份 + 3 茶匙 蛋白粉	5.5 份 + 3 茶匙 蛋白粉	6 份 + 6 茶匙 蛋白粉	6.5 份 + 6 茶匙 蛋白粉	1 份 = 0.5 杯熟豆 = 0.5 杯豆腐或天貝 = 85 克素肉 = 115 克魚 = 4 個蛋白 = 2 顆全蛋

乳製品替代物、豆漿、加強鈣*				
2杯	2.5杯	3杯	3杯	1杯大豆、燕麥、米飯或多穀低脂飲料 = 28克非乳製起士
水果				
2份	2份	3份	4份	1份 = 1片水果 = 0.5杯新鮮或冷凍水果 = 1/4杯水果乾 = 4茶匙果醬 = 228cc稀釋果汁 （1/2水 +1/2水果）
脂肪				
5茶匙	6茶匙	7茶匙	8茶匙	1茶匙油 = 1大匙碎堅果或亞麻籽粉 = 1.5茶匙堅果醬 = 1茶匙花生或大豆堅果醬 = 1/4顆酪梨 = 6顆大橄欖
*這些飲料可用來做成維持每日正確食量的代餐奶昔。				

　　如果你覺得要消耗上述食量實在太多，的確沒錯。事實上，這些可能會讓你吃得太飽。因此，我們診療中心的營養師建議以帶有蛋白─卡路里補充品的自製奶昔來減少你需要吃的食物量。不像大多數市面上對惡病質患者建議的營養補品（腸道營養）含那麼高的糖分和不健康的脂肪以及促進生長的乳製品蛋白質，我們給的配方有非常不一樣的內涵。它含有高品質的蛋白質、低葡萄糖指標的甜味劑，以及高含量的 ω-3 及易於吸收的脂肪。這些食材在健康食品店都很容易買到。

抗癌代餐奶昔 份量：1份奶昔

1.5杯米、大豆或燕麥飲料

6大匙蛋白粉（冷榨的乳清蛋白、蛋白粉、麩醯胺酸或分離大豆蛋白；乳癌患者可選擇更多乳清蛋白的替代品）[12]

2克綠藻，或依口味（自由選擇）

2克不計形式、符合USP測試的左旋麩醯胺酸（L-glutamine）（自由選擇；如不選，則改吃膠囊）

2克左旋白氨酸（L-leucine）（自由選擇；如不選，則改吃膠囊）

6克中鏈三酸甘油脂[13]（如長期持續吃奶昔，則可用杏仁或榛子油替代）

8-12克高品質的高效魚油（自由選擇；亦可用魚油膠囊替代）

1小條香蕉

1大匙龍舌蘭糖漿

把上述食材混合並在攪拌機攪拌均勻；冰涼後食用。

本配方算是3份蛋白質、2杯全穀類、2份水果、1.5杯代奶和2茶匙脂肪。兩餐都以這個奶昔替代則可供應每日所需熱量的一半。其他奶昔食譜請參見LOC網站；如果你對其中某一種蛋白粉過敏，則改用你不會過敏的那一種。

　　假如你需要鍛練或維持肌肉和血蛋白，我建議你吃蛋白、液體蛋白（Egg Beaters）和冷水魚，也包括食用蛋白奶昔以攝取每日所需蛋白之大部分，使你仍能忍受所需之食量。補充各種益生菌，例如那些含有乳酸菌（健康食品店可買到）的食品能幫助消化和吸收[14]。另加上益菌素（也是在健康食品店可買到）可促進和維持益生菌的生長。

　　雖然高強效營養支持膳食對任何因素導致體重減輕的患者都可適用，你還是可以按照自己的情況加以變更。如果你的意外消瘦是因為惡病質（醫師或營養師應可根據臨床診斷和實驗室檢測判斷），你可以多吃幾份上述建議的脂肪類食物。

　　如果你有重大問題，我們有營養師可供諮詢，也可瀏覽我們的網站去找其他整合醫師和有執照的營養師幫忙。

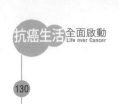
醫療支持膳食

　　醫療支持膳食適用的情況包括：如你沒有體重問題或不明原因的消瘦，但有輕微血清血蛋白過低現象、有異化性癌症但體重尚未減輕，或正在接受治療，如放療、手術或化療（非乳癌或攝護腺癌之荷爾蒙治療）。這些情況需要比依照你的體重和身高而設定的核心膳食更多的蛋白質和稍微多一點的熱量。和前一章的核心膳食相較，你會看到我增加了蛋白質的份量，也稍微降低了穀類的份量，如此更能符合你的營養需求。

　　醫療支持膳食的意思就跟名稱一樣，是為了讓醫療（手術、放療或化療）發揮最大功效而開的配方，目的在於提供讓你在療程中持續堅持所需的基本營養，包括蛋白質、脂肪、碳水化合物和熱量。假如你無法耐受醫療帶來的毒素，或因身體太虛而必須停止或延遲治療，或因副作用而身體虛弱，那就明顯可見醫療並未讓你受益。事實上，根據2005年在《臨床腫瘤學期刊》發表的一個研究報告，無法完成化療會使初期乳癌女性患者的存活率降低。[15]不過，即使你夠強壯而能熬過化療療程但營養失調，那就不一定能獲得全效：對很多癌症而言，體重只消瘦5%（看似無傷大雅的厭食所致，很多癌症患者有如此現象）就持續降低你對癌症醫療的反應。[16]理由之一可能是有促炎細胞因子（inflammatory cytokines，它會抑制消除癌細胞的力量，作用與放療及化療的目標背道而馳）。[17]另一方面，有研究發現 ω-3脂肪酸（尤其是二十二碳六烯酸，或簡稱DHA）顯然會使癌細胞變得對化療的作用較為敏感。[18]

　　這個食療的另一個目標就是恢復重要的血清血蛋白水準（它有可能快速下降，特別是癌末患者）。血蛋白是藥劑、荷爾蒙、脂肪酸和代謝產物的主要輸送者。血蛋白水準太低除了會讓患者增加感染風險和降低醫療的耐受度，對許多癌症（包括肺癌、頭頸部癌、結腸癌和其他消化道的癌症）也會導致預後不良。[19]不過，誠如前面表中的註記，正在接受輔助性化療的乳癌患者和體重增加者都不需要從醫療支持膳食獲得額外的蛋白質和熱量。[20]他

們可以遵循前一章提到的核心膳食。只有那些無法忍受醫療之苦或長期食慾不振的患者才應該嘗試醫療支持膳食。接受第二輪（或較為後期）化療的乳癌患者，或醫師覺得他們有不正常消瘦現象者，都可採用醫療支持膳食。

首先，根據你的身高找到每日營養需求：

對醫療支持膳食建議的卡路里		
身高		估計每日所需卡路里
女性	男性	
158公分(5'3")以下	153公分(5'1")以下	1,500-1,700
158至170公分(5'8")	153至163公分(5'5")	1,800-2,000
170至183公分(6'1")	163至175公分(5'10")	2,100-2,300
183公分以上	175公分以上	2,400以上

如果你的身高是在兩個身高範圍的中間，則以較低之卡路里數為目標；如果身高位在較低的一端，則採低卡路里數；在較高的一端則採高卡路里數。同樣的，骨架較小者應該吃得比建議量稍微少一點；骨架較大者則多吃一點。快速測量你的骨架大小，可用左手的中指和拇指握住右手腕，握不住者骨架較大，剛好握住者骨架中等，二指重疊者則屬於小骨架。如果你的卡路里數大於2400，且你的食慾不錯或極佳、身高比183公分（女性）或175公分（男性）超過13公分，則可在下表的每一類食物增加一兩份；如身高又再高13公分，那就再增加一兩份。

醫療支持每日建議食量

1,500-1,700 卡	1,800-2,000 卡	2,100-2,300 卡	2,400+ 卡	約略換算
全穀類				
2 杯	2.5 杯	3 杯	4 杯	1 杯熟穀類 = 1.5 杯澱粉類蔬菜 = 2 片麵包 = 1.5 杯乾穀類食品
蔬菜				
3 杯	3 杯	3.5 杯	4 杯	0.5 杯熟蔬菜 = 115cc 蔬菜汁 = 1 杯生菜 = 3 杯生萵苣
蛋白質				
5 份	5.5 份	6 份	6.5 份	1 份 = 0.5 杯熟豆 = 0.5 杯豆腐或天貝 = 85 克素肉 = 115 克魚 = 4 個蛋白 = 2 個全蛋
乳製品替代物、加強鈣				
1 杯	1.5 杯	2 杯	2.5 杯	1 杯大豆、燕麥、米飯或多穀低脂飲料 = 28 克非乳製起士

水果				
1.5份	2份	2.5份	3份	1份 = 1片水果 = 0.5杯新鮮或冷凍水果 = 1/4杯水果乾 = 4茶匙果醬 = 228cc稀釋果汁（1/2水+1/2水果）
脂肪				
5茶匙	6茶匙	7茶匙	8茶匙	1茶匙油 = 1大匙碎堅果或亞麻籽粉 = 1.5茶匙堅果醬 = 1茶匙花生或大豆堅果醬 = 1/4顆酪梨 = 6顆大橄欖

務必每天吃各類蛋白質食物，如有需要也可飲用下面介紹的蛋白質補充飲料補足所需的蛋白質。假如吃得不夠好，就需要喝前面提到的代餐奶昔。

蛋白質補充飲料 份量：1份飲料

1杯米漿、大豆或燕麥飲料
3大匙蛋白粉（冷榨的乳清蛋白、蛋白粉、麩醯胺酸或分離大豆蛋白；乳癌患者可選擇更多乳清蛋白的替代品）
2大匙糙米糖漿
加點水果以增加風味（自由選擇；如食用則算1份）

本配方有310卡路里，22克蛋白質，可取代1份奶製品，1.5份蛋白質和2份水果（以食譜中的糙米糖漿來取代水果）

要達到第5章所講的強力食物攝取量，你可能已經發現飲用該章建議的綠色飲料也很有幫助。

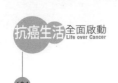

症狀管理小提示

正在接受癌症治療的患者，除了有病在身，還會有很多副作用，從不舒服到衰弱，甚至病危。以下所列就是一些常見的副作用和克服方法之建議。

◈ 喪失食慾

化療不只會殺死癌細胞，也會破壞你的食慾。首先，要確定噁心及嘔吐是否為體內問題；如果是，就得找出原因（參見下面內容）。否則，就看你一天當中何時胃口最好。大部分患者都是早餐時間。如果是，那就盡量多吃以補充每日所需之營養和熱量。只是飯後要記得做點緩合的運動來幫助消化和新陳代謝。

我也建議在兩餐之間吃點健康的碳水化合物來提高能量水準。水果乾是最佳選擇；即使不餓也可以吃些葡萄乾、蜜棗乾或杏子乾。要避免出現餵食癌細胞的血糖出現尖峰（高血糖症），可將水果乾與澱粉類食物混著吃，如烘乾的種子或堅果、堅果奶油或大豆產品、少量的魚或乳清蛋白。有些患者根本沒有食慾，可以喝上述的代餐奶昔。

運動會刺激食慾。試試看！如果可以，就在吃飯前做短時間的運動。如有反效果，那就在運動後等一小時或久一點再看有沒有胃口吃飯。

我極力要求我的患者和他們的親人參加烹飪課，以便煮出更可口的食物。他們學習利用配菜和多種色彩的食材煮出色香味俱全的美食。假如你學會烹調的藝術和食物的選擇，例如在平淡的米飯或白菜花加上一點紅椒、青椒、細香蔥和類似蔬菜稍微點綴，就會發現自己更有食慾。

疼痛和止痛藥劑可能會影響食慾。設法治療疼痛；假如你有服用止痛藥，在吃完藥至少30分鐘後才用餐或吃點心。

如有難以改善的食慾不佳問題，則可能需要藥物刺激，例如美可治（Megace）、氧甲氫龍（Oxandrin）、四氫大麻酚（Marinol）。不過靠你自己大多就能解決問題。

❖ 食慾不佳小提示

1. 整天都是少量多餐。即使你不覺得餓也是每隔2到4小時吃點心，而非規律性的一日三餐。睡前吃點宵夜，除非那會影響你的睡眠。

2. 備有隨手可得的點心，如堅果、新鮮水果或水果乾、帶有非乳製起士或堅果醬的餅乾、椒鹽捲餅、蔬菜汁和適當的營養補充飲料。出門時攜帶點心，並一直有易於處理之食物，如此你就不會因為要處理或烹調食物而妨礙進食。準備大量的冷藏或冷凍食物以方便烹調。如果有家人願意幫忙，就讓他們自己決定怎麼烹調。有人幫忙做飯最能增進食慾。

3. 學會讓吃下或飲用的每一口食物都是經過挑選且含有熱量、蛋白質和其他營養，只吃低熱量且能讓你吃飽的食物（例如清肉湯或萵苣）。多吃水果、脂肪和甜味劑，但必須是健康的種類（例如以橄欖油、堅果和酪梨為脂肪；以龍舌蘭、米糖漿和大麥芽糖為甜味劑）。

4. 創造一個令人愉悅、放鬆的用餐時間和氣氛。準備漂亮的餐具、花瓶和音樂以增添美感。嘗試在不同的環境用餐。和別人共餐或在欣賞一齣好的電視節目下進食。

5. 用餐時盡量少喝湯或飲料，因為流質會讓你很快就覺得飽。

6. 試著吃比較軟、冰涼或冷凍的食物，例如奶昔、冷凍果汁棒或單純的冷凍水果。

7. 假如你不想吃硬的食物，可以喝果汁、湯或奶昔。

8. 青草茶（如茴香或八角）與馬鞭草或薄荷混合泡水喝，也許可刺激食慾。

9. 因為壓力會影響正常的食慾，可找能幫你放鬆的方法來解除緊張情緒。

❖ 噁心及嘔吐

　　噁心及嘔吐是許多化療和放療患者最常有的症狀。順鉑（cisplatin）、癌德星注射劑（cyclophosphamide）、小紅莓和達卡巴仁注射劑（dacaba-zine）對引發噁心及嘔吐特別惡名昭彰，雖然噁心及嘔吐也是腫瘤可能引發

的症狀。因為化療會使人噁心，因而被稱為「預期性噁心」（anticipatory nausea）。無論原因為何，噁心和嘔吐現在已經有藥物可以解決，例如嘔立舒注射劑（aloxi）及止敏吐膠囊（emend）。不過，你的醫師也許會讓你在一開始服用較老的藥，如胃復安片（Reglan）或卓弗蘭注射劑（Zofran），這些對你也有幫助。

輔助療法也可以讓你停止噁心。有一個研究指出，薑的效用和抗吐止嘔藥滅吐寧（metoclopramide）幾乎一樣，但是不像昂丹斯瓊（ondansetron）那麼有效。[21] 我有很多患者都用過薑，可泡茶喝或每四小時服用500毫克的補充食品，很有效。當你因化療而血小板計數太低時就不可以吃薑，因為可能會有抗凝血作用。用薄荷油的芳香療法也可能止住噁心。你可以隨身攜帶一小瓶薄荷油，偶而嗅一下；有些患者表示這也有幫助。[22] 適度的運動，例如走路或騎10到30分鐘的運動腳踏車也有幫助。[23]

針灸、針壓法和針灸穴位電激法也能解除噁心。[24] 刺激腕部內側內關穴（P6）的穴位，甚至只需用另一隻手的手指在該穴位輕輕敲幾下，就會有效。要知道該怎麼做可請教對針灸有經驗的人，或上我們的網站www.life-overcancer.com查詢相關介紹。你也可以買一種帶有小按鈕的護腕，按鈕位置剛好壓在內關穴；此種護腕常用於避免暈船，購買時請找防暈止吐腕帶（Sea-Band）。

上述治療噁心的方法也可用來控制嘔吐，但是嘔吐可能導致電解質不平衡，讓你脫水過度而躺在醫院，你必須盡可能保持身體的水分。試著口含冰塊以吸取水分，在果汁和米糖漿灑點鹽巴以平衡電解質。一天要喝8杯水。你也可以喝有電解質的果汁和自然產品，例如在網站www.knudsenjuices.com或www.ceralyte.com介紹的東西。一旦停止嘔吐，就可慢慢恢復正常飲食，一開始一次喝一大匙清湯，接下來喝1/4杯，接著再吃單純、容易消化的澱粉質食物。

❖ **噁心及嘔吐小提示**

1. 整天都少量多餐；因為肚子餓可能會加強噁心的感覺。

2. 選擇你喜歡的食物，這樣就比較可以忍受，但口味可能隨時會改變。

3. 可嘗試吃乾土司或穀類脆片、原味餅乾、椒鹽捲餅、米蛋糕、口袋餅、白飯、冷通心粉沙拉、馬鈴薯、熱粥、蘋果泥、水果罐頭、添加果汁的雪酪或冰品、豆腐、蛋白或 ω-3 全蛋和煮熟的蔬菜。

4. 涼食或常溫食物可能比較容易入口。避免重口味的食物，並遠離有油煙味、香菸味、香水和悶熱的房間。

5. 避免吃油膩、油炸、辛辣和太甜的食物。

6. 如果嘴巴有異味，在飯前或飯後漱口，或口含以兩顆星或三顆星的甜味劑做成的硬糖（如日本 Mitoku 公司的糙米麥芽糖）。

7. 个要吃太多你最愛的食物，以免使它變成你看到就想吐的食物。

8. 嘗試吃少量磨碎或切碎的鮮薑（如果你的血小板計數低於每微升 60,000 個，要先諮詢醫藥專家），或一茶匙芝麻海鹽（gomasio，一種調味料，以磨碎的芝麻和海鹽混合而成），或吃一點梅子乾（umeboshi plums）。芝麻海鹽和梅子乾可在健康食品店的生機部門買到。花草茶（如薑、紫花苜蓿、洋甘菊、茴香和滑榆〔slippery elm〕）、柳橙或橘子也可能有幫助。

9. 細嚼慢嚥並要放輕鬆。吃飯時間來點娛樂（例如聽音樂、有聲書、收音機或欣賞窗外風光）也可以讓你忘掉噁心。避免在有壓力、有噪音和騷動的環境下吃東西。如果說話會讓你更覺得噁心就盡量少交談。如果壓力會引發噁心，運用一點減低壓力的策略也許有幫助。

❖ 腹瀉

　　可能導致腹瀉的有化療、對腹部或骨盆腔的放療、腸道感染、服用某些抗生素、止吐劑及其他藥物、隨著骨髓移植而來的胃腸道移植物抗宿主病、因化療對消化道的影響而發生的乳糖不耐症、腫瘤造成腸道阻塞、大便乾硬、手術或放療留下的疤，或做過胃、小腸或結腸的局部切除手術。另外，癌症患者和健康的人也有同樣的腹瀉原因，包括食物過敏、炎症過程，或脂

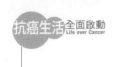
肪和／或碳水化合物吸收不良等。

腹瀉不只讓你不舒服，也會導致脫水、虛弱和／或營養失調，因為消化不完全的食物移動太快，小腸就無法吸收。因此腹瀉時你必須特別警覺，要持續攝取流質食物（大量喝濾過的水）；也要維持電解質的平衡，你能做的就是吃魚、香蕉和馬鈴薯，它們都是鉀的最佳來源。

為了降低腹瀉的機率，也為了盡快擺脫腹瀉之苦，要避免食物快速通過腸道（小腸節奏性的收縮會推動腸道內的食物）。這些包括會脹氣的食物如豆子和豆製食品、油膩或脂肪性食物、香辣食物、酸性食物（如柑橘或番茄）、有咖啡因的食物和飲料，以及生的蔬菜水果。適度食用高纖食物（如糙米或全穀類麵包），每天約1到2.5杯（不像醫療支持建議的2到3.5杯，或像核心膳食的2到4杯），且要磨碎而不吃完整的顆粒。如果腹瀉讓你無法正常吃蔬菜，你仍可從濃縮的綠色食物攝取營養。抗瀉食物包括米粥、樹薯粉、大麥羹、味噌湯、馬鈴薯蔬菜湯和角豆莢（carob）粉泡的茶等。當然還有止瀉的藥劑，如易蒙停（Imodium）和止瀉寧（Lomotil）（小心：吃太多止瀉藥會導致便秘）。

如果你的腹瀉特別嚴重或持續不停，你在兩三天內可能只需喝水或稀釋的果汁，要注意體重是否減輕。一旦腹瀉情況和緩，就可以慢慢吃容易消化、低過敏原的食物，如蔬菜湯、磨碎的蘋果、蒸紅蘿蔔、稀飯或大麥粥。健康食品店有販售的薑茶或梅子茶可能有幫助。也可以喝用紅蘿蔔、菠菜、芹菜和洋香菜煮的富含鉀的蔬菜味噌湯。

對腹瀉有幫助的補充劑有麩醯胺酸（每天服用3次，每次3克）、槲皮素（每天服用2-4次，每次250-500毫克）或角豆莢粉（每小時0.5-1茶匙，和蘋果泥混合或半根香蕉一起食用）。化療會使乳糖（消化牛奶的酵素）耗竭；如果你喝牛奶，須減量或停喝。當你吃抗生素時就開始腹瀉，可補充嗜酸乳桿菌（*Lactobacillus acidophilus*，每天10-20億個菌）。

❖ **腹瀉小提示**

1. 為避免脫水，從早到晚經常啜飲小量清淡的液態食物，包括清水、清

湯、綠茶、青草茶、果汁（除非用水稀釋，否則須避免大量飲用）及寒天（kanten，在健康食品店可買到，是以海藻做的替代明膠）和果汁的混合。選擇喝常溫飲料，因為太熱或太冷都會刺激排便。

2. 整天都少量多餐，避免一次吃太多食物。

3. 避免食用油膩、油炸、辛辣、太甜的食物、含咖啡因或碳酸飲料（除非喝之前已經打開10分鐘以上），或口香糖。也要避免喝某些含有山梨糖醇（有軟便作用）的果汁，如蘋果汁、櫻桃汁或梅子汁等。

4. 可減少或停止食用纖維質食物，或避免吃全穀類及帶麩皮的穀類、生菜、會脹氣的蔬菜（如豆子、綠花椰菜、白花椰菜）、帶籽的水果、帶皮的水果、水果乾、有果肉的果汁、豆科植物和堅果（除非是無粒質感的堅果醬）和種子。

5. 少吃會讓腹瀉惡化的食物，或吃可使腹瀉緩解的食物，包括白米、米糊和精緻的白麵粉製品（如白麵包和麵條）、蛋（不是用油煎的或炸的）、無粒質感自然非氫化杏仁醬、魚（烤或水煮的）、低纖蔬菜（如橡實瓜、去皮西葫蘆、去皮馬鈴薯、去皮櫛瓜和蘑菇）以及低纖水果（如蘋果泥、葡萄、去皮桃子、香蕉、柑橘、橘子、香瓜、芒果和李子）。香蕉和蘋果泥特別適合，因為它們都含有膠質可使大便變硬一點。

6. 選擇鉀和鈉含量較高的食物以平衡電解質。高鉀食物包括香蕉、水煮去皮馬鈴薯、酪梨、紅蘿蔔汁、番茄汁或綜合蔬菜汁及柳橙汁（以水稀釋並去果肉）。高鈉食物，包括味噌、餅乾和椒鹽捲餅。

7. 每天喝三杯烏梅葛根茶（ume-kuzu tea），直到排便恢復正常。泡茶時，將一茶匙葛根塊或粉末溶解在一杯冷水中。夏天用小火煮一茶匙梅子醬和一茶匙日本醬油或傳統日本醬油（tamari）。這些東西在健康食品店都可以買到。（我曾有患者喝這種在亞洲已經流傳數百年歷史的茶，效果比許多藥還要好。）

8. 如果你的腹瀉很嚴重或帶血，連續兩天以上仍不見好轉，或者你會頭暈

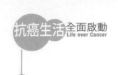

和脫水現象更嚴重，要趕快和你的醫師聯絡。

❖ 便秘

健康專業人士對於多久沒有排便才算便秘有相當的辯論。正常的排便次數可以從每天三次到每三天一次都算。最佳衡量標準就是你的排便次數是否少於你平常的排便次數。因為便秘可以帶來極度的危險——糞便嵌塞，或是尚未處理的腫瘤造成局部或全部閉塞——無論你是否飲食正常，假如三天沒有正常的排便就應該去看醫師。

對癌症患者而言，便秘可能是化療或麻醉止痛劑的副作用。也可能是其他原因引起的，包括低纖飲食、缺少運動、水分攝取不足、腫瘤或手術結疤阻塞腸道、其他藥物治療、長期過度使用瀉藥、脊髓壓迫症對排便的影響，以及高鈣血症（血液中有鈣的不正常沉積）等。

要解除便秘之苦，須避免食用乳製品、醃漬食物、糖、咖啡、巧克力、起士、油炸食物、辛辣食物、茶、酒、白麵粉製品，以及其他經過處理的精緻食物。每天喝6到8杯水。多吃全穀類、豆科植物、各種水果和蔬菜以增加纖維質的攝取。權宜之計則是吃纖維保健食品（如藥店買得到的以洋車前草做成的補充劑）。可以解除便秘的食物包括高鈉食物，如海鮮、泡水的蜜棗、亞麻籽粉（在早餐吃的穀類脆片上加一大匙亞麻籽粉，也可和半杯水或稀釋果汁混在一起喝）、乳清蛋白、芝麻和葵瓜子等種子、豆芽或芽菜籽（如苜蓿芽和花椰菜芽）、水果（如生蘋果、葡萄柚、梨子、櫻桃、柿子、莓類、石榴、葡萄乾和無花果），還有蔬菜（如蘆筍、青江菜、牛蒡、白花椰菜、高麗菜、德國酸菜、洋姜、櫻桃蘿蔔以及菠菜）和地瓜。還是一樣，如果改變飲食在兩三天內仍無法改善便秘問題就得看醫師。

❖ 便秘小提示

1. 多喝流質食物，每天8至12杯。溫、熱飲或是梅子汁可刺激排便。避免喝咖啡因飲料。

2. 慢慢增加高纖食物的攝取，例如豆子、全穀類、蔬菜和水果。目標是每

天25-35克的纖維質（在營養標示中可找到纖維含量）。有些食物有特別高的纖維質含量，包括亞麻籽（可加1-2大匙於早餐穀類脆片、果汁或其他食物，最理想的是買完整種籽，需要多少再磨多少）、山姆叔叔的潤腸通便穀片（Uncle Sam's Laxative Cereal，1/2-3/4杯加非乳製飲料）、麥麩（加1滿大匙在早餐穀類脆片或與其他食物混合），或洋車前子殼產品等不含糖或人工添加物的食物。

3. 走路或其他規律性運動可紓解便秘。即使5或10分鐘也有幫助，但最理想的是30分鐘以上。

4. 找醫師看是否需用軟便劑，例如鎂檸檬酸（citrate of magnesia）或樂可舒錠（Dulcolax），這些藥可把水帶進結腸而刺激結腸的肌肉。中藥刺激性瀉藥也有同樣的作用，不過養成用藥習慣可能會使腸道張力變弱，因此用藥時間避免超過兩天。不過一兩天後，你可嘗試用散肚秘（Senokot）顆粒劑或藥錠（一種植物成分的瀉藥，內含番瀉）、美鼠李皮萃取（Cascara sagrada，睡前一小時吃一兩顆膠囊和一大杯水）或蘆薈膠囊或飲料。這些在大多數藥局或健康食品店都可以買到。

5. 如果一直沒改善，那腸道可能有障礙，需要看醫師找出原因。

❖ 味覺改變或沒有味覺

大約有半數患者表示，在化療期間或化療結束後他們的味覺改變了。原因可能是化療破壞了舌頭上的味覺細胞，不過對特別的食物感到噁心或想吐，也會讓你在吃這些食物時沒有味覺。最好的辦法就是限制進食，並且在化療前兩小時及化療後三小時不要吃你最愛的食物。化療會讓患者對苦味更加敏感，對甜味則較不敏感，另外也會產生金屬味。有證據顯示欠缺鋅、鎳、菸鹼酸（譯註：維生素B$_3$）和維生素A可能和味覺改變有關。因此在化療期間針對患者需要調配的優良綜合維生素和礦物質會有所幫助（請遵循第5章強力食物之建議）。

針對頭頸部做放療也可能改變患者的味覺和嗅覺。這些問題大概在治療

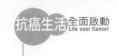

後兩個月就會消失，不過有些病例可能長達一年或更久。這種現象無藥可治，不過最好還是找牙醫確定你的口腔沒有感染。

❖ **味覺改變或沒有味覺小提示**

1. 以冷的或室溫的食物代替熱食可能讓你覺得比較好吃。

2. 比較能忍受的食物包括新鮮水果和蔬菜、水果冰沙和水果雪酪（以健康的甜味劑製造）、果汁冰棒（可在家自己做）、義大利麵、牛奶替代品、豆腐和蛋（若吃全蛋最好是 ω-3 蛋）。

3. 選擇重口味的食物。可加醬料、香草、辛香料和調味品（如芥末）以增加風味。

4. 可加果醬以便蓋過任何金屬味道，除非你有嘴巴和喉嚨疼痛問題。例如，在醬汁或調味料、莎莎醬、煎煮蔬菜、沙拉醬或水果沙拉加入柳橙汁、檸檬汁或橘子醬；在豆子、馬鈴薯、義大利麵、鮪魚、蛋或高麗菜沙拉用的沙拉醬內加醋、檸檬汁或醃黃瓜；在湯、清肉湯或酪梨醬加檸檬汁。

5. 嘗試在蛋白質食物加有甜味的食物，如蘋果泥或水果乾。

6. 挑選具有令人垂涎的香氣、讓人胃口大開的食物。避免有強烈味道的食物。

7. 飯前可用茶、蘇打水、鹽水或果汁清洗味蕾。

8. 用餐時喝流質食物以去除口中異味。

9. 在兩餐之間吃新鮮水果以去除口中異味，或口含一粒用第 5 章表中兩顆星或三顆星的甜味劑做成的硬糖（如日本 Mitoku 公司的玄米麥芽糖）。

10. 如果一直覺得有金屬味道，那就不要用金屬餐具。以塑膠餐具、陶瓷湯匙或筷子等替代。同樣的，也不用金屬廚具，如鋁、銅和鑄鐵廚具，以及金屬做的盤子。以塑膠、橡膠或木製廚具，以及不鏽鋼或玻璃廚具替代。

11. 煮東西時打開抽油煙機以避免油煙味太重，避免在戶外烤東西或買熟食吃；也要避免香菸味。

❖ 口腔或喉嚨痛（口腔黏膜炎）

口腔黏膜炎是黏膜發炎導致嘴巴疼痛或太乾、嘴巴痛、發燒、脫皮或舌頭腫脹。口腔黏膜炎是癌症患者化療或放療後最典型的問題。接受標準化療的患者高達40%有口腔黏膜炎，骨髓移植的患者更多，有70-90%。[25]重度口腔黏膜炎會導致感染率增加，需要打點滴來補充營養，以及更需要注射鴉片且死亡風險更高。

解除中度和重度口腔黏膜炎通常需要吃止痛藥，一開始可吃普拿疼並可持續服用，如有必要再吃加強止痛藥。因為吃東西可能會痛，你可使用請藥劑師特別幫你準備的漱口液，包括利多卡因（lidocaine）、皮質類固醇（hydrocortisone）和其他藥物。在飯前半小時漱口，它會讓嘴部麻木。有一種需處方箋的口服凝膠Gelclair，可用來塗抹在口腔內部；它含有一種傳統中藥——甘草的萃取物，專門用來治療口腔疼痛和消化系統發炎。如果你服用利多卡因，則需避免吃太熱的食物，也不要大口吃東西，因為嘴部發麻時太大口吃東西有可能會噎到而窒息。催眠也可用來控制疼痛。

如有口腔黏膜炎，良好的口腔衛生（用軟牙刷）習慣和補充水分特別重要。避免用含有酒精的漱口藥水，可用蘆薈汁代替，並在口中先來回漱幾口再吞下。

有研究報導用麩醯胺酸（一種胺基酸）治療口腔黏膜炎效果不錯。[26]他們用20克的麩醯胺酸和水混合，把它裝在瓶中讓患者在治療期間或治療結束後第一天隨身攜帶，以便隨時漱口後再吞下。他們建議大約每小時漱一次。的確，一開始這麼做可避免得口腔黏膜炎，因此在開始化療或放療前你也可以考慮這麼做。

❖ 口腔黏膜炎小提示

1. 試著吃軟而滋潤以及不刺激的食物，如香蕉、蘋果泥、香瓜及其他軟的或罐裝水果，或烤水果、含果肉果汁（如桃子、梨子和杏子）而非酸性果汁、寒天（以海藻膠為基底做成的一種果汁甜點）、湯、燕麥或其他

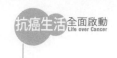
煮熟的穀片、義大利麵、軟爛的穀類、單純或搗碎的食物如瓜類、豆腐、炒蛋、煮爛的豆子和有機嬰兒食品。

2. 把食物煮到軟爛，少用辛辣的調味料。

3. 把食物切碎，必要時用食物調理機或果汁機打成泥。

4. 將調味醬或肉汁加到食物使其更易於吞嚥。

5. 可嘗試冷食，如奶昔、果汁冰棒、冷凍莓類或葡萄，以及非乳製之冷凍甜點。口含冰塊也可解除疼痛。

6. 用吸管喝東西以免讓食物碰觸到疼痛部位。

7. 如果很難吞嚥，將頭後仰或前傾可能會有幫助。

8. 妥善保養嘴部。經常用水漱口，以去除食物殘渣和細菌，並可加速復原。如果牙齒和牙齦疼痛，你的牙醫也許建議你採用某種特殊產品來清潔你的牙齒。

9. 為解除疼痛，可用28cc的蘆薈萃取液在口中先漱口再吞下，每天二到三次；用棉花棒沾滿維生素E塗抹嘴部疼痛部位，每天三次；口含榆樹喉糖，或喝滑榆或蜀葵根茶。

10. 非常不舒服時，須要求疼痛治療。詢問是否有麻醉錠劑或噴劑可麻痺你的嘴部或喉嚨，讓你有足夠時間吃東西。

❖ 口乾

化療和放療都會讓你口乾。就化療而言，這個症狀通常是短暫的，但是放療就會讓你的口乾問題持續較久，尤其是當它直接打到唾腺時。一旦覺得口乾就得去看醫師，因為某些藥物（包括抗憂鬱症的藥、利尿劑和疼痛治療藥劑）可能引起口乾。此外，你可能有口部感染或脫水。並沒有藥物可治療口乾，但有些關於食物的小提示能改善你的症狀。

❖ 口乾小提示

1. 在食物中加些調味醬、肉汁、高湯或調味品。

2. 口含以兩顆星或三顆星的甜味劑作成的冰塊、水果冰棒或硬糖（例如

Mitoku玄米麥芽糖）。

3. 在飲食中加檸檬酸以刺激唾液分泌，柳橙、柳橙汁、檸檬和檸檬水都含有檸檬酸（如有口腔黏膜炎就不建議這麼做）。

4. 吃飯時喝流質食物。

5. 避免吃白切肉、麵包產品、餅乾或乾蛋糕。

6. 避免吃非常熱的食物或飲料。

7. 避免喝酒。

8. 養成妥善照顧口腔的衛生習慣。

9. 請教你的護理師或醫師有關市售唾液替代品（如口腔濕潤劑、口腔保濕劑或唾液替代品）的選擇。

❖ 唾液黏稠

唾液黏稠和口乾彼此有關聯，常見於針對頭頸部（尤其是唾腺）做放療的患者。唾腺需要很長時間才能復原，有的永遠不能復原。要想適應這種情況必須透過膳食的調整才有好結果。

❖ 唾液黏稠小提示

1. 喝氣泡水或熱茶加檸檬，或喝木瓜汁。如有口腔黏膜炎就不能吃酸的飲料和食物。

2. 口含以第5章表中兩顆星或三顆星的甜味劑作成的檸檬硬糖。

3. 早晨如果有痰就吃比較清淡的食物，午餐和晚餐則多吃一點。

4. 多用鹽水漱口（1公升左右的水加3/4茶匙鹽和一大匙小蘇打）。

5. 大量喝流質食物。

6. 吃軟爛的食物，如熟魚、麵條、早餐穀類脆片以及稀釋的水果和蔬菜泥。

7. 少量多餐。

8. 喝稀釋的果汁、蔬菜汁、味噌湯或魚湯。

9. 如果情況嚴重就換成流質的膳食。

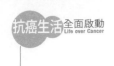
10. 不要吃麵包類、果凍甜點、油膩食物、熱的穀片粥、濃稠的奶油濃湯、熱而辛辣食物、番茄食品或需要多咀嚼的食物。

緩解支持膳食

讓你緩解期維持長久的關鍵就是化學預防——亦即透過食物、營養補充或藥劑來改善體內生化環境，以避免腫瘤細胞增生和轉移的一種科學概念。營養和藥物扮演的角色不僅在於避免，也在於降低腫瘤細胞復發以及第二個癌症出現（癌症患者在身體另一個地方出現的癌症）的長期風險。我相信透過核心膳食的實踐加上緩解支持膳食的調整最有可能延長無癌或緩解期。雖然防癌指南能延緩或避免癌症復發，但要讓緩解期延續還得有更積極的作為，簡如下列：

● **完全或大部分吃植物性食物**。以植物為主的膳食最適合緩解期的人，不過也可以吃來自乾淨水域的深海魚。

● **盡量少吃**。吃東西盡量不過量。如果你的體重正常，只要吃比核心膳食依體重建議熱量（參見第107頁）少100-200卡就好。也就是從你每天的食量減少1/3杯全穀類和半杯豆子。如果太胖，就得設法減肥，每天須減少200-300卡的攝取（2/3杯全穀類和一杯豆子），還要增加運動時間以消耗卡路里（40分鐘的快走）。

● **控制脂肪攝取總量**。每天限制只用2茶匙的油。

● **使用較高比例的 ω-3 脂肪酸和少量 ω-9 脂肪酸，減少 ω-6 脂肪酸**。

● **食用高纖食物和富於植化素的全穀類、蔬菜和水果**。

● **中量的蛋白質攝取**。每天減少1-2份的蛋白質。

● **每餐都吃到有預防作用的食物**。這些食物包括十字花科蔬菜（綠色花椰菜、高麗菜、白色花椰菜、抱子甘藍、青江菜、芥菜、西洋菜和羽衣甘藍；它們含有豐富的蘿蔔硫素及吲哚-3-甲醇，會把不健康的雌激素變成健康的雌激素）[27]，櫻桃（含有花青素，為天然的消炎物質）[28]，番茄

茄（所含之茄紅素有很強的抗氧化及消炎作用）[29]，大蒜（內含有機硫化物，可改善血液循環及刺激免疫系統）[30]，鮭魚（含 ω-3 脂肪酸，能減少發炎並能增進身體對化療之反應）[31]，薑黃（其所含之薑黃素有消炎功效，且能對抗自由基對 DNA 之破壞）[32]，豆腐、味噌和天貝之類的大豆製品（其植物性雌激素可降低罹患結腸癌和攝護腺癌之風險）[33]，綠茶（含有兒茶素，可降低、避免和對抗乳癌和攝護腺癌）[34]，亞麻籽（其優良脂肪和具抗癌效果之木酚素可減少腫瘤血管新生）[35]，石榴、草莓、蔓越莓和覆盆子之類水果（含有鞣花酸，可抑制癌細胞生長）[36]和葡萄（含有白藜蘆醇，對皮膚癌和許多癌症的抑制具有化學性預防作用）[37]。

是不是只吃一顆含有鞣花酸的藥丸就輕易達成化學預防的目的而毋需改變飲食？根據隨機試驗顯示，個別植化素（如 β 胡蘿蔔素和維生素 B 等抗氧化劑）並無防癌功效；許多文獻資料顯示，單用一種植化素去克服多年垃圾食物所造成的問題是徒勞無功的。答案應該很明顯。有關化學預防的問題絕對需要再做更多的研究，不過研究者現在已經知道應該針對全食物和全飲食做研究而非個別的化合物。營養補充大有用處，且隨機研究指出單一植化素可以用在特定目標的治療。不過對於癌症的化學預防你需要的是來自所有植物的全套披甲而非只是一種活性化學劑。我對患者加強的營養補充也是從全植物萃取出來的內容複雜的混合物。預防癌症及其復發或再發也需要一套優良的完全膳食，例如用鮭魚、綠豆、綠茶和各色水果去取代促癌的 ω-6 脂肪酸和含糖甜點。

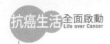

體能維護計畫：健身方案

　　要是我告訴你：只須在白天做適度活動、晚上睡得深沉，讓體力可以恢復，如此調節身體就能增加癌症患者的存活率，也能減少醫療副作用帶來的痛苦並重新調養出更健康的身體。也就是說，運動不只讓你減少痛苦，還能強化身體復原的能力。你相信嗎？

　　不久之前，還沒聽說過有醫師建議癌症患者要健身。讓我記憶猶新的是，1970年代正在接受醫療訓練的我，學到的是癌症患者在醫療之後應該多休息少運動；這樣的訊息也很清楚地傳播給非醫學專業人士。當我要求患者去鍛練身體，並告訴他們：2006年在《臨床腫瘤學期刊》發表的研究報告，指出鍛練身體可以獲得高存活率和低復發率，即使是第三期結腸癌患者也有一樣的效果。[1]他們聽到之後通常都很驚訝。一旦疑慮消除，他們的反應總是一樣：「鍛練身體讓我覺得更有活力、更平和，也更充滿希望！」

　　雖然過去的傳統西醫療法有相當智慧，我自己從照顧患者的臨床經驗加上最近幾年的研究，一再證實鍛練身體對癌症患者有極高的醫療效益。即使每週以中等速度走路三到五小時都能讓乳癌患者的死亡率降低50％。[2]如果走路是一種藥，我相信醫藥公司會爭先恐後去申請專利。還有，許多研究顯示，不活動身體就感到虛弱、疲倦，並失去重要的瘦肌肉；這樣會擾亂患者的睡眠週期、降低他們對癌症醫療的耐受度和功效。我的患者讓我看到長期鍛練身體是解決某些惡性循環（如減少活動、睡眠品質不佳、情緒低落及許多癌末患者都有的倦怠）最有效的一種方法。[3]不僅如此，運動還能緩和某些棘手的症狀、對生命有威脅的癌症併發症，甚至還能減少治療引起的副作

用。的確，體能活動絕對是你身體復原的關鍵因素。

　　我要再多說一點：運動對你的存活至關重要。無論你健康情況為何，久坐的生活方式很不好，對癌症患者真的很不好。因為腫瘤細胞分泌的炎性生化物質會讓骨骼肌分解，使閒置的肌肉嚴重退化。[4]肌肉流失相當危險，因為肌肉負責提供緩衝劑來阻止蛋白質從身體許多重要的組織流失，如構成腺體和器官的內臟蛋白質，它們有多重功能，包括維持免疫系統健康。當骨骼肌蛋白質的庫存因長期接觸炎性分子而逐漸被消耗掉，內臟蛋白質就開始跟著流失。因此，如果你認為自己是癌末患者就有不必運動的特權，其實正好相反：缺少體能活動的患者會流失更多肌肉、免疫系統功能會一再下降，以致逐步踏入肺炎和其他致命感染威脅的險境。[5]

　　很不幸的是，這種新的看法尚未改變大部分臨床醫師的做法。由於長久以來對運動和癌症的迷思，很少腫瘤科醫師會建議患者做體能活動。最合理的說法就是：臥床休息可以節省能量，運動則讓你精力耗盡。這就是1970年代老師教我的，這種思想一直持續至今：研究資料顯示非常高比例的人在確診罹癌之後就比較少運動。[6]

　　別擔心，我並不是建議你開始接受鐵人三項訓練。過度的運動，尤其是在沒有充分準備下做運動，會破壞組織、增加氧化壓力和炎症，二者皆促進腫瘤細胞生長和擴散。[7]過度運動也會讓你精疲力盡，無法應付醫療的需要。

　　如果說健身不只要靠活動和鍛練身體，你也許沒想到，適當的休息對健身一樣重要。如果你或你認識的人得了癌症，你應該知道這種疾病和醫療會帶來多麼嚴重的長期疲憊。疲憊當然會破壞你的生活品質。長期疲憊也可能讓你的預後變差：假如你一直覺得軟弱無力，就不可能提起精神去運動。不過，適當休息的重要性不只是讓你有能量和精力來保持健康。告別許多癌症患者都有的憂慮和難以入睡的夜晚（接著就是昏睡的白天），而有安祥的睡眠和健康的活動，這種日夜生活作息正常的人，即使有轉移性癌症，其存活時間也可能延長許多。這是2000年發表在《臨床癌症研究》（*Clinical Cancer Research*）期刊的一份報告。[8]該研究對轉移性大腸癌患者做了比

較，在睡眠及活動的節奏方面，有些患者不正常，有些則有正常（如我們現在才知道的）和健康的生活節奏。前者整夜輾轉難眠，時常起來到處走動，白天則經常打瞌睡，且一般都久坐不起。對於這種生活模式，科學家把它叫做「晝夜節律失常」。這類患者在確診罹癌的兩年內死亡的機率為生活作息正常患者的5倍。2005年的一個研究指出，這有可能因為晝夜節律失常者比正常者有更多的細胞激素（cytokines，一種促癌的生化物質）。[9]

存活較久並非唯一的差異。有失眠症的人會瞭解，晝夜節律失常者的生活品質較差。[10]晝夜節律失常的癌症患者究竟有多慘？如果有一個睡眠及作息不正常的癌症患者做了化療但副作用很少，另一個患者生活作息正常但身體虛弱且有副作用，結果前者的生活品質比後者還差。睡眠及作息節律失常顯然會加重化療的副作用，讓患者感到不舒服；至於健康、正常的睡眠及作息則可能減輕副作用。

這些研究讓我得到一個結論：健身要有效還得搭配規律的日常生活作息。因此，布拉克中心的健身計畫是針對一天24小時的休息和活動模式而設計的。數十年的經驗和不斷累積的研究證實了體能活動對癌症患者（包括治療中和已進入緩解期者）的重要性。在此我要提出一些證據，你可以在我們的網站（www.lifeovercancer.com）看到支持這些建議的詳細研究資料。例如，你可以看到一篇摘要和與之連結發表於1998年的一個隨機控制試驗（生物醫學研究的黃金標準），其中的癌症患者接受有氧運動訓練則腹瀉症狀（放療常見的一種副作用）減少了25%、疼痛減少了28%、低白血球減少了15%以及住院天數減少了12%，還有疲倦和情緒問題也比他們久坐期間顯著減少。[11]

當然我關心你的腫瘤是否縮小。但是我看過太多患者倒下來是因為那些比較小、看似輕微的症狀，如疲倦、焦慮、憂鬱、排便不規律以及失眠等，如果不治療，這些小病合起來就變成嚴重的併發症，受到影響的不只是你的生活品質，還有醫療耐受力、醫療反應及進入緩解期的能力。那就是為什麼透過配合晝夜節律的健身和膳食及心靈介入一樣重要，它們都能使你體內的

生化環境變成比較不利於腫瘤的生長和轉移。

為何要健身？

　　我在15歲時對癌症患者需要健身的重要性就有所領悟，當時祖母早已做完根治性乳癌切除手術和化療而過了二十五年的緩解期，但癌症又復發了。當她住院時，有兩個星期我幾乎天天過去探望。在那個年代，做化療的患者都得住院臥床。我很驚訝的是她的身體不斷萎縮。不知道是她的醫療團隊沒注意，或是不關心，還是已經知道但無能為力。當祖母乖乖遵照醫師指示臥床休息以保持體力之時，我眼睜睜地看著她每天都在浪費自己的生命。幾個星期之後，她死在病床上。

　　過了幾年，我才完全領悟到這個觀察的重要性，以及臥床對癌症患者的傷害有多大，也就是我說的「過度休息症候群」。不活動最起碼會加速肌肉消瘦，導致缺少耐力和減少體能活動，接著肌肉會持續消失。這對癌症患者特別要命，他們失去的肌肉細胞可能超過80%。肌肉不能失去的理由很多，最簡單的一個就是你需要肌肉才能移動身體和完成日常生活的活動。[12]肌肉也是麩醯胺酸（一種胺基酸，負責啟動抗癌免疫系統之防衛功能）的主要儲存庫。肌肉損失等於麩醯胺酸損失，也就是你抗癌兵工廠的火力會下降。[13]此外，不活動的時間越長，你體內能源發電的效力就越低：因為身體不活動會導致一種惡性循環，血液循環減弱和缺氧（及其他營養），使得身體能量變少而愈感疲憊；[14]這樣你就更不想動。終於，疲倦和惰性變得如此要命，光是想到運動就讓你覺得精疲力盡。

　　體能活動的合理性不只因為不活動對身體有害。活動對人有好處，很多研究顯示它和許多癌症（包括結腸癌、肺癌、攝護腺癌、睪丸癌、乳癌、卵巢癌和子宮癌）的死亡率降低有關聯。[15]如何影響？根據新的研究，運動可以對抗對腫瘤生長有利的因子，包括腫瘤生長因子、氧化壓力、免疫系統以及身體對炎性作用的反應。進一步逐一說明如下：

- 腫瘤生長因子包括雌激素、胰島素，及一種與胰島素有關的化合物叫做類胰島素生長因子（IGF-1），它們能促進乳癌、肺癌、攝護腺癌和其他實體腫瘤的生長。運動可以減少這些刺激生長因子的分泌。它能讓過多的 IGF-1 產量降低，並提升可以束縛 IGF-1 的血蛋白水準，使促發腫瘤生長的因子減少。[16]運動也可以降低胰島素抗性，藉此減少血液中的胰島素（它也是一種生長因子）。[17]規律性運動也會降低婦女的雌激素分泌，進而剝奪對雌激素敏感的乳癌、卵巢癌和子宮內膜腫瘤所需的養分。[18]

- **氧化壓力**歸因於自由基（為促進腫瘤活動的活性分子）過剩。運動似乎可以提高酵素而抑制自由基，使其數量下降。[19]值得注意的是，如果你運動沒有規律、若非經常性或太過劇烈，尤其是身體狀況不佳就開始運動，你可能會提高氧化壓力而減低抗癌能力。[20]你需要的是規律性且不太劇烈的運動，那是抗癌健身計畫的建議。

- 免疫系統包括自然殺手（NK）細胞，它們會阻擋癌細胞從腫瘤原發處擴散。[21]運動會增加自然殺手細胞的數量，可能是因為它能遏止和逆轉麩醯胺酸（儲存在肌肉細胞的胺基酸）的流失而激發癌症殺手細胞。[22]運動也會使一種叫做巨噬細胞（macrophages）的抗癌化合物產量增加。[23]

- 炎症會驅動癌症，但是運動能增加抗炎分子的活性，因此可減緩癌症惡化。[24]炎症也是肌肉萎縮症候群（叫做惡病質）的主要症狀之一；運動可使它緩和，不過尚待更多具體研究才能證實。[25]

除了降低促癌分子的數量，運動還可以提高你對化療的反應，並減少因疲憊或其他虛弱性副作用（如白血球數量下降）而中斷或延遲治療的次數。[26]醫療中斷或不連續會降低化療的功效，結果腫瘤的縮小和治療速度皆不如預期。有時候，避免此種中斷就可能有成敗之別。例如，一個針對超過 65 名結腸癌患者的研究發現，其中化療方案做不到五個月就停止的患者，存活

時間只有做完五到七個月化療者之半。[27]

　　運動如何提高醫療耐受力而使你能夠堅持到底？臨床醫師所稱的「體能狀況」就是身體活動的基本能力。體能狀況對預後的預測準確性極高。事實上，對大多數的癌症類型而言，它可能是患者存活的最佳預測指標。[28]有氧運動能持續改善你的體能狀況，[29]也能減少癌症常見的症狀和併發症；這些症狀可能阻斷你治癒的機會，它們是：

- **焦慮和憂鬱**。從直接的劑量反應觀之，運動可以減低癌症患者的焦慮和憂鬱。[30]也就是說，運動越有規律，你的焦慮和憂鬱就會減輕。這個反應的部分原因是由於運動可以改善多方面的問題，包括睡眠品質、能量水準、日常生活能力以及心情等，這些對你情緒都有正面影響。[31]不過運動還能直接刺激大腦的運作而使你焦慮減少、情緒變好。[32]

- **睡眠問題**。五成的癌症患者都有失眠症。失眠讓你的生活品質嚴重下降（即使沒有癌症的人也是一樣，不過癌症患者更嚴重）。夜晚睡眠斷斷續續的人白天通常不太活動。反之，運動則可以改善睡眠品質。[33]這種效果並不限於哪一種特別形式的運動：研究報告顯示，古代東方的太極拳、西藏的瑜伽，以及單純的老式有氧健身訓練和肌力訓練皆然。[34]研究報告也指出，接受化療的轉移性癌症患者，睡眠有規律者其存活期可能大為延長。[35]

- **倦怠**。八成的癌症患者有倦怠現象，這一點也不會太令人驚訝。[36]放療是引發倦怠最惡名昭彰的禍首。[37]癌症的情緒代價讓你好像被擰乾一樣的空虛，睡眠不好使你覺得自己好像從未清醒。[38]運動可以減低你的倦怠感，尤其是正在做化療的關鍵期，此時每天只須做半小時的有氧運動就能減低倦怠感（與一般情況相反）。[39]即使是緩和的運動，如打太極拳，也明顯能夠提升精神和生活品質。[40]打太極拳的好處（根據我太太潘妮——她也是我的專業夥伴，打了將近三十年的經驗）就是它不可能讓你運動過度。因為那是以緩慢而優雅的連續性運動讓全身放鬆的一種運動。確實如此，所以我已經把太極拳和其他東方傳統的健身方法（如

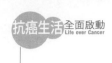

氣功）納入我們在布拉克中心的運動教學課程（亦即「布拉克健身計畫」）。

● **栓塞**。化療和不活動都會使血栓風險提高，因此癌症患者的肺部栓塞和其他有危險的血栓現象比正常人風險更高。血塊會從凝血部位（如腿部）脫落而順著血液旅行全身，最後跑到肺部而導致死亡。不過，運動可以降低血液的黏稠度並減少血液細胞（血小板）的凝結，因而降低血栓風險。[41] 其原因可能是因為運動會加速血液循環，使血液更有流動性，因而讓更多的氧氣和養分傳送到各個組織。在氧氣較多的狀態下，腫瘤的擴散會比較緩慢。

● **噁心和食慾喪失**。癌症患者會有惡病質的風險，主要原因就是他們沒有食慾；食慾喪失可能是因為癌症引起的炎性反應，或化療引起噁心而導致的結果。運動可以減少噁心並能增進食慾。[42] 我有一個名叫凱倫的患者，當她在結腸癌末期須做好幾週期高強效的化療期間，每次一做完就噁心好幾天，因此她停止自己的晨間散步（值得體諒），但這對會噁心的化療患者而言卻是一大錯誤。我們擬了一個有氧運動計畫，包括一感到噁心就去散步15分鐘放鬆自己。讓凱倫覺得愉快的是，她發現走路加上放鬆心情和欣賞風景可以抑制噁心。接著每次化療之後她會到布拉克中心踩20分鐘的跑步機。克服噁心之後，凱倫能夠在長期的治療中避免體重減輕及虛弱的問題，對結腸癌末期的患者而言，那些症狀都有極大風險。

● **消化不良**。傳統西醫對癌症的治療會阻礙或限制身體吸收非常重要的微量營養素，特別是稀有元素。運動有助於提高腸胃的吸收力，這絕對是你需要的。如果你的腸胃系統無法吸收，即使把世界上最健康的食物吃下肚，你也得不到多大好處。

● **便秘**。許多患者在化療期間都有便秘問題。體能活動可以促進腸道蠕動而減短代謝物通過腸道及排便的時間。[43]

個別化運動

讓我先提一件或許你聽醫師說過運動和健身有關的事：那就是，減重對癌症患者有害。患者在實施抗癌生活計劃過程體重會減輕，通常是故意的。如果你體重減對地方，有可能改善你的預後。如果你太胖，死於癌症（幾乎是所有的癌症）的風險會較高，部分原因是因為肥胖較可能提高性荷爾蒙和胰島素水準，它們會促進腫瘤細胞生長，[44]特別是乳癌和攝護腺癌患者，如果過胖就需要減肥（脂肪太多會增加遠距轉移之風險），不過還得留住肌肉或強化肌肉組織。

幾年前，有一位醫師鼓勵他的患者來找我們，在電話中提到我們的膳食療法讓她瘦了13.6公斤。他關心到減肥的位置是否正確是相當合理的：雖然體重增加對正在化療的乳癌患者會導致預後更差，體重減少也一樣令人擔心。本中心的員工把患者的身體組成分析表傳真給那位醫師，讓他知道事實上她的消瘦都落在適當的部位：她在增強肌肉的同時甩掉過剩的體脂肪。我對這位關心的醫師解釋：患者吃得好並遵循我們的健身計畫鍛練身體，她的身體結構已經改變，而且預後也有改善。

從這個例子以及抗癌生活計畫的各個要素，我們看到健身計畫必須個別化。如果你是一個過重的第二期乳癌患者，你需要減肥。如果你是胰臟癌末期患者，體重減輕可能有生命威脅，而且事實上可能是惡病質所致。因為這種癌症的潛在發炎狀態經常有衰竭症候群發作。此外，要判斷患者是否需要減肥、增加體重或體重保持穩定，個別化健身也意味著要判斷哪一類型的運動最能激發或最適合患者的體能。它包括判斷是否有必要強化肌肉，而那比專注於重建心血管適應能力可能還要重要。雖然本章我提到運動一詞只是一個通稱，事實上應該更精準地針對每一名患者指出適合他（或她）的運動項目——走路、跑步、舉重、打太極拳或其喜愛的其他運動。我在第9章對此有進一步說明。但在那之前讓我們先看看抗癌生活健身計畫的要素。

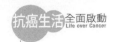
 # 8 抗癌生活核心健身計畫

　　布拉克健身計畫是依照生理週期而設計的。因此，它包括兩個時段：休息時段和活動時段。你可能以為任何冠上「健身」之名的計畫都是活動重於休息，其實二者對於健康的重要性難分軒輊。因為在該睡的時候睡得深沉，才有足夠的精力調理全身；白天多鍛鍊身體，夜裡就可以睡得更香甜。[1]因此這兩個時段的健身計畫是相輔相成的：健康的睡眠能提升運動能力，運動則能改善睡眠品質。結果身體的健康和體能都有進步而有能力維持日常生活，同時你也有抗癌所需的精力。因此，這個健身計畫就從休息談起。

休息時段

　　有充分的休息和能夠恢復元氣的睡眠是身心健康的基礎。想知道你的睡眠是否有障礙，請回答下列問題：

1. 每天睡覺和起床的時間是否不固定？

2. 平常躺在床上是否超過20分鐘才能入睡？

3. 假如你白天會打瞌睡，那打瞌睡的總時間是否超過20分鐘？

4. 晚上睡覺的時間是否少於7小時？

5. 晚上醒來的次數是否超過兩次？

6. 早晨醒來是否覺得沒睡飽？

7. 每天曬太陽的時間是否很短（少於15分鐘）？

8. 每週運動次數是否少於3次？

對於上述問題你回答「是」的有幾題：

1-3題：你的睡眠沒有混亂。但為了預防性保健請看「睡眠衛生計畫」。

4-6題：須執行睡眠衛生計畫。請將本章的建議納入執行項目，須定期測試、持續監測和評量。

7-8題：須徹底執行睡眠衛生計畫，也須找睡眠醫學專家協助。

改變生活以提高睡眠品質

解決睡眠問題不是一句話就能說清楚，也不是建議你去拿個處方箋或服用安眠藥就能搞定。我們會給患者一些助眠建議，幫他度過一個短暫而特別有壓力的時期。不過安眠藥（特別是需要處方箋的）對長期有睡眠問題的人並非十分有效。它的藥效會隨著時間而遞減，可能還有不良的副作用。是否有替代方案？根據研究發現，改變生活方式（例如在何時及何處睡覺）可能比吃藥還有效，特別是長期有睡眠障礙的人，因為睡眠在本質上是一種有條件的心理反應，一般在習慣性和可預知的環境下比較容易入睡。因此，理論上可透過行為的改變（一般所說的「睡眠衛生」）去創造那種環境。[2] 下面所列的每一種改變你可以逐一嘗試，以找到能讓你睡眠品質變好的組合：

- **改善睡眠空間**：適當的睡眠環境是非常重要的，所以寢室只做為睡覺和親密行為之用。在寢室不要工作，也不該有電視，不要邊看電視邊睡覺。

- **避免咖啡因飲料**：即使你不覺得咖啡因會干擾睡眠，喝太多還是有可能讓你睡不著。假如在白天覺得不安或神經緊張，就得逐步減少咖啡因的量。至少在中午過後不再喝咖啡、茶、可樂或其他含咖啡因的飲料。

- **作息（包括睡覺、工作、體能活動、就寢和散步）時間規律化**：如果設定在晚上11點到早上7點睡覺，就把它固定下來，這樣生理週期會比較規律。如果就寢時間的改變超過1小時或比較晚起（如週末），則可能會有一兩個晚上睡不好，因為你的身體會努力嘗試找回它的週期。

● **養成睡前放鬆的習慣：**幫自己找一個有撫慰作用的睡前儀式，例如可以讓你平靜下來的音樂、靜坐，或泡溫水澡，在水中加點讓人放鬆的精油，或蘇打粉，或澡鹽，或嘗試其他讓你容易入睡的方法。

● **在黑暗中睡覺：**可用厚窗簾、遮光板或眼罩遮光。

● **要留意目的性的失眠：**晚睡早起想做完更多工作，或邊睡邊看電視都是美國社會的流行病。如果你有癌症就得避免這些有礙睡眠的壞習慣。重新調整你對工作的態度、號召你的支援網絡，或請人錄下你最喜愛的晚間節目，一定要讓自己早點上床睡覺。

● **每天曬太陽至少半小時：**好天氣曬曬太陽，或在晨間輕鬆散步。陽光會傳遞訊息給大腦，讓它停止分泌睡眠荷爾蒙──褪黑激素。[3]如果你無法出門，早上起來第一件事就是打開燈箱（有全光譜的燈箱；在本中心網站www.lifeovercancer.com搜尋「到哪找燈箱」可看到更多資訊）。它能幫你調出適當的生理時鐘。結果你分泌的褪黑激素（它在晝夜週期正常的夜晚才會分泌，能讓你想睡覺）就會定時讓你想睡覺。

● **均衡的健身計畫：**可結合靜坐和可以讓自己放鬆的運動，例如瑜伽、太極拳、氣功和有氧舞蹈等適合你的練習。緩和運動是幫助睡眠的好方法。

● **最好選在早晨或傍晚（睡前5-6小時）運動：**讓運動時間與你的晝夜週期同步。避免在深夜做劇烈運動。

● **避免在睡前大吃大喝：**因為半夜如有胃灼熱會讓你更睡不著。

活動時段

活動時段主要目標在於增加能量、營養素以及身體和心靈的恢復能力。恢復能力指的是從勞動、損傷和壓力快速恢復過來的能力。例如，有一名30歲和另一名80歲的患者都做了手術和化療。80歲的老者可能要好幾個月才能復原；30歲的就較快恢復。內部調理及心臟恢復訓練能加速身體的恢

復能力，並幫你克服癌症和醫療對身體的挑戰。這種適應力的特徵就是休息時心跳速度變慢，以及可在短時間讓心跳速度很快加速，並在運動後很快就恢復正常。肌肉的力量跟彈性也是關鍵。[4]要幫你做到這一點，抗癌健身計畫採用兩極互補原理；道理就是健身需要兩個極端但彼此互補的元素。這就是為什麼這個健身計畫包含休息和它的相反——活動。同樣的道理，它包含能使肌肉縮緊的重量訓練，以及讓肌肉伸展的彈性訓練。

如果你平時大部分時間都是坐著，那理想的健身計畫包括規律性、短回合的輕度至中度運動，而且要隨著健康的進步逐漸增加運動的強度和時間。即使是很短時間的有氧運動也可以減少倦怠，並能改善情緒、日常生活功能和生活品質；對癌症患者更是如此，因為手術、放療、化療和它們的副作用——姑且不論疾病本身——都會減低你的運動能力。不過我要把話說清楚：如果你身體虛弱或習慣久坐，沒有決心是不可能有上述結果的。秘訣在於必須針對你的需要和能力來決定你該有的運動方案。

湯姆：癌末患者也能健身

我們剛開始發展健身計畫時，潘妮和我幫患者開了一個經常性的週末訓練班，叫做強化健康訓練班。我們在那個班對患者及其醫療團隊介紹如何利用膳食、運動和保健食品來抗癌。讓我難以忘懷的是，在某一個訓練開班的前幾天，有一個名叫湯姆的膽囊癌末期患者到辦公室來找我。那一天，他的家人用擔架把他抬到診療室。我看到他眼白已經泛黃，皮膚因腫瘤的阻塞使膽汁流到血液而變綠，虛弱無力的他連站起來都很困難。看到湯姆的第一眼，我就知道他根本無法全程參與週末的強化健康訓練，但應該可以參加另一個比較不那麼困難的布拉克健康鍛練計畫；該計畫的訓練班每天都有兩堂課。一開始湯姆一點都做不了，只能坐著看我和同仁怎麼動，或躺在斜椅上盡量跟著動。不過就這樣持續跟著做，還是小有進步；先是能夠坐起來，接著慢慢能站起來。在三天訓練的最後一個上午，他不但坐了起來，甚至大部

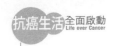
分時間都站著，而且和週末班的學員一起做完所有較簡單的例行訓練動作。最後的健身操，讓大家非常驚訝，湯姆居然跟我們一起做完30分鐘的全程訓練。

湯姆的例子讓我們看到逐步的健身訓練可以幫我們克服「過度休息症候群」，而且只要肯嘗試，即使癌末患者都會有進步。湯姆越來越有活力，他在加入訓練班之後又多活了一年。感謝湯姆和像他一樣的患者，他們的經驗使我不再認為健身運動對癌末患者沒什麼好處。

健身計畫的活動時段要從基礎練習做起，包括良好的姿勢和定位、動用核心腹肌及正確的呼吸。它們對健康很有幫助，而且，只要學會了，不必太費勁就會變成你的習慣。一旦基礎動作做到位，就可以開始調理全身，包括加強肌肉彈性使其能夠伸展、阻力或重力訓練使肌肉更強健有力，而利用有氧運動則能加強肌耐力。這個計畫應該可以提升你的恢復力，且能增加癌症醫療功效。你會睡得更好、有更多體力並能比較輕鬆度過醫療期。以下的逐項說明希望對你有所激勵，其中每一種訓練都可以幫你達成健身目標。

基礎訓練

◈ 姿勢要端正

為什麼：大部分人都有姿勢不良的問題，包括最常見的孕婦脊柱前凸，以及電腦工作者的彎腰駝背。癌症患者也可能姿勢不良，有的是無意識想保護手術部位造成的，有的則是不隨意肌持續收縮或疼痛造成的。很不幸的是，這些問題往往導致更多的肌肉不平衡和疼痛。

假如你剛要開始（或繼續）執行健身計畫，姿勢不良會讓你對傷口更有感覺，你也很難從運動獲得好處。姿勢不良會妨礙能量的傳輸及血液和淋巴系統的循環。因此，每天練習讓身體有更好的定位是很重要的：無論你是在做例行性劇烈的有氧體操，或是在商店排隊等候結帳，都要隨時調整姿勢。

有這樣的習慣就會覺得自己身體更高、更強壯，一切都在掌控下，而且更能隨心所欲。

好處
● 避免運動傷害
● 能消除或避免背部、頸部和其他部位的肌肉疼痛
● 改善自我形象和自我表現
● 消除體內器官之壓力
● 平衡肌肉系統
● 使呼吸更順暢
● 增加活力和能量
● 避免血液和淋巴循環受到阻塞

怎麼做：你沒有必要在特定時間練習調整姿勢或任何運動的基本動作。最好是一想起來就做，每天多做幾次就會變成一種習慣。有工作的人把工作場所佈置好，以正確的坐姿工作，尤其是整天都在打電腦的人。

在姿勢端正的狀態下，把腳跟靠在一起，腳趾微微向外。你的臀部稍微緊縮並向下擠，以打開脊椎的下部和長斜方肌。我們的脊椎都有自然彎曲，所以站的時候不要挺得筆直，讓脊椎立起來胸部抬起來即可。這樣可以讓脊椎上部及頸部拉長並伸展，對胸部的調整也有幫助。你的雙肩下垂並稍微向後，彷彿要用肩胛骨夾一個球（但別扭傷肩背肌肉）。頭部繼續向上伸，下巴微微內縮。開始做運動和健身技法時須有正確的姿勢和定位，才能避免受傷（尤其是背痛）並有助於促動核心腹肌。

在矯正姿勢方面，皮拉提斯（Pilates）和瑜伽很有幫助。可找按摩師或復健師幫忙，也可諮詢脊椎按摩師。

◈ **動用核心肌群**

為什麼：當你姿勢正確腹肌就自然稍微緊縮，因為它們扮演著支持身體

的角色；沒有它們就不可能有良好的姿勢。無論是在運動或平時身體的移動，核心腹肌都會維持動態穩定，以避免我們在活動中受傷。[5]不過，經常可見有人因長久姿勢不良，或不留意姿勢，或生病等因素而導致這些肌肉無力。例如，乳癌患者很容易從下半身（核心肌群所在處）流失肌肉。結腸癌或其他腹部癌症患者會因核心肌群瓦解而感到不舒服。[6]除了腹部之外，核心肌群包括從骨盆到胸腔覆蓋著內臟的肌肉。讓這些肌肉動起來就會按摩內臟。啟動這些肌肉並不費力，因治療或生病而虛弱無力的癌症患者，如果其他運動做不來，可先從腹部運動做起，如此即可自行開啟提高生活品質和康復之門。

好處
● 可改善平衡感和穩定性
● 有助於保持良好姿勢和定位
● 對於需要抬舉和旋轉的日常活動會有幫助
● 可按摩內臟並支撐消化道
● 有助於改善身體的協調性
● 可避免或緩解背痛
● 在腹部手術後可增加信心和功能

怎麼做：你不必做收縮運動或無止境的仰臥起坐，那可能會適得其反，因為這些動作會讓腹肌脹大，而非聯合核心肌群來改善姿勢定位或其他好處。皮拉提斯和瑜伽等運動系統比這些運動更合適。（事實上，皮拉提斯健身系統的設計，一開始就是為了幫行動不便或臥床者開發核心肌群和最佳定位。）

在此要介紹的是我們在布拉克癌症中心所教的運動，它能讓你注意到所有的核心肌肉並使它們動起來。這個運動要用到骨盆底的肌肉，許多做過凱格爾運動的婦女對此應該很熟悉，那就是你用來阻止小便流出的肌肉。躺下來，雙膝彎曲，兩腳平放地面與肩同寬，雙手放在身體兩旁，吸口氣讓（肚

子鼓起來）胸腔擴張及脊椎伸長。吐氣、骨盆底部肌肉收縮，就像要阻止小便流出；吸氣時放鬆肌肉。如此重複三次。接下來，以同樣的位置和方式吸一大口氣，再慢慢把氣吐光，吐氣時用力收縮核心肌肉，使其緊貼腹內器官。下背緊貼在地板躺平。如此重複三次。不要動到你的臀部肌肉，也不要只是縮肚子。這個動作不像聽起來那麼簡單；做的時候要用心想，並用身體去感覺，這樣你就更能感覺到核心肌肉的存在。

✤ 正確的呼吸

為什麼：我們的呼吸大部分都是把氣吸到胸部的淺呼吸，以頻率較高的方式吸進一點氣到肺部上方。這種呼吸不足以支持有氧運動，而血液的氧合作用也不夠理想。劇烈運動時適當的呼吸必須能讓肺部及腹腔（從上到下）完全吸滿氣，但肚子不必鼓起來。當你靜止時，呼吸要緩慢並要放輕鬆；運動較劇烈時，呼吸也較快。吐氣時全部吐光，且不留一點廢氣。

好處
● 讓血液有足夠含氧量以補充體能
● 動用腹肌以穩定身軀
● 讓充滿氧氣的新鮮空氣進入體內
● 讓肺活量和循環更佳
● 讓身體的意識更佳
● 增加肌肉的伸展和彈性

怎麼做：休息時，橫隔膜（在腹部最上方）向下壓讓胸部向兩側擴張，用腹肌持續讓丹田（肚臍位置）來回縮放。當橫隔膜以此方式運動時，你會覺得背部和胸腔向兩側擴張，吸進來的氣可直通肺的底部。不聳肩，讓胸部上方完全擴張。讓呼吸速度配合運動強度；做輕微活動時，不要太用力呼吸以免頭暈。我有很多患者只做完最基本的訓練就學會正確的呼吸方法，皮拉提斯運動是呼吸教學的最佳媒介。就像正確的姿勢定位一樣，正確的呼吸並

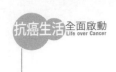
非只在特別時段才做。它應該是你的第二天性，無論你在何時、何地或做任何事（如走路、看書、開車和購物等），都要以正確的方法呼吸，讓它成為一種自然。

全身調理

◈ 肌肉伸展

為什麼：當骨骼構造定位適當，加上良好的姿勢和肌肉的伸展力，就能讓你在沒有疼動且舒適的情況下增加彈性和運動的幅度，並降低受傷風險，且傷口的復原更快、更完全，還能讓你全身更加舒暢。此外，也可以用肌肉伸展的同樣方法來拉筋（連結肌肉和骨骼的組織）。因過度使用導致筋繃得太緊及伸展不夠徹底都會引起肌筋膜疼痛而妨礙運動和日常生活（如煮飯、洗衣和工作）。如果你因疼動而有運動困難，按摩肌筋膜或與肌筋膜疼痛有關的穴道會讓你好起來。[7]

好處
● 更能放鬆並改善睡眠
● 降低緊張、改善循環和淋巴流
● 消除身體其他部位的壓力
● 降低肌肉受傷和疼痛風險
● 增加肌肉和關節彈性
● 增加運動幅度
● 增加身體的舒適感

怎麼做：任何能夠增加關節彈性、張力和定位的運動都能伸展肌肉，例如皮拉提斯、瑜伽和太極拳。每天都得做伸展和彈性運動，理想上至少一口氣做15分鐘。如果做不來，那就一天三次，一次5分鐘。如果健康情形有改善，則增加運動的時間和強度。

選擇你在例行性健身運動最常拉到的肌肉做伸展動作（有很多運動訓練影片都有正確的伸展操示範）。瑜伽是學習各種伸展非常好的運動，太極拳、皮拉提斯、氣功和在本中心教的「布拉克健康鍛練計畫」也很不錯。不過，要注意有些運動（如進階瑜伽或皮拉提斯）對初學者而言可能太過費勁。配合適當的定位和呼吸，以最小動作就可以達到肌肉伸展效果，尤其當你懂得運用我所說的兩極互補。例如，你可以讓頭向頂部方向移動來伸展你的頸部，不過更有效的是，在此同時將雙手在背後相握，同時向下伸展，使兩個肩胛骨緊靠在一起。

✧ 強化肌力

為什麼：有更多瘦肌肉塊你就可以提升免疫功能，更有力氣完成日常生活的各種活動，還能參加體能訓練、體育和休閒活動。[8]你可以透過肌肉等長收縮運動、健身操、舉重或負重訓練（稱為阻力訓練）來強化肌肉。目的不是讓肌肉變成大塊，而是讓它變得有力量而能改善生活品質。

好處
● 增加瘦肌肉
● 增強骨骼肌的力量
● 增進日常活動之能力
● 改善感覺神經系統之反應
● 提升免疫系統（骨骼肌為麩醯胺酸之儲存庫）
● 提升蛋白質水準
● 增加骨骼密度並降低骨質疏鬆之風險[9]

怎麼做：你有很多選擇，從伏地挺身和健身操到肌肉的等長收縮運動、劇烈的瑜伽、舉重和阻力訓練等運動。無論選擇哪一種都要記得兩件事。第一，最重要的是要利用不同的時間鍛練各種肌肉群，包括背部、手臂、腿部

和腹部，使每一個肌肉群在運動之後都有時間恢復。第二，有氧運動（包括走路、跑步或緩慢移動雙臂和腿部）之前必先暖身，以便伸展肌肉（結束動作要緩慢，使肌肉不至於緊張，這與暖身動作一樣重要）。動作開始前要先讓姿勢擺正，核心腹肌要動起來，呼吸也要配合。

　　一個完整的計畫包括八到十個不同的動作，每一個動作重複做幾次再換下一個。重複的次數就看你的情況而定。因為目的是增進身體健康，做得正確並逐步增加次數要比舉的重量更重要。開始舉重前，先選一個你可以舉3到5次而最不覺得累的啞鈴。如果覺得太容易就多舉幾次，可增加到8或10次；最後再增加重量。假如你沒受過舉重訓練，一開始要請專家指導，這樣才能受益，也能避免受傷。LOC網站有許多參考書和影片資料，對我們的患者有很大幫助。你也可以找教練或物理治療師幫你設計一套最符合你個人狀況和需要的例行性運動。如果願意這麼做，則請有照顧癌症患者經驗和專家提供個別化的照顧。

　　運動時每一個動作務必與呼吸搭配。做最勞累的動作要先吐氣，吸氣就是放鬆的時候。我們的物理治療師鼓勵患者吐氣時可像吹口哨那樣讓氣從嘴巴大聲吐出來，吸氣時則慢慢從鼻子吸進來。較緩慢的呼吸通常平靜無聲，短促而快速的呼吸就配合比較劇烈一點的運動。

　　如果你無需協助就能自己運動，那每天至少做伸展操15分鐘。如果臥床，可能需要物理治療師幫你移動四肢。無論你多麼虛弱，還是有你能做的操：例如可利用阻力帶（resistance bands，以顏色做為辨識阻力水準的伸展帶）、穩定球（stability balls）、小健身球（small exercise balls）及阻力繩（resistance cords）等。或利用自己的四肢、看護或物理治療師所提供的阻力，有許多需要他人協助的運動可以躺著做。

◈ 心肺耐力調理（有氧運動）

　　為什麼：心肺健康表示肺有能力與血液進行氧氣和二氧化碳的交換而不會過勞、呼吸不順暢或感覺疼痛。心肺健康的要件之一就是心肺耐力，也就

是身體可以長時間活動的能力；對癌症患者而言，就是能忍受抗癌戰爭並耐受醫療之苦。心肺耐力最直接的好處就是心肺功能較佳，它能讓身體組織有更多的氧合作用。這對每一個人都有好處，特別是癌症患者。我在第14章對此有更詳細的說明：低氧環境讓腫瘤細胞生長和擴散，高氧環境則對二者皆有抑制作用。[10]心肺耐力對癌症患者的另一個好處就是化療期間比較不會噁心或嘔吐，甚至能提升免疫力、降低復發風險並較快進入緩解期。[11]此外，心肺功能可以降低潛在性致命血栓的風險。[12]

好處
● 改善心肺功能
● 增進組織氧合作用，創造對癌細胞不利的環境
● 改善末梢循環
● 增進淋巴液流動
● 降低深部靜脈栓塞及血栓症風險
● 提升休息品質
● 減少化療期間的噁心及嘔吐
● 提升免疫功能

　　怎麼做：首先要提醒你，開始進行耐力訓練之前，請教醫師看你是否需要做心電圖（EKG）、核醫心室功能檢查（MUGA）或其他檢查，尤其是你在做化療或其他醫療時曾經有不舒服的經驗。你可能需要從間歇訓練（如下一個介紹）或較短時間的耐力訓練開始做起。還要向醫師確定你是否曾服用任何會傷害心臟的化療藥劑（如阿黴素或賀癌平），是否有骨骼轉移、淋巴水腫、術後粘連（surgical adhesions），或神經性病變，或服用荷爾蒙或其他讓你維持緩解的藥劑。這些都會提高運動傷害的風險，醫師會建議你該如何避免。

　　促進心肺健康的最佳方法就是有氧運動。這種持續性的運動會用到大肌肉群並吸進大量氧氣。我們發現單純的走路也是很好的耐力訓練，尤其是讓

你輕微喘氣的步伐。但有氧運動的選擇幾乎是無限的，所以你可以選你最喜歡的：走路、跑步、騎腳踏車、爬樓梯、游泳、打籃球和網球等，這些其實都只是鳳毛麟角。你也可以用跑步機、室內健身腳踏車或彈跳床（迷你蹦床）。你還可以站在一個地方抬腿、開合跳或指揮（跟著你最喜歡的音樂揮舞你的雙臂）。每天30分鐘。如果身體狀況極佳，上述運動你都可以一次做完。如果狀況不好，或最近剛動過手術，或為耐力訓練的新手，一開始可以一天兩次，每次15分鐘；或一天數次，每次3到5分鐘。分段做也可以增進耐力。

假如你做到無技可施或做得無趣，參加有氧運動課程或看影片學習也是很好的選擇。除非你很有經驗，否則別在戶外有點冷的地方做有氧運動（你的心肺功可能會受不了），熱天在戶外運動還要當心可能中暑或熱疲勞症等問題。要多喝有電解質的水，最好是喝天然的果汁飲料而非用糖水調出來的飲料。

我在後面幾章會多談幾個案例，在此我要強調耐力訓練最重要的是要確定目的，到底是想避免肌肉流失或想消除過多的脂肪。如果你在無意間體重減輕或肌肉消失，很可能有惡病質，或有腸胃系統或肺部的癌症，或只是熱量攝取不足。此時你應該減少耐力鍛鍊，而以前面提到的肌力鍛鍊來增加瘦肌肉。另一方面，假如你罹患乳癌或攝護腺癌且體重過重，因體內脂肪過多有利癌細胞生長，耐力鍛鍊即是燃燒卡路里的好方法，而你以肌力鍛鍊增加瘦肉比例也會讓體重減輕更快，因為瘦肉燃燒脂肪的速度比肥肉還要快。通常，想減重的人每天要做45分鐘以上的耐力訓練而非只做30分鐘。

❖ 心肺恢復調理（間歇訓練）

為什麼：在癌症治療過程（例如手術和化療），患者的身體和心理都會一再受到壓力。增進恢復能力的方法之一就是讓你的身體處於壓力狀態，一次又一次的訓練之後，身體就有能力克服壓力而回到健康的基線。例如，在劇烈的體能活動之後心跳速率又回到正常。這個恢復所需的時間是極佳的

健康指標：運動之後，健康的心臟每分鐘至少會減少跳動12下，直到回到健康的休息速率；但是不健康的心臟每分鐘最多只減少跳動10下。[13] 過度緩慢的心臟恢復速率會加倍心臟衰竭致死的風險，[14] 這結果來自許多研究，甚至是其他不相關疾病的研究。[15] 因為心臟受損是某些化療藥劑的副作用，所以心臟恢復調理很可能對癌症患者比對一般人還要重要。

好處

- 減少各種因素的死亡風險
- 提升化療、手術或放療的復原能力
- 減少倦怠感
- 增加活力和彈力
- 增加執行工作的能力
- 增進心血管系統的恢復能力

怎麼做：增進健康的心臟恢復能力最有效的方法是間歇訓練（interval training），以有氧運動和休息二者交替。即使你非常虛弱，還是可以做幾分鐘的緩和運動再休息幾分鐘。間歇運動也可以幫你增加心率變化，或心率從某一刻到下一刻的改變。你可能會很訝異，其實像節拍器般規律的心跳並不是真正的健康，因為這樣的心臟較沒有彈性，也較無法對付變化的需求。心率變異度越低，因癌症、心臟病、肥胖症、糖尿病、AIDS、多發性硬化症和帕金森病致死的風險就越高[16]。

只要你處於合理的健康狀態，就可以採用耐力訓練的任何一種運動來做恢復訓練。做恢復訓練時，可選一種有氧運動做1到5分鐘，使心跳比平常快許多，接著休息5到10分鐘。一個活動時段加上一個休息時段稱為一回合。我建議每天做5回合，最好連續做。以220減掉你的年齡來計算你的心率最大值（50歲者即每分鐘170下）。你的起始心率為心率最大值的50至60%。越來越健康之後，百分比可以慢慢增加，但沒有醫師同意則不要超過

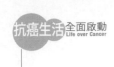
80%。量你的脈搏或配戴心率監測器。一停止運動就立刻量你的心率；休息一分鐘之後再量一次。最理想的是每分鐘減少12下以上（例如，從102下變成90下）。

恢復訓練適用於健康情況較差、無法做規律性耐力訓練的患者，惡病質及臥床的患者都屬於這一類。如果你是臥床者，試著坐起來，或請人扶你起來，然後用你的雙臂指揮。如有惡病質，運動對你看似無效，即使如此，你還是得試著做30秒，然後休息5到10分鐘。如此重複5到8個回合，每天如此做兩次。30秒的運動似乎很可笑，不過我曾帶過十分虛弱的患者做非常短時間但頻率很高的運動，仍有顯著效果。

在此讓我概要重述健身計畫的主要好處：

全身健身計畫之好處	
姿勢定位	減少疼痛和省力
動用核心肌群	平衡感之穩定和建立、避免傷害、提高小肌肉的發育能力
正確的呼吸	增加活力、讓激動平靜下來、降低焦慮、支持運動
肌肉伸展	維持血液及淋巴之循環、全身放鬆和改善睡眠
肌力強化	增強工作能力和免疫功能
心肺耐力	提振精神
心肺恢復	在重大醫療之後能快速復原

我已針對全身健康的每一個要素介紹過許多不同類型的運動，也許你也注意到每一種運動至少有一種或多種用途。摘要如下：

每天運動30分鐘是可接受的標準之底限，我們建議的全身調理時間最理想的是每天60分鐘。你當然也可以根據自己的時程或診療需要而把它分成幾個較短的時段。四分之一的時間應該用在伸展，四分之一用在肌力訓

練，剩下的時間（一半）則用在有氧運動。這樣就可以有30分鐘用在耐力及／或恢復能力訓練。這麼做可以讓你保持健康。如想要改善現況，則須花更多時間。在布拉克中心，我們甚至有一個提供給虛弱患者參加的每天兩小時的運動，實際上是分成數個較短時段的訓練。我無法計算有多少住院患者被我從床上激勵起來，一開始只是每小時做30秒的運動，最後他們終於可以下床，並再度行走。

運動類型及其效益

	伸展	肌力	耐力	恢復力
布拉克健身計畫	V	V	0.5V	0.5V
皮拉提斯	V	V	0.5V	0.5V
冥想式瑜伽	V	V		
有氧瑜伽	V	V	V	
氣功	V	V	0.5V	
開合跳		0.5V	V	V
伏地挺身和健身操		V	V	V
重力訓練		V		
阻力帶	0.5V	V		
跑步機			V	V
固定式腳踏車		0.5V	V	V
彈跳床			V	V
田徑運動		0.5V	V	V
爬樓梯		V	V	V
走路			V	V
游泳	V	V	V	0.5V

聽起來似乎很不可思議，年紀越大的人需要花越多時間做全身調理運動。40歲的人可以每天只運動30分鐘。到了50歲就應該每天花1小時運動。70歲以後如果還可以運動，理想上得花更長時間。不容置疑的是，我們越老身體退化速度越快，尤其是有病在身或正在接受治療的患者。請記得有很多運動可以和多種工作同時進行，例如幫人跑腿時可以大步走路，邊看電視可邊做伸展運動，用跑步機做恢復訓練時可邊做邊讀書。也就是說，這些都是你想要找時間運動時可以鎖定的目標。假如你每天無法騰出一小時或更多時間運動，那就有多少算多少，盡量利用機會運動。你也可以稍微改變例行活動方式而讓有些事合併進行。例如，不搭電梯改為走樓梯可達到運動效果。又如將你的車停在離目的地稍遠處就可以走一段路。自從1980年代初期我就很認同運動的價值，走筆至此已經是2008年，首屈一指的癌症和運動專家，如耶魯大學醫學院的梅琳達‧歐文（Melinda Irwin），仍然做同樣的呼籲。運動將成為一種標靶治療，就像化療或激素療法一樣。歐文說，任何規律性的體能運動（如每週五次30分鐘的步行）都有療效。[17]我同意她的說法，不過我鼓勵你做我在前面提到的更有加強效果的運動。值得一提的是，假如你每天定時做運動，你的計畫就比較可能堅持下去。而且有時候還得試著在戶外有陽光的地方運動，特別是睡眠有問題的人。[18]如果你願意花更多時間運動，就會發現感覺真的很棒！

葛雷格：養成良好的健身習慣

在1998年1月，43歲的會計師葛雷格開始出現疲憊的現象。上班時，他選擇搭電梯而不願爬樓梯，即使他的辦公室就在二樓。就連處理家務對他而言都是一種挑戰。最後，他做了斷層掃描，看到從他的腹部到胸部的淋巴結都有大量腫脹和發炎現象。這個消息讓葛雷格和他的妻子十分沮喪。他的妻子莎倫回憶道：「我們看到統計資料心都涼了，他們說他化療之後的存活機率只有30%。」葛雷格覺得自己的世界已經完了。他的震驚和悲傷很快就變

成絕望。

　　梳理過網路資料，也瀏覽過癌症另類醫療的書籍之後，葛雷格選擇了在紐約的一家另類醫療診所。在那，醫師給他高劑量的維生素C和過氧化氫。但是葛雷格的病情沒有改善。該診所的一個員工建議他來找我們。

　　1998年秋天，葛雷格來到我們診所，經過詳細的病情檢查之後，他同意開始進行全套的整合醫療計畫。我們勸他做一個九週期的化療，內容包括四種藥劑，傳統上稱為CHOP。他在1999年6月做完化療。在治療期間，我們幫他將生活方式做了很大改變。他是一個極端的肉食者，所以我們讓他採用第6章醫療支持膳食的改良版，重點在於減少動物性蛋白質的攝取，並增加全穀類、豆類和蔬菜類。我們鼓勵他吃精力餐（powerfoods）。葛雷格非常積極採用這套膳食並很忠實地堅持下去。

　　在葛雷格的第一次門診，我就告訴他休息固然重要，但不鼓勵過度臥床。我告訴他：「多一點運動並增加一些有氧健身操，就會睡得更好，體力也會增強，這樣就更能控制自己的醫療和疾病。」我和葛雷格及莎倫一起討論有關淋巴腺癌患者的研究報告，其中顯示有些患者參加有氧健身訓練之後即使做了高劑量的化療都不太有倦怠感，毒性的副作用也比較少。還有其他對淋巴癌患者的研究顯示運動對全身健康有實質上的改善，也讓患者的焦慮、憂鬱和住院率顯著降低。[19]我告訴葛雷格：「也許最重要的是要提高你的氧耗量，因為當你被診斷出癌症之後，新陳代謝必須重新調整到體內環境不利於癌細胞的方向。」運動也能使免疫系統的自然殺手細胞增加。換句話說，如果你有更多的運動，那控制疾病的機會就會增加。[20]

　　葛雷格晉級到我們的健身計畫，開始騎腳踏車、做有氧鍛練並以阻力訓練來強化肌力。在他接受化療時，布拉克中心的員工也教他做瑜伽和氣功。他在治療期間雖有噁心、嘴部疼痛和稍微倦怠等問題，但都很輕微。針灸對他的噁心有幫助，規律性的有氧運動則幫他克服倦怠。

　　一開始，葛雷格家人看到他能繼續運動，甚至還在化療期，大家都很震驚。葛雷格回憶道：「不論我做哪一期的治療，我每天都會走路、騎腳踏車

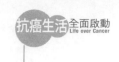
和做瑜伽。我很確定這些運動讓我能耐受醫療。我每一次運動都覺得自己更加強壯。我在治療前根本想像不到自己也能和其他患者一起上健身課,尤其是我們都還在接受化療。」有活動能力是一大差異,葛雷格說他覺得自己更像正常人,而比較不像刻版印象中的癌末患者。自1999年他做完化療以來,他的斷層掃描不再有癌細胞出現。當我走筆至此,葛雷格仍然健在。

禁忌和預防

癌症患者在治療時期如有副作用或併發症,可能有必要暫停全身運動。下表所列即影響你的運動方式或是否可以運動的特殊情況。

運動禁忌

- 經過長時間臥床或一直有壓力(癌症患者很常見)的情況,在一開始執行運動計畫之前務必先諮詢醫師並做基線心電圖。
- 如果你曾服用可能讓心臟受損的化療藥劑,開始做劇烈運動之前要先做核醫心室功能檢查(化療期間用來監測心臟的檢查),以重新評估你的心臟收縮強度。
- 如果你有血塊(血栓)、心率不整、高血壓、肺氣腫、肺癌或哮喘,你的運動計畫須經你的醫師和物理治療師同意。
- 如果你有感染或發燒,或正在服藥以促進紅血球或白血球生長,或有用荷爾蒙抑制劑(如攝護腺癌患者注射的Lupron),或有腹脹、腹瀉、厭食或嘔吐(一天超過3次)等症狀,則有必要停止運動或調整計畫。
- 如果你有服用止痛劑(例如Hydrocodone),有些運動對你並不安全,例如跑步機、腳踏車或打籃球。走路是最好的選擇,運動時最好有人陪伴。如果你有視線模糊、迷失方向、頭暈或糊塗等現象,那就不要運動,並得做醫療診斷。
- 如果運動時覺得太累,你就得停下來休息。如果運動時臉色發白、嘴唇或指甲發青,或有關節疼痛、頭暈、突然呼吸困難、噁心、胸痛或緊迫,或有順著左臂、頸部或背部疼痛等問題,請立即停止運動。如果這些症狀再度出現或持續,請打電話給醫師或立即到醫院掛急診。

- 如果你有神經性病變、一般健康不良、惡病質、骨癌或骨骼轉移、淋巴水腫、腫脹、發炎或缺少維生素，請看下一章臨床問題的個別化照顧。如果沒有談到你的問題，可來電或電郵請我們幫你安排專業諮詢（請看LOC網站），或諮詢你的醫師或物理治療師。

- 如果你的行動（如上下床、從椅子上站起來或坐下、走路、爬樓梯）有困難、無法用力，或行動範圍受限，或姿勢不能平衡，或有嚴重倦怠和／或疼痛問題，開始執行健身計畫前要先去看物理治療師。除了癌症的診斷之外，請醫師開的處方需附帶「評量和治療」結果，任何併發症都會影響物理治療師的評量，且任何問題都得先治療。

- 如果你有骨癌或骨骼轉移，須避免做有壓力或對感染處可能有影響的體能活動，因這類患者的骨骼較為脆弱，壓力可能造成骨折，那絕對是你不想增加的問題。可找個專家為你特別研擬一個適合你的計畫，下一章我對此會有較深入探討。

- 如果你在最近（在8週內）動過手術或做過放療，可能身體還很虛弱，局部組織或許還有新疤痕，或許平衡感或協調性有改變。為避免受傷，只能在行動和彈性許可範圍內運動，而且在療養和恢復期間只能抬舉很輕的啞鈴（1-3磅）。須請教外科醫師你是否有運動限制。動過手術的患者開始做重量和阻力訓練前應先徵詢外科醫師同意。如果放療或手術是根治性的，或為改良式根治性，或為強化治療，請向你的外科醫師、腫瘤放療醫師或物理治療師索取康復指南。

假設你未符合任何一條臨床禁忌，那就可以從事自我導向的運動計畫，不過還是有一些你該注意的事項：

1. 避免精疲力盡！運動不要過度，尤其是在一開始。你可能因此而洩氣或傷到自己。中度運動對大多數人最有幫助。

2. 如果你有定期的規律性運動習慣但已經好一陣子沒做，務必有耐心，且不要太緊張。要相信即使罹癌也一定可以回到（或很接近）昔日狀況。我們在布拉克中心的物理治療師已經看過很多患者，即使是輪椅族或臥床者，也都復原得很好，有人再度回到網球場，有一名患者甚至爬上科羅拉多山。

3. 要知道你的睡眠需求可能和過去已經不一樣。一開始可能需要多睡一

8 抗癌生活核心健身計畫

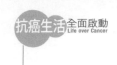
點，不過等你身體調理好一點就會睡得更好，且睡眠時間會少一點。

4. 讓你的家人和朋友知道你很感激他們的鼓勵，但如果逼得你非得做到像珍・芳達一樣理想，否則就有愧疚感或怨恨，這樣就適得其反。很多患者有此問題，我們中心的物理治療師發現配偶的角色最好只是提供支持和幫助，至於敦促就留給別人去做。畢竟，你不想讓配偶看你一眼就讓你想到「我今天的運動做得還不夠！」

5. 你可能需要改變膳食以配合新的活動水準。如果你想讓瘦肌肉長回來，請遵循第6章第129頁的建議去做。

6. 要努力讓自己不要跳過每天的運動。跟著你的感覺（特別是正在治療那幾天）去調整每天的運動項目，即使你很虛弱、噁心或有疼痛也不要讓它停止。只需在床上休息兩週你的肌肉和力量就會大量消失，而等著你的就是臥床的生活方式。還是慢慢地訓練自己重新回到健康的生活吧！

準備你的調理計畫

假如你是某一個體育館、健康俱樂部或健身中心的會員，就很方便用到運動器材或接觸到教練。如果你不是，或你比較喜歡在家裡運動，請看有關如何獲得跑步機、室內健身腳踏車、籃球、踏板（階梯有氧運動）、健身球、瑜伽墊以及全套的手部、腕部、腳踝重力訓練器材（從1到5磅或10磅）。假如你還沒準備好，或不想買這些器材，可用一個大約430克（15盎司）的食品罐頭當作啞鈴。如果你願意花時間努力，可選擇皮拉提斯訓練和相關配備。想要開發最適合你的計畫，物理治療師或瞭解疾病的教練的協助（即使時間短暫）對你都可能大有幫助。

假如你臥床不起，很可能需要助手或物理治療師從旁協助。不過即使臥床也沒理由放棄自己的健身目標。你需要的只是做點調整。你可能需要用到我們在「肌力訓練」那一段提到的穩定球、小健身球、阻力繩或阻力帶。

（物理治療師或教練可幫你找到這些器材；LOC網站也有來源清單）。不

要用槓鈴，而用你手臂所提供的阻力、等長收縮訓練，或是助手或物理治療師給你的阻力。假如你可以坐起來但還不能走路，可在椅子上做些運動，例如二頭肌訓練機、坐在椅子上原地走路以及站立和坐下相互交替的運動。

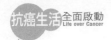

 個別化健身計畫

在前一章我提到一些狀況，例如骨癌、臥床或手術過後，這些情況的抗癌生活健身計畫，尤其是全身調理的四大元素（強化肌力、肌肉伸展、心肺耐力以及心肺復原）都有改良的必要。至於基本訓練，包括正確的姿勢、動用核心肌肉群和正確的呼吸則沒有限制條件，任何人及任何情況都可以做。本章我要介紹的是針對比較特別的臨床狀況而改良的運動方案。有些健身方案，也包括如第6章提到的個別化膳食建議在內。

威廉：不可思議的東山再起

威廉·杜普提是我們家的世交，他是比莉·哈樂黛的自傳——《藍調歌后》（*Lady Sings the Blues*）的共同作者。威廉對於健康的膳食和生活方式相當熱衷。1976年他和一位女演員，也是自然飲食的狂熱支持者——葛洛麗亞·史璜森結婚。威廉曾寫過一本暢銷書——《糖藍調》（*Sugar Blues*），書中描繪糖對健康的不良影響。威廉在七十幾歲得了轉移性攝護腺癌，1990年他為此來到我們診所。一開始，他對傳統西醫療法相當排斥。我們除了立即讓他採用讓他驚艷的食療，也成功地啟動各種整合醫療策略。不幸的是，他的病情日漸嚴重，且癌細胞已經擴散到骨骼。由於骨骼疼痛難忍加上病情惡化，為求一線生機，威廉終於同意做化療。

出乎威廉意料之外的是，化療藥劑「剋癌易」（Taxotere）大幅改善他的生活品質，抑制了腫瘤（使他疼痛和喪失生活能力的根源）的生長。雖然

如此，當時的威廉已經八十歲出頭，連續的治療和日趨惡化的醫療問題使得他有嚴重的肌肉無力和倦怠等問題，很快就淪為輪椅族。這對一向喜歡自由行動和獨立自主的威廉而言真是一大打擊。結果他變得十分憔悴和虛弱。到本中心看診時他告訴我們的物理治療師：「最近很怕看到鏡中的自己，我看起來就像一個戰俘。原來的我到哪去了？」

儘管威廉曾經那麼絕望，還是能夠東山再起。他很認真地執行我們的核心體能照護計畫，但此時必須根據治療做些修改。在他坐輪椅到診所化療期間，我們的護理團隊開始加強他的肌力和較緩和的有氧訓練，包括每天騎20分鐘左右室內健身腳踏車。在疼痛控制方面，我建議他採用按摩、指壓及針灸，再加上一些抗發炎的自然療法。不到一個月，威廉就可以擺脫輪椅，後來甚至每天走1.6公里路。他不僅食慾恢復，活力也戲劇性地回到從前。

威廉在骨癌轉移之後又活了十二年，在他86歲那年死於癌症。持續採用改良式健身鍛練計畫的結果，威廉每天走路運動，直到生命的盡頭，也因此讓他對生命充滿熱愛。他的毅力讓他在身心兩方面都維持高水準的表現——他那令人讚嘆的智慧不斷啟發有幸在他周遭的人，他的表現的確讓人甘拜下風，即使在癌末治療期間還是那麼不同凡響。對我而言，威廉從輪椅站起來並再度回到正常生活的故事永遠是抗癌生活最有力的見證。

個別化健身計畫

「醫師，我做這個動作手臂會痛。」

「好，那就別做。」

特地為某一名癌症患者設計的身體護理計畫比這樣的陳腔濫調稍微複雜一點，不過並沒有完全離題，因為會加重疼痛的健身方法對身體並沒多大益處。不過運動計畫要調整的不只是避免疼痛而已。一開始，你必須參與討論以找出哪些活動適合你。如果你不喜歡游泳，沒必要堅持要你每週游兩次。如果你喜歡打網球，卻非得要你打籃球，那是很愚蠢的事。不過針對你的需

要而設計已超越喜不喜歡的問題。如果你的癌細胞已擴散到骨骼，尤其是脊椎骨，你千萬不要做有骨骼斷裂風險的運動，因為你的骨骼已經非常脆弱。在住院或臥床一段時間之後，如果你想開始做健身運動，務必格外小心。

你需要哪一種健身方案？

狀況	健身方案
惡病質／肌肉消瘦／體重減輕。莫名其妙在一週內體重減輕1公斤以上，或在一個月內減輕2公斤，或在生病及治療之後身體虛弱無力。	**重建計畫**（包括高度營養支持）
代謝性癌症。（胰臟癌、卵巢癌、胃癌、結腸癌或肺癌）並無明顯體重減輕。	**醫療支持**（包括醫療支持膳食）
癌症治療。為消除腫瘤而進行各種西醫療法，包括化療、放療或手術。（如果你有服用乳癌之口服藥劑，例如tamoxifen、Aromasin〔exemestane〕或Evista〔raloxifene〕，或攝護腺癌之荷爾蒙治療，口服分子標靶治療藥劑或其他慢性病藥劑，或乳癌初期的第一次化療，可採用第8章提到的一般計畫。如果體重過重，就參考本章後段的症狀管理提示。）[1]	**醫療支持**（包括醫療支持膳食）
副作用之治療包括： ● 胃腸道問題，如噁心、腹瀉或便秘（請看第6章的膳食提示） ● 骨骼轉移 ● 平衡問題（通常會隨著腦轉移出現） ● 倦怠 ● 喘不過氣 ● 過重 ● 神經性病變 ● 心臟衰竭（治療癌症之藥物導致心臟受損） ● 淋巴水腫 ● 疼痛 ● 焦慮和憂鬱 ● 骨質疏鬆症	**症狀管理**

危險期：由疾病之併發症或醫療所引起，包括： ● 血蛋白太低 ● 口腔粘膜炎（口腔潰瘍） ● 腹瀉 ● 血栓 ● 血球計數太低 ● 出血 ● 血鈣升高 ● 情緒危機（例如知道自己病情惡化或復發）	**危險期之照護**
西醫治療之後	**治療後之建議**

重建計畫

　　重建計畫是針對特殊狀況的癌症患者而設計的，包括肌肉消瘦之惡病質患者，以及生病和治療期間身體非常虛弱的患者。在這些狀況下，你必須抗拒臥床號角的呼喚及久坐的生活方式。有人認為適當的運動對你可能比對健康的人還要重要，因為規律性的中度體能活動可以減低感染機率，使蛋白質的耗損降到最低而不至於癱瘓你的免疫系統，可以增長或維持肌肉塊，甚至能延長你的壽命。[2]到現在，我對臥床患者的治療已經超過二十年，我知道怎麼教他們靠自己的力量恢復健康和調理身體。

　　重建計畫的重點在於促進肌肉增長、減少炎症及加強放鬆訓練（後者非常有必要，因為壓力荷爾蒙皮質醇會加速肌肉消失）。為了增加和保住肌肉，你需要輕量級緩和的阻力訓練（如肌力均衡操、輕啞鈴或彈力帶）或緩慢的負重鍛練（如氣功或太極拳）。不要做太多規律性的有氧耐力訓練以免燃燒太多熱量，其替代方案是較短時間的走路、「指揮」（用雙臂模仿音樂指揮家的動作）或「走路式甩手」（像走路時一樣擺動手臂但雙腳不動）。包括彈性訓練和伸展，並在肌力訓練前後做伸展操，以免肌肉過度伸張和酸痛。因為單靠運動不足以克服惡病質或身體失調，重建計畫必須搭配第6章

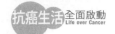
的膳食建議及第15章的減少炎症計畫。

重建運動

加強：以輕啞鈴做肌力訓練，能夠的話即以短時間（5分鐘）為一回合，每天重
　　　複數回合。

加強：彈性訓練，方法包括瑜伽、皮拉提斯基礎入門、氣功或太極拳。

調整：耐力訓練，只要惡病質不惡化、不覺得太累或太虛弱即可做較緩和或時間
　　　間隔較短的鍛練。必要時得增加熱量的攝取。

持續：恢復（間歇性）訓練。

注意：碰到感染、發燒、腸胃道出問題或過度疲倦等情況必須停止運動並諮詢你
　　　的醫師。

醫療支持計畫

　　一旦得了癌症，到某種程度你必定會接受治療。由於醫療會讓你的心情
和身體功能發生極大的改變，所以有必要在治療期間針對你的狀況設計一套
適合你的運動（如我們在布拉克中心的做法）。[3]想要知道你適合做什麼運
動，得先看你的體能屬於哪一個層級：

體能狀況

體能水準	日常功能
有獨立能力	完全可以自行處理日常活動至有點受限（不能劇烈運動）；可處理輕鬆一點或久坐的工作（如辦公室工作）。
需極少協助	可以走動並能處理日常活動，但不能工作。每天不臥床或下床時間超過50%。
需中度協助	處理日常生活的能力非常有限，每天臥床或坐輪椅的時間超過50%。
需極大協助	無法照顧自己，完全失能，只能臥床或坐輪椅。

體能水準越低者，健身計畫的強度也越低，運動時需要的協助則越多。如果你的體能屬於「有獨立能力」，可採用前一章的核心運動計畫，治療期間如有必要可選擇緩和一點的運動，有治療副作用時也可視情況找替代方案。如果你的體能屬於「需極少協助」，就得開始降低運動強度以免精疲力盡。如果你的體能屬於「需中度協助」，運動時必須有物理治療師、朋友或家人從旁邊協助，例如騎室內健身腳踏車時有人扶你上去或下來。如果你的體能屬於「需極大協助」，也許需要物理治療師幫你移動手臂，也許只能做肌肉等長收縮訓練，輪流鍛練肌肉的收縮和放鬆。

通常治療引起的副作用會讓你的體能水準上下浮動，甚至每天都不一樣。如果你從有獨立能力的水準下降到需要協助，不必擔心也不要放棄健身計畫。請你的Ａ團隊在體能上提供協助，並投入你能力所及的健身例行活動。依照你自己的感覺來選擇運動，你可以勝任愉快的運動就是最適合你的運動。以這種方式調整你的運動計畫可以讓你在治療和復原期間持續運動並有收穫。

❖ 化療的醫療支持

如果你正在做化療，生理上難免受到相當程度的壓力。此時我會鼓勵我們中心的理療同仁給你多做一點恢復訓練，如果禁得起就接著做耐力訓練；後者對有些化療患者較不適合。（不過，如果你需要控制體重——這對乳癌患者特別重要，因為太胖會影響療效的持久性——耐力訓練比較能幫你消耗熱量。當你感覺身體不錯就做耐力訓練，覺得不好就做恢復訓練，如此交替進行可保持健康並維持熱量消耗的健康水準。）恢復訓練的效果很好，它可以訓練你自行管理生理上和情緒上的壓力並使其恢復正常。恢復訓練的增氧刺激能幫你從倦怠和憂鬱恢復過來、能提升生活品質及抗發炎和抗氧化酶之反應，並使你體內生化環境不利於腫瘤細胞。[4]

在化療期間，你可以用啞鈴或彈力帶做肌力訓練以維持肌肉塊；它們對於維持免疫系統之競爭力以及處理日常生活能力都非常重要。平時做肌力訓

練要按照你的體能水準來調整，還要配合做彈性訓練，因為肌力訓練之前或之後一定要伸展肌肉。在化療期間如果你的運動時間並沒有你想要的那麼多，那就縮短彈性訓練時間，而只做基本伸展，並加強恢復和耐力訓練。也許有點囉唆，不過我還是要強調：化療並不是你整天窩在沙發上看電視的藉口。做有氧運動可以減少醫療毒素，肌力訓練可以克服醫療期間常見的倦怠以及肌肉消瘦的問題。

最後，請看第8章的「禁忌和注意事項」，其中有些適用於化療，包括有關藥劑導致心臟受損、感染和急性胃腸道問題等之提醒。

化療期間的運動

加強：恢復訓練會幫你消除倦怠。

調整：依照你的體能水準做肌力訓練。

加強：耐力訓練（也許把時間切割成10至15分鐘一段）；如果能夠就做久一點，這個訓練可增加你對醫療的耐受度。

持續：彈性訓練—每次做完肌力訓練一定要做基本伸展；可消除全身無力的問題。

注意：如果沒有違反醫師指示，那運動困難的原因可能是因為化療藥劑導致心臟受損、感染和急性胃腸道問題等。

❖ 手術和放療的醫療支持

在布拉克中心，我們鼓勵正在做放療、做完放療不滿8週及最近8週內剛動過手術的患者做肌肉伸展／彈性訓練，以及緩和的控制性運動。後者的例子包括太極拳、氣功或布拉克健身計畫。徵詢過你的外科醫師之後，你也許可以做肌力訓練；1-3磅的啞鈴對放療期間及手術後逐漸康復的患者也很適用。即使手術前你的體能屬於獨立水準，在恢復期你應該做數週需要中度協助的肌力訓練，使手術傷口有時間癒合。如果手術屬於根治性或重度（包括改良式根治性乳房切除術），請向你的外科醫師或物理治療師索取特別康復指南，以免受傷並讓組織有時間癒合。[5]假如你的外科醫師沒有提到物理

治療或運動，請他轉介物理治療師並開立物理治療的處方箋。

在放療期間，你的恢復或耐力訓練應該持續，可少做一點，但千萬不要停止。必要時可改為較緩慢的走路。根據一篇針對攝護腺癌患者所做的研究報告，走路可降低倦怠感。[6]在手術後也可適度走路；諮詢你的外科醫師以確定你何時可以走路。

手術和放療患者之運動建議

加強：肌肉伸展／彈性訓練（瑜伽、氣功或布拉克健身計畫）。
調整：肌力訓練，必須按照中度協助水準使用較輕的啞鈴。
持續：高度恢復和耐力訓練；中度運動，如化療期間可耐受的走路；手術後可能需要減輕你的有氧運動，但要盡快重新開始。
注意：在回到日常的例行性運動之前，要先徵詢你的外科醫師或腫瘤化療醫師；切口部位要妥善照顧。

❖ 症狀管理

對幾種臨床狀況的患者我會建議他們採用改良式運動方案。有些狀況是癌症引起的，有些則是治療的副作用。如有任何症狀都必須調整你的健身計畫以免受傷。不過，有些情況可能連改良式運動方案都不能解決問題。如果症狀持續，像我很多病人一樣，你還是可以找到很有效的健身技法。在此所說的健身技法就是各種用手操作的身體調理技術，例如按摩療法、神經肌肉療法、針灸和穴位按摩、電刺激和指壓按摩等。我在本章結尾對幾個主要技法有進一步說明。

❖ 胃腸道問題：噁心、嘔吐、腹瀉或便秘

很多患者發現單純的散步是避免噁心的良方。研究資料顯示：針灸有助於解除化療期間的嘔吐，指壓按摩可減少化療期間和化療之後的噁心。[7]學習和運用指壓按摩其實並不難，不過你也可以用指壓按摩腕帶。市面上買得

到可刺激P6穴道的腕帶常被用在動暈症（如暈車、暈船）。腕帶內側有一個小按鈕，用的時後可依照包裝上的說明把按鈕對準P6穴道。把很小的針插到耳朵內的穴道也可避免噁心，而且還能把針留在耳內數天再拔掉。電動的針灸穴道刺激器材（例如針灸器和類似工具）也很有用。我們發現這些方法對許多患者都很有效。

假如你有嚴重腹瀉，可停止耐力和恢復運動訓練（此時務必不斷攝取流質食物以免脫水）。你可以繼續做低度的肌力鍛練、肌肉伸展及「指揮」運動。假如持續腹瀉，你應該找你的醫師或物理治療師商議，擬定一個你較能做到的運動計畫。再次提醒，如果放棄你的健身計畫，甚至包括化療期間，可能會面臨身體失調及體內毒素太多的風險，而且你的生活品質會下降，存活機率也比較會降低。

長久以來，運動已成為便秘的處方之一，事實上幾乎沒有研究顯示多運動可以避免或解除便秘問題。不過便秘顯然是臥床的副作用之一。假如你是臥床者，即使很緩和的運動（例如用雙手指揮或像走路般擺動雙臂）都可能解除便秘。腹部按摩也有幫助，肩頸按摩也一樣有效，這些都能刺激和結腸有關的穴道。[8]

❖ 骨骼轉移

如果癌細胞已經擴散到骨骼，你必須避免任何有衝撞力的運動，就像在恢復和耐力訓練提到的那些。請找醫師或放射科醫師幫你評估骨折的弱點，並告知如何防患。如果癌細胞在你的腿部、臀部或骨盆，可選擇踩室內健身腳踏車或游泳，而不要走路或跑步。[9]如果你想繼續走路，只要你不覺得痛，就以較緩慢或中等步伐走在平坦的路上；一旦感到疼痛，就應該換成室內健身腳踏車或游泳。要避免脊椎彎曲或扭轉，有些運動或瑜伽的姿勢常會有這類動作，衝擊力強的運動（如跑步）也是一樣。走路會痛的話，就改試游泳或室內健身腳踏車。如果癌細胞已經擴散到你的肋骨，做扭轉或彎曲動作要特別小心。

◈ 平衡問題

腦癌和腦轉移，或虛弱、倦怠都會讓你的平衡感受損。在這種情況下，你要開始用助行器走路，或騎室內健身腳踏車，但要請人幫你先確定坐好位置，或一直重複坐下和站起來的動作，可用一張有扶手的椅子為支撐。有些影片提供坐在椅子上可以做的運動。你也可以利用重心放在腹肌（丹田）的肌力訓練來改善你的平衡感。瑜伽、皮拉提斯、氣功和太極拳都有專門針對平衡的訓練。

◈ 倦怠

倦怠沒有理由不運動。運動反而是克服倦怠的最佳策略。運動時要小心，必要時要請人在旁邊扶持。可以加強恢復訓練，選擇對你最有效的有氧運動，且一開始的計時模式可採用需要中度或高度協助的建議。你可以交替進行你該做的運動和耐力訓練（一次只走10分鐘）。肌力訓練則從非常輕的啞鈴開始訓練，或只是爬樓梯，這些都可以讓你的肌肉更能對抗倦怠。

◈ 喘不過氣

如果罹患肺癌、肺轉移或肺積水，就可能會喘不過氣。物理治療師或護理師會教你呼吸控制技巧、漸進式肌肉放鬆法及如何節省精力，上述任何方法對你都有幫助。[10]也可學做瑜伽或皮拉提斯，這兩種運動都會教你呼吸方法，可降低你的焦慮、提升總肺活量，並打開你的心胸。

◈ 過重

每天做45分鐘的耐力或恢復訓練，一次做完或分成2至4回合。因為過重會讓關節承受太多壓力，要選擇不增加關節負擔的運動，例如走路、游泳或室內健身腳踏車，不可以做衝擊力高的跳躍或扭轉。肌力訓練對過重的人非常重要，因為它們能增強肌肉，那樣燃燒掉的熱量比脂肪還要快速。[11]物

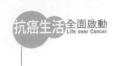
理治療師或教練會教你安全的肌力訓練。

❖ 神經性病變

許多化療藥物會導致神經性病變，或手腳刺麻，或麻痺及疼痛。嚴重的神經性病變會使你走路困難或無法跑步，而且會導致平衡失調。你可以做的耐力訓練應該只限於不至於讓你感到疼痛或難以平衡的運動。如果只是輕微的神經性病變，走路或爬樓梯都沒關係，嚴重的話就換成游泳或在水中走路（失衡時水會把你舉起來）。要注意別讓手腳受涼；神經性病變會讓你喪失對冷熱的感覺。你也可以騎室內健身腳踏車，尤其是臥式腳踏車，或採取坐式運動。緩和的肌力訓練可增進感染部位的肌肉功能。在布拉克中心我們的物理治療師用各種技術，包括紅外線「低能量雷射」療法來治療神經性病變。[12]

❖ 心臟衰竭

賀癌平凍晶注射劑（幫助過很多乳癌患者）可能導致心肌受損甚至衰竭，化療藥劑阿黴素（俗稱小紅莓）也是一樣。運動仍然對身體有益，但是你得留點餘地。做手臂、腿部或身體的運動時一定要採用心臟不受太大壓力的方式，例如肌力訓練和肌肉伸展。採用運動時間較短和休息時間較長的間歇訓練週期，對心臟衰竭的患者也能達到健身效果。[13]用室內健身腳踏車30秒之後休息3分鐘，或在跑步機上走60秒就休息等長或更長時間（如5分鐘），如此心臟不至於過度勞累，同時也能增進健康並提升運動能力。如果你把治療安排資料寄到心臟康復中心，該中心的醫療人員會幫你設計一套適當的運動計畫。物理治療師也會提供建議。

❖ 淋巴水腫

移除淋巴結的手術通常是為乳癌患者而做，這可能導致淋巴水腫的衰弱狀況，而腫大的原因是因為改變淋巴液的流動。其他癌症的患者做過放療或

動過手術之後也可能有淋巴水腫。過去認為運動會加重淋巴水腫，但並非如此。相反的，肌力和肌肉伸展運動（尤其是手臂）以及恢復和耐力訓練都能減輕症狀。在做這些運動時將手臂戴上壓縮袖套，如此可避免受感染部位可能因運動導致淋巴液增加而再度腫大。如果你的腿部有淋巴水腫，可適度走路或在水中行走。特別針對淋巴做按摩也有幫助。[14]有一份2007年發表的研究報告顯示，減重也能幫助乳癌患者減少淋巴水腫。[15]

❖ 疼痛

按摩、針灸和指壓按摩都能緩和疼痛，瑜伽亦然，特別是因為手術、壓力或焦慮導致肌肉緊張或失衡而引起的疼痛。選擇瑜伽或皮拉提斯，跟著訓練有素的教練做，通常都很能消除疼痛。

❖ 焦慮

瑜伽、按摩和其他身體療法可減少焦慮、壓力、倦怠和憂鬱。[16]瑜伽所教的呼吸法可化解焦慮。很多患者發現耐力和恢復運動讓他們發洩精力、減少焦慮和改善睡眠，睡得好就是克服焦慮的好方法。

❖ 骨質疏鬆

給乳癌患者服用的芳香環轉化酶抑制劑（Aromatase inhibitors），例如安美達錠（Arimidex）、復乳納膜衣錠（Femara）及諾曼癌素糖衣錠（Aromasin），會降低雌激素水準，因而提高骨質疏鬆風險。要克服這個問題，有服用這些藥物的乳癌患者應該要加強負重運動，例如走路或舉重訓練，並包括每天服用1,200-1,500毫克的鈣，及每天至少400-800 IU的維生素D。[17]請向醫師請教有關骨質密度測試的事，以確定你是否有骨質疏鬆問題。有用荷爾蒙藥劑，如利普安（Lupron）和諾雷德（Zoladex）注射劑的攝護腺癌患者也面臨同樣的風險，而必須採用同樣的運動和膳食或保健食品。

危機照護

　　假如你突然有感染、發燒或嚴重胃腸道問題，應該趕快諮詢你的醫師。一旦狀況解除，就可以將日常運動視為恢復計畫，並把它切割成5到6個短時段進行，每時段2至5分鐘，每段之間有較長的休息時間，而非連續做半小時。如果可以的話，即使在危機時期也試著做5到15分鐘的肌力訓練，不過別讓自己做得太過火，以免精疲力盡。諮詢你的醫師，以瞭解你做這些運動有何禁忌。

危機照護建議

繼續：肌力訓練，每次做5至15分鐘。
調整：恢復訓練，必要時採中度或高度需要協助的水準去計時和調整強度。
加強：彈性訓練，對於受到危機（如腿部血栓）影響的脆弱部位不要過度伸展。
注意：如受到感染、發燒、腸胃道有問題或過度疲勞，則停止運動並去看醫師；過度疲勞應該評估是否需暫停，或繼續但需提高警覺。也許有必要諮詢物理治療師。

做完西醫療法之後

　　你可能還記得第7章有提到運動可讓你從好幾方面去對抗癌症，包括控制體重和身體結構、降低腫瘤生長水準和增加抗發炎分子。一旦你做完西醫療法而進入緩解期（我希望），你就可以配合晝夜節律的健身運動全速邁向復原之路。這樣可以減少復發風險，並使運動變成你生活的一部分。如果你做完西醫療法而處於虛弱狀態，在你開始做耐力訓練之前，請先讓醫師做心電圖或其他檢測。一開始你的運動可以從10到15分鐘一節，總共至少做30分鐘。在身體虛弱時期，我經常建議患者做恢復訓練。使勁做間歇性有氧運動1到5分鐘，並在兩節之間休息5到10分鐘，這樣比接著做耐力訓練（時

間較長、較為緩和的有氧運動）更能快速恢復活力和身體狀況。察看你的體能水準，根據前面的描述，看你是否可以畢業，並晉級到更具有挑戰性的水準。

這也是維持健康的體重並甩掉脂肪的最佳時機。尤其乳癌患者更是如此，因為過重或久坐會提高復發風險。[18]想要減重的話，你得每天做45至60分鐘的耐力訓練，盡你所能且時間越長越好。不需要一次做完；分兩到三次做一樣有效。肌力訓練可維持或增長肌肉塊並能減輕體重，因為肌肉燃燒的熱量比脂肪更多。彈性訓練一直都很重要，它能讓你的肌肉放鬆以免受傷。肌肉僵硬也會降低活力。做完西醫療法的第一年，就是你真的要配合生理節奏投入各種健身運動的時候。

醫療後的建議

加強：耐力訓練，以達到理想體重為目標（特別是乳癌及攝護腺癌患者）。

加強：找一個適合你又讓你滿意的運動；耐力和彈性訓練是降低復發風險的最佳選擇。

持續：必要時就做有氧恢復訓練。

注意：在你一開始或要做進階運動之前，請教你的醫師是否需要做心電圖；確定你的指導員或教練有合格證照；經常做不一樣的力量和耐力訓練以避免運動過頭或無聊。

做完西醫療法的第二年，要規劃出一個可以幫你長期抑制癌症的運動計畫。假如你太胖卻又無法控制自己的體重，特別要持續做耐力和肌力訓練的主要動作。如果你已年過半百，要記得肌力訓練是對抗肌肉塊隨著年齡消失的關鍵。因為每個月都做同樣的例行性運動會讓人覺得很無聊，要嘗試變化，有時和教練一起做，有時去上課，有時跟著運動錄影帶做，甚至重新擬一個每天例行的運動計畫。

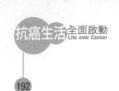

身體理療技巧：總結

許多被歸類為身體理療的技法已經為癌症患者提供很多解除疼痛和焦慮的方法。你可以把它當作身體護理計畫的另類支持，它們對症狀管理特別有幫助。

◈ 亞洲系統

在傳統的中醫，氣是生命的主要能量，它經由一套通路（稱為經絡）遍佈身體各處。這些經絡在概念上和血管相似，但實際上並非實體器官；從西方的解剖圖表找不到它們。在西方的用語，它們可能就是體內電阻的變異區。按照中國的傳統說法，生病是因為能量在經絡中受到阻塞。因此要治病必須處理經絡受阻的特定點，也就是穴道。可以用針、手壓或其他方法來刺激阻塞的穴道。指壓按摩對此特別有效，至於氣功或太極拳則可以刺激能量在經絡中流動。這個系統西方人雖然很難理解，不過有很多患者已經發現傳統的中醫療法可以幫他們減輕痛苦。[19]

另一個很重要的醫學系統是阿育吠陀──印度傳統的醫學系統。瑜伽就是從阿育吠陀發展出來的塑身系統，在本中心我們經常利用它來做彈性訓練及心靈調養工具，因為它能幫我們進入冥想和放鬆的境界。有很多種瑜伽非常能夠增強體力。指壓─瑜伽就是結合指壓按摩和瑜伽的一個系統。

◈ 皮拉提斯

皮拉提斯是約瑟夫・皮拉提斯（Joseph H. Pilates）在七十幾年前開發出來的一套系統。它的作用主要是增強體力和彈性，為身體和心靈兼顧的健身運動。它是我看過對於強化核心肌肉及按摩內臟以增進器官功能最有效的運動。最初它是為體弱者而開發的健身系統，目的在於幫助患者恢復健康。皮拉提斯利用特殊器材來增強力量，並對不同肌肉系統的使用開發其敏感度。把較小的腹部和脊柱肌肉纖維加以鍛練之後，較大的肌肉就比較能夠放鬆。

這對減少疼痛和抽筋非常有幫助。適用對象從臥床者到高體能運動員，這個系統可以說是最全面而完整的健身計畫。

❖ 拉筋

這個系統也稱為阻力伸展，為增強肌肉彈性而以最大幅度的動作來鍛練肌力。這個做法是基於兩個獨特的概念。肌肉的力量來自徹底伸展之後的收縮，且這個力量的大小與彈性呈正比。重複透過伸展來鍛練肌力，整塊肌肉的纖維都會跟著活化起來。除了可以緩和緊張，拉筋也能使身體、心靈和情緒跟著變化，進而促進全身健康。

❖ 芳香療法

芳香療法利用的是植物提煉出來的精油。精油乃植物中帶有香味之化合物的濃縮淬取，通常被用來按摩。精油與皮膚相互作用或被皮膚吸收之後對身體會有影響，就像用塞滿薰衣草的枕頭可以促進睡眠一樣。很多癌症患者發現有的精油對他們具有撫慰作用，有的人則用它來提神。不過嗅覺敏感的化療患者有時會受不了精油。假如你正在做化療，可能需要嘗試各種不同的精油以便從中找出你的最愛。

❖ 水療

溫水可以讓人放鬆，而泡澡可以減低疼痛。不過免疫力受到抑制的癌症患者做放鬆保養療法或其他水療時要特別小心，因為維護不良的場所可能變成致病生物的溫床。如果你的免疫力受到抑制的原因是化療、放療或手術，你應該避免去公眾使用的三溫暖，即使是只供家人或朋友用的也不要常去。

❖ 按摩

臨床按摩師（這裡說的不是一般在水療中心專門幫人家放鬆的按摩師）可以教你自我按摩的基本方法以幫你消除肌肉的緊張和疼痛。如果你自己按

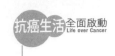

摩，千萬不能按到腫瘤周圍至少20到30公分的半徑範圍，因為理論上，直接按摩腫瘤會刺激生長訊號而使癌細胞轉移（在腫瘤以外的地方按摩不會促使癌細胞轉移，而且迄今並無研究指出按摩有任何問題）。深層的保健按摩，特別是對臥床者而言，非常有助於減低疼痛並能促進身體健康。

❖ 三溫暖

三溫暖對刺激免疫力能發揮一點作用。三溫暖會提高體溫，就像發燒一樣。發燒會觸動免疫系統的活力（這一點可能就是它有助於抑制癌症的原因），其效果就像癌症治療採用的熱療法。[20]有些研究顯示，利用人為方式提高體溫可以活化免疫細胞，[21]或釋出與發燒有關的蛋白質（急性期蛋白，例如鐵傳遞蛋白）。[22]三溫暖在許多國家都被用來促進健康，其效用包括消除疼痛和放鬆。研究顯示三溫暖對習慣用它的人通常都很安全，但是有些人必須有所顧慮，包括有心血管問題的人、不習慣洗三溫暖的人以及可能會被感染或脫水的人。[23]如果你太過疲憊或身體虛弱也應該小心。所有洗三溫暖的人都應該記得適當補充水分。雖然還得做更多研究才能證實，不過已經有人提出三溫暖可能會讓化療患者發生一種熱誘導的生理變化。紅外線蒸氣室在日本是最近研究的熱門議題；研究結果顯示它在許多情況下都對健康有益。[24]和一般三溫暖相較，它們更能增加核心溫度和能夠發出訊號來活化免疫功能的樹枝狀細胞。

❖ 物理治療／訓練者

如果你的身體在幾方面有嚴重問題，包括移動、平衡、活動範圍、疼痛或倦怠，就一定要去看物理治療師。因此，我們中心也聘有物理治療師以供這類患者諮詢，並幫助他們設計一套適合他們身體狀況、需求及時程的例行性運動，教他們做各種運動（即使是很簡單的肌力訓練也必須用正確的方法去做才能避免肌肉受傷），並監督他們的進度。如果你因罹癌而身體虛弱，物理治療師有特定技能可幫癌末患者設計一套合適的運動方案。

10 心靈照護：理論依據

　　就像地震來臨毫無預警，簡單一句話「你得了癌症」就可以粉碎你的世界，讓你感到茫然、困惑，甚至驚慌失措而幾乎窒息。驚愕、害怕、憤怒、難以置信、晴天霹靂、失落或麻木，這些都是接到診斷報告、得知癌症惡化或復發當下的正常反應。如果有人說他不在乎，別相信他！因癌症造成生活遽變而感到憂鬱，或擔心治療問題，或因生病顛覆了日常生活而生氣等，這些情緒反應在癌症患者當中十分常見，其實都是正常且值得體諒的反應。事實上，研究調查發現50%的癌症患者有憂鬱症，而且這個數字並不包括其他類型的困擾（如焦慮）。[1]但務必放心，因為你有可能重拾歡欣並充滿希望。本章將提供你一些工具來幫你強化內在資源、恢復你的情緒和心理平衡、使你在困苦時仍能抓到一點內在的力量而能沉著面對，幫助你重新回到精神飽滿及有活力的生活。

　　情緒低落、震驚和害怕似乎都屬於心理或情緒範疇，不過我在接下來的三章所提供的工具只涉及心理層面，即關於壓力反應的處理。確診罹癌就像在暗巷碰到一個武裝的傢伙想找你搭訕一樣，會讓你產生急性壓力反應。你的肩頸和背部肌肉都會緊縮，心跳也會加速，呼吸變得淺而急促。這些反應一再強調一個訊息，那就是真的有理由該提高警覺了。此時腦部會有反應。它會釋放出神經傳導物質（腦化學物質），經由下視丘—腦下垂體—腎上腺路徑，指示腦下垂體和腎上腺釋放各種壓力荷爾蒙，也就是皮質醇和兒茶酚胺荷爾蒙（我將在第19章說明它們對癌症的影響）。這些荷爾蒙都是「戰或逃」（fight-or-flight）反應的幕後主使者，它們對短暫的壓力（像在暗巷

碰到可怕的傢伙）有幫助，但如果壓力來自疾病且可能與你糾纏多年，那就沒什麼用。因為在那種情況下，壓力會帶來長期的焦慮和苦惱，其所伴隨的許多化學反應會促使癌症在你體內茁壯起來。這些和壓力有關的生物化學變化包括極高水準的某些生長因子、自由基、血糖、炎性細胞激素和免疫抑制因子。

我的妻子潘妮在芝加哥大學攻讀博士學位時，她的論文主要在研究剛確診罹癌的患者有何知覺反應。[2]根據她對20名癌症患者的深度訪談資料分析，結果顯示票數最高的就是以下五個常見的反應：(1)患者受到的驚嚇就像被敵對的外星人隱形式入侵一樣。(2)癌症讓人深刻感受到人生的無常和生命的脆弱。(3)癌症觸動我們對死亡的深刻認識，即使並非迫在眉睫。(4)過往對生命的可預測性和認知似乎全然粉碎。(5)癌症代表的不只是一種生物因子或診斷項目，對每一名患者而言，彷彿坐上雲霄飛車而開始進入一個極具挑戰性的癌症旅程及個人的冒險之旅。

抗癌生活的心靈策略（mind-spirit strategies）可以幫你管理不安的情緒、降低憂鬱和焦慮的症狀，並能控制你的壓力荷爾蒙。就像大腦可以觸動壓力荷爾蒙的釋放，心念也一樣可以讓它關閉。你可以學習放鬆和保持鎮定。你可以找到方法讓自己不只活著還能享受生命，並體驗祥和的氣氛及成就感。

上述理由應該已經足夠讓你有意願主導你的心靈策略，不過不只如此。首先，如果你能夠駕馭腫瘤生長因子、免疫抑制生化物質及導致壓力在你體內長期氾濫的其他化合物，你戰勝癌症的機會就會增加。[3]第一，你的心態將會影響到許多與治療有關的事，包括你是否追求最佳療法並堅持下去，是否積極蒐集有潛力的實驗性藥物的核准標示外使用及整合療法的資料，以及是否能堅守自己對抗癌飲食和健身的承諾。第二，感到無助或瘋狂的人是不可能完成任何事情的。如果你認為「我不可能做成任何事」，那可能就一語成讖。由此觀之，你的心境可能是自己最可怕的敵人，但也有可能是你最偉大的盟友。罹癌之後的你究竟怎麼想、怎麼感覺、怎麼反應及如何行動，這

些都可能影響你的康復。

不過，我要提醒的是，假如你試過這幾章所介紹的技巧之後仍持續陷在憂鬱和焦慮當中，那就得請專家協助；假如你過去曾被診斷出有憂鬱和焦慮症，那就更要特別注意這方面的問題。

本章將檢視我們用來教患者管理和克服壓力的一些技巧有何令人信服的科學論證。一開始，讓我們先打破可能阻礙癌症患者復原的四大迷思。

心理迷思

◈ 迷思一：「保持正向態度」

如果你像許多癌症患者一樣，出自善意的朋友或家人總是堅持「你必須保持正向的態度」；電視上的脫口秀、新聞節目及雜誌也定期發佈同樣的訊息。不過這個感覺就像道德律令的提醒，其實扭曲了心靈對癌症有影響的想法。你的心理會影響你的復原，減少複雜的身心連結而以「正向思考」指令替代，這是一種誤導和傷害。

原因之一，它並非科學上正確無誤的說法。像「正向的態度是復原的關鍵」這種過於單純的觀念其實並無數據支持。反之，接受情緒的宣洩並學習如何控制情緒比試圖否定它們更為健康。例如，根據一個對乳癌復發患者而做的研究，科學家發現不願意表達內心痛苦情緒的患者通常壽命較短。[4]

也許更嚴重的是，這種對正向態度的誤導性崇拜可能會產生責備受害人的心態。當然，「態度積極正向就可能長命百歲」的反面就是一旦你的癌症再度復發或惡化，你可能誤以為錯一定在你的態度不夠正向。我們一次又一次地看到這個想法對患者的傷害何其大。他們誤以為如果能早一天變得樂觀（即使悲傷和憂鬱本來就是癌症患者的正常反應）就可能改變自己的命運。事實上這種想法並不正確：當你想靠自己的反應來幫你延長壽命或降低復發風險之際，還有無數你無法控制的外在因素，包括你的遺傳背景以及不夠充分的西醫療法。我們未必知道為什麼有些患者比其他患者更能對抗癌症，然

而去責怪你對挫折（如聽到自己罹癌或像有些患者在化療失敗時的反應）的正常反應，實在是畫錯重點了！[5]

此外，用這種方式隱藏你的情緒會對健康造成反作用。快速平息心中不悅的情緒而以笑臉掩飾它，這意味著你並未走出悲傷的情緒而只想忽視它的存在。除非你承認自己有不安的情緒，否則你永遠不可能找到有效的工具來對付壓力。和一般人所相信的剛好相反，當你試圖忽視它的存在，悲傷其實會日漸增加而非消逝。[6]再者，如果你忍住悲傷情緒而不設法宣洩，會在不經意間讓正向情緒變得遲鈍。情感麻痺是 有選擇性的。

「正向態度」的真諦其實是希望和決心（和被迫的正向積極並不一樣）可能具有療效。真正的希望——在面對不確定性仍抱持一絲希望（如潘妮對它的定義）——支持你的決定去找最好的醫療並採用心理學、營養學和健身的計畫。它也可以在你能量減弱和速度變慢時仍然按計畫進行。另一方面，絕望可能是短命的預言。[7]

丹妮絲：絕口不談癌症

在日正中天的40歲，她被診斷出結腸癌，丹妮絲以為承認自己害怕就會讓病情惡化，因此避談和這個字眼有關的一切。她認為一說出口就會不吉利。她禁止她的先生、兩個學齡孩子和朋友說出任何關心或擔心的話語。結果（也許你可以猜到）每個人都小心翼翼避談內心真正的感覺而顯得很不自在，關係也因此日漸疏離。丹妮絲自己發現「絕口不談癌症」（如她自己要求的）實在很累。從未失眠的她現在經常徹夜難眠，卡在牛角尖當中使得她既無法停止害怕也難以接受事實。最諷刺的是，她越想驅除恐懼卻更加恐懼。

花了好幾個月的時間、無數的會談及兩次心靈策略輔導之後，丹妮絲終於承認自己執迷於維持正向態度其實無濟於事。諮詢過我們的心靈團隊之後，丹妮絲和她的先生一起坐下來做了一個難以啟齒但很誠實的會談，談到

他們對丹妮絲罹癌的感覺之後，彼此之間的那一道牆馬上自動消失。

◈ 迷思二：「統計數字已宣判病情無望」

要面對你有癌症的消息已經很不容易，被告知只剩幾個月壽命更有如晴天霹靂。誠如我在第1章說過，對患者如此宣判其實只是誤導，從專家的口中說出這種話更是一種傷害。再怎麼說都難以表達我的不以為然，因為那絕對是錯誤的思想和誤導，更差勁的是居然有醫師利用人口統計數據來推斷患者的命運。

這種陳述究竟有何依據？研究者針對一些（例如1000個）得了某種癌症的患者，其中有若干比例（如35%）過了一年還活著。當有人把這個陳述轉譯給患者聽，結果就變成得了這種病的癌症患者存活一年的機率是35%。還有一個研究顯示，某種癌症患者的存活期平均是八個月，因此當你被診斷出同樣的癌症時，醫師就說你的壽命只剩八個月。

其實統計數字無法適用於任何一名患者。統計學上的中位數表示有半數患者的存活超過八個月，但無法確知誰是存活超過八個月的那半數，或是少於八個月的那半數；也無法確知誰是存活超過一年的那35%當中的一名。因此我要重申在第1章我說過的話：這些統計數字和你並無多大關係，因為你是獨一無二的。告訴某人說他六個月後就會死，這不只是殘忍，事實上也很不合理。

我們中心的醫療人員曾經碰到很多在其他醫療單位被告知存活不到一年而極其絕望的患者。這個訊息可能會扣下生理死亡的扳機。有很多人承認聽到這種消息之後就選擇放棄可能改善病情或延長生命的治療。在此種情況下，這個宣告也許就變成預言。如果被告知存活不到一年對你的生活有不利的影響，或讓你不想治療，那醫師講的話就篤定成真。但令人驚訝的是，有許多被判這種死刑的患者卻在多年之後仍然活著。尤其是那些全盤接受抗癌生活飲食、健身、醫藥和心靈策略的患者，**你可能就是其中之一**。如果你的醫師給你一個令人震驚的預後（很多患者曾有此遭遇），你可以告訴你的醫

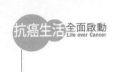

師：「那只是人口統計數字，你不可能知道我會怎麼樣。」然後開始對自己承諾一個完整的抗癌生活計畫。

有一個很引人注意的研究，它是以被宣判無可救藥、有癌細胞轉移的患者為對象。那些患者被分成兩類，有的積極投入自我療癒的臨床計畫，有的則否。研究結果顯示，第一類患者活得比腫瘤專業團隊所預測的還要長命許多。雖然這只是一個以22名患者為對象的小研究，但已足以說明你可以不必在意統計數字，應該做的就是讓自己全神投入一個全方位的抗癌方案。[8]

❖ 迷思三：「別再拖延，今天就做決定吧！」

撇開少數急診或緊急手術必須當下決定要或不要，你其實不太需要立刻做決定。可以給自己一點時間蒐集資料，和你的A團隊參考更多見解並好好討論。因為在診療結果讓你驚慌失措的當下，不太容易做出關鍵性的決策。

如果你在專家安排下馬上要進行一項重大的治療，可能會因為自己無法專注而對他們的堅持感到生氣。在你坐下來評估醫療或進行策略規劃之前，需要時間讓自己冷靜、專注和重新積蓄能量。除了真正的急診，我從未看到患者在為自己做重大決定時，因多等幾天、一週或兩三週而耽誤到復原或存活的機會。不過，如果你有任何出血，或有呼吸急促問題，或有第21章所列之醫療急診清單上的其他症狀，你的醫師催你去掛急診是對的，你應該聽從醫師的建議。

❖ 迷思四：「我的心理和我的醫療是兩碼事」

研究身心醫療的科學家最近幾年把腦的角色也帶入方程式，他們試圖瞭解心靈和健康的複雜關聯性，結果顯示大腦某一區的想法或情緒可以讓和免疫系統、腸胃道及身體其他部位有連結的神經迴路興奮起來。過度和失控的憂鬱會影響免疫因子、壓力荷爾蒙及引起炎症，這些都會影響癌症的發展和身體的復原。情緒低潮會激起炎性化學物質的浪潮而促動致命的腫瘤轉移。無法紓解的壓力也會導致胰島素水準升高而激發多種腫瘤細胞生長[9]（我在

第19章會談到此種生化方面的壓力）。不過，請記住，「保持正向態度」並非應付罹癌後免不了產生的壓力和憂鬱的最佳方法，儘管它們有生物性效應，你對疾病的正常情緒反應絕不是你會產生挫折感的唯一理由。

有人認為未經控制的慢性情緒問題有利於癌細胞的生長和擴散，這說法對癌末的案例可能太過簡化，癌細胞的侵略也許是病情惡化的決定性因素。雖然如此，當你正在為自己的生存奮力一搏之際，每一個影響癌症惡化的因子都值得探究。我曾經一再看到這方面的努力帶來不同的結果。

心靈照護對癌症的影響

心靈療法（mind-spirit techniques）在我們中心被納入核心醫療範疇，不像許多臨床腫瘤學只把它放在書中的邊註。我們覺得這些技術可以幫患者戰勝癌症。你的心靈對身體的影響就癌細胞而言，可能有利也可能不利。它可能幫你耐受醫療之苦，也可能讓你更容易有副作用，或改變你對化療的反應。因此，學到駕馭心靈的額外能力可能剛好讓你能夠僥倖存活。抗癌生活模式就是為此，也就是要利用每一種方法，包括傳統西醫、食療和量身調配的營養補充劑、健身方案和身心調理等，逐一擊潰癌症弱點。在我討論過心念的改變可能影響到疾病及其發展方向之後，希望你願意採信我在本章最後所介紹的心理技巧。

❖ 癌細胞生長

即使我們很希望它會發生，你的心靈還是不可能直接攻擊腫瘤；許願也一樣。不過心理因素對腫瘤的生長和擴散有潛在的間接影響力，因為情緒狀態和你的因應方式會影響你身體的生化作用，甚至分子因素及免疫系統的狀態。[10]再者，長期未紓解的苦惱會引起負面作用而改變腫瘤生長因子的活性和癌細胞轉移的細胞訊號傳導。[11]心理與免疫的關係**在心理神經免疫學有精關的説法：心智運作在神經元活動模式的自我表現會影響到免疫系統。**[12]快

速進展的身心科學領域已經發現我們的免疫防禦和荷爾蒙反應有一部分受到大腦及其分泌的化學物質所控制，這就是為什麼有高度情緒壓力的乳癌患者其免疫系統的自然殺手細胞活性下降了15%（根據前人研究結果），以及為什麼無法減輕焦慮的癌症患者其自然殺手細胞活性明顯較低。[13]自然殺手細胞（第16章有更多討論）就像生物學的小精靈，它們能吞噬血液中的腫瘤細胞，使其不再轉移。[14]我們當然不想看到這些細胞在工作中躺下來，因為自然殺手細胞的活性一旦降低，癌細胞就可能擴散，腫瘤也可能變大。不過，透過社會支持而降低壓力可以提升自然殺手細胞的功能。[15]1999年有一個研究在回顧19篇文獻之後，發現有高度社會支持的患者（特別是癌症患者將其視為可信賴及有益的支持）自然殺手細胞消除癌細胞的能力也較強。[16]同樣的，患者練習漸進式肌肉放鬆（稍後在本章說明之）一個月之後，自然殺手細胞的活性增強了30%。[17]

壓力對癌症的惡化有其他的直接影響。有一種叫做VEGF（血管內皮生長因子）的物質會刺激腫瘤生長和擴散所需的新血管。根據2003年的一個研究，情緒困擾越嚴重的卵巢癌患者，其VEGF水準比那些感謝有高度社會支持而較能面對自己疾病的患者還要高。科學家的結論就是「壓力對卵巢腫瘤的惡化有直接影響」。[18]

❖ 醫療副作用

研究者曾經估算，大約有三分之一癌症患者在化療早期就放棄，因為身心之苦讓他們無法耐受整個療程。[19]在全部療程結束之前就停止化療會減低你進入緩解期的機會。[20]有許多因素一定會影響到能否堅持做完化療，不過在此我的焦點只放在你自己能做的一件事。[21]

我們通常會想到用更多藥物來控制副作用，不過心理技巧可以是有效而安全的附帶做法。噁心和嘔吐（化療最可怕的副作用）通常會用藥物來克服。不過，漸進式肌肉放鬆訓練加上引導式心像法（guided imagery）已經證實對於控制患者的噁心和嘔吐在頻率和持久性方面比單純用止吐藥

更有效。[22] 心理技巧也用來控制預期性噁心（即在化療之前一想到它就覺得噁心）。[23] 這沒什麼好訝異，因為預期性噁心來自心理作用，它對環境的關聯性會有所感知，例如患者一碰到和化療單位類似的景象和氣味就會覺得噁心。2000 年發表在《腫瘤學》（Oncology）期刊上的一篇論文曾提到催眠可以消除有些患者的噁心和嘔吐問題。系統減敏感法（systematic desensitization，我在第 11 章會解釋的一種技術）對預期性噁心也能有效抑制。放鬆策略和聚焦式心像法也有類似效果。[24]

❖ 生活品質

當代癌症照護很遺憾的一個現實就是有太多患者默默忍受嚴重惡化的生活品質。有許多人不太好意思承認他們情緒不安，而醫師都不太能夠察覺（或許認為癌症患者焦慮在所難免而不在意此事）。[25] 因此，在布拉克中心我們用一份已經被驗證過的生活品質和幸福問卷來辨識每一名患者可能追求的目標，試圖瞭解我們可以提供哪些工具來滿足他們的需要。許多心理治療策略（有團體型和個別型）可減輕癌症本身或治療所引發的情緒問題。結合放鬆和心像法可減輕乳癌患者在放療期間的壓力。社會心理活動可改善患者對自己不熟悉和複雜的癌症議題之應對能力，也能平息情緒焦慮和減低孤獨感，甚至能強化生理功能。[26] 例如根據 2004 年一個研究，一個為期十週、利用認知行為療法對早期乳癌女性患者而進行的壓力管理計畫，不僅使參與者的腎上腺皮質醇濃度降低，也使她們的幸福感提升。[27] 有一份率先在 2007 年發表的研究發現，生活品質（尤其和社會支持、孤立和在日常生活需要幫助應對等方面有關的事）對肺癌患者的存活有顯著影響。一個切實的提醒：在對付癌症方面，你的 A 團隊本身就是特效藥。[28]

❖ 避免嚴重的併發症

我曾在一個公開的演講說過：「人通常不是死於癌症，而是死於癌症的後果。」我仍記得當時有一年輕婦人聽到之後驚訝的表情。傳染病（主要是

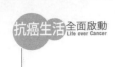
肺炎和敗血症）是癌症患者致死的主因。情緒壓力讓你更容易死於傳染病，尤其是接受西醫療法之後，你對病毒和細菌病原體已缺乏免疫抗病能力。

有些情況會使免疫系統受損，包括受到嚴重威脅、遭遇困難仍不屈不撓、輕微但持續性情緒低潮，以及令人煩惱的生活瓦解。[29]幸虧有心理技巧可幫我們恢復一點抵抗力，例如結構性的放鬆訓練、增加社會的支持，以及一種叫做「表達性書寫」的過程。[30]這些過程會使負責防衛和對抗感染的淋巴細胞和輔助性T細胞的總數增加。

綜合心靈調理計畫

經過上述簡短的科學巡禮，可見心靈上的調理對癌症患者能提供很多幫助。問題是你該如何選擇？根據臨床經驗，我們以5個R為基礎而制訂了抗癌生活的心靈調理計畫：

1. 恢復（Recovering）冷靜並設法安定情緒
2. 重建（Reestablishing）內心平衡
3. 再聯繫（Reconnecting）社會支持網絡
4. 重獲（Restoring）對症狀和副作用之控制能力
5. 再活化（Revitalizing）自己的生命並改善自身處境

上述每一項計畫都關連到癌症患者面對的特定問題，而每一個問題都有與之相關的特定心靈調理方法。在此我要逐一檢視上述五點，至於核心計畫和基本技巧會在第11章談論，第12章則討論該如何針對特定需求量身設計一套個別化的計畫。

◈ 恢復冷靜並設法安定情緒

恢復冷靜是所有心靈調理方法中最基本的策略。你會依靠一些方法（例如可讓自己放鬆的腹式呼吸、漸進式肌肉放鬆，以及當你在處理癌症狀況的

起伏時腦海一再出現的舒適空間心像）來幫你做好準備，以面對一再重複（如乳房X光檢查）的醫療程序；當你躺在儀器環繞、充滿壓迫感的平臺上接受放療之時，這些方法可以幫你放輕鬆，或幫你面對壞消息（如癌症復發或腫瘤惡化等）。[31] 能讓你恢復冷靜的技巧也能幫你抑制預期性噁心。例如，在2005年發表的一份研究，顯示受過訓練而能在心像治療下做漸進式肌肉放鬆的乳癌化療患者比較不會有預期性和化療後的噁心和嘔吐、比較少憂鬱現象，以及比用藥物控制的患者較少對他人產生敵意。[32]

◈ 重建內心平衡

確診罹癌可能使你幾乎每天都觸碰到情感的地雷區。只要一有疼痛就懷疑這會不會是癌細胞擴散的徵兆？癌症對你的事業和家庭索取過路費，使你擔心自己在經濟和身心方面都過不了關。治療引起的副作用讓你懷疑受此折磨是否值得。你可能擔心癌症復發，也可能擔心自己的另一半受不了你手術後不成人形的模樣，於是躺在床上輾轉難眠。

有許多技巧讓你可以重新找回平衡點並能面對這些挑戰。利用表達式寫作，你可以在完全私密的情況下傾瀉自己的想法和感情。另一個技巧可讓你辨識「思想扭曲」和那些毫無必要、只會擾亂痛苦感覺的弄巧成拙的胡思亂想，而幫助你學習如何重組這些想法，使其反映到比較正向的現實。重新成像（Reimaging）可以轉化令人害怕的意象，例如把你對X光的認知從危險且具有破壞力的壞印象轉化成具有療效的希望之光。有系統的檢視你的生活，找出讓你感到滿足和不滿足的根源，如此可以讓你的平衡點慢慢移向滿足的那一端。

我們教患者的平衡技巧就是打定主意要做很多醫師（或大多數社會）所蔑視的事：否認。當你面對一個嚇人的診斷會想要逃脫它對你的影響，這是人類的天性。我有患者說過這樣的話：「我覺得沒什麼，癌症不可能都那麼嚴重。」「這只不過是另一個腫塊，其實沒什麼好擔心！」「醫師認為已經完全解決」以及「醫師也有錯的時候，診斷可能有誤！」對壞消息的嚴重性

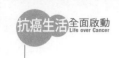
不予重視是我們採用的方法之一，那是在面對逆境時團結一致的自然策略。儘管它是壞消息，調適性否定可以在一開始發揮效益、有助於抑制焦慮，並讓你仍然可以過常態生活和例行活動。拒絕接受壞消息就是沒什麼值得避而遠之！至少它是一個讓你不逃避必要醫療的權宜之計。

舉例而言，調適性否定可以讓我們產生「正向錯覺」。[33]有一個結腸癌患者曾經告訴我：「既然斷層掃描確定我肝臟的腫瘤並沒有繼續長大，我應該還可以繼續做自己在做的事。這樣腫瘤也許永遠不再長大。」這對有病在身且正進行適當治療的患者而言，其觀點並非全然難以置信。再者，對病情極具挑戰性的者患而言，這其實是一個相當正面的處理方式，因為癌細胞擴散到肝臟的患者通常都被告知預後不良。我很高興看到有人選擇不要全神貫注在自己的病況，否則患者會極度焦慮，甚至絕望致死。

我要給你一個有關健康錯覺更詳細的實例。芭芭拉罹患類纖維瘤已經有好幾年。當她被診斷出卵巢癌之初，一開始她認為那只是另一個必須消除、很單純的類纖維瘤。她說：「我曾經歷過類似情況，對這一小團異常的細胞我不會有什麼特別的想法。你知道，日子總是要過下去的。我已經過了四十年健康的生活，我期待再活四十年。」

芭芭拉對卵巢癌這種難以接受的事實採取否認，這是她迴避災難性思考的能力，正是調適性推理的一種形式，在心理學被稱為認知重建，如此可在她絕望時提供她所需的情緒緩衝劑。這給她一個防護罩，使她不致受到壞消息的衝擊，可以讓芭芭拉不至於墮入憂鬱的深淵；否則，不僅會讓她的心理受到傷害，體內的生化環境也會變成免疫系統受到抑制及腫瘤生長被激發的狀態。只要你那「只是一些異常細胞」的想法不至於讓你拒絕改變生活方式，或拒絕對抗癌症所需的積極性藥物及整合醫療，那調適性否認就沒什麼錯，甚至相當不錯。那也是為什麼我們的心靈治療團隊會贊同我所強調的：強迫剛確診罹癌的患者去面對最壞的消息其實並不恰當。如果你要用調適性否認做為對付驚嚇的臨時性機制——就像說「我現在無法談論此事」或「我不認為那很嚴重」——就可以那麼做，尤其是當你需要恢復冷靜以思考該選

擇何種醫療的時候。我希望你可以利用這裡提供的訊息，要求你的親人或健康照護人員尊重你處理恐懼或絕望的步調。不過，我要鼓勵你，任何悲傷在適當時候一定要毫不猶豫地表達出來，你最好能說出自己如何熬過這些傷痛。

　　正向錯覺可幫你對付突如其來的病痛，並讓你回到一個新的平衡點。一旦找到那個平衡點，我希望你很快就可以向前邁進，並尋找更多可行之道，包括我在接下來兩章所描述的。

❖ 再聯繫社會支持網絡

　　支持團體是癌症地景必有的組織。大多數醫院都有提供，三十年來情況已有可喜的改變；過去癌症患者通常不想讓別人知道自己生病，更不願意和他人談論此事。現在有了這些只提供感覺良好的經驗的團體，不知是否能幫患者減少焦慮？還是可能引起更多傷痛？或真能扭轉細胞環境使它們變得更健康？加入支持團體的癌症患者能否提升存活的機率？

　　根據我從科學文獻讀到的資料，答案有肯定也有否定。[34]當科學家以隨機方式指定某些患者參加支持團體，有的則沒有參加，其結果並不一樣。有五個針對乳癌、皮膚癌、淋巴癌、白血病和婦科腫瘤患者的研究，結果顯示加入支持團體的患者存活期較長。[35]不過，另有五個研究無法顯示此種關聯性。[36]

　　值得一提的是，在五個沒有影響的研究當中有兩個研究顯示：社會心理療法既無法提高存活率也不能增進患者的身心健康。[37]換句話說，身心的受益只是短暫的。[38]在我看來，這些支持團體提供的心理療法顯然不能讓患者有所感，也不能讓他們更有能力應付癌症問題。因此也不可能讓患者體內的生化環境大幅翻轉成不利癌細胞的狀況。假如支持團體沒有作為而只是提供讓人放心、安靜的時間讓患者表達內心的悲傷、困惑或其他情緒，就不可能改變患者的身心健康；如果無法改變身心健康，就難以影響壓力荷爾蒙的平衡，或將生化環境轉變成對癌細胞不利；如果無法影響生化環境，那就影響

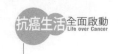

不了存活率。不過,如果支持團體訓練患者放鬆方法、壓力調適技巧、更有效的溝通方式及解決問題的能力,也許上述目標都能達成。在10個成員的支持團體當中,只有7個成員在心理上受益。七個當中有五個(占了71%)提高存活率。有一份發表於2008年關於支持團體的最新研究,他們利用介入方式讓支持團體不只提供支持和讓患者抒發情緒,也教患者做很多事,包括漸進式肌肉放鬆、增加日常體能活動的方法、健康飲食、對付醫療副作用之道以及溝通技巧。在這個研究期間,介入式支持團體(intervention group)在十一年的實踐過程讓死亡風險降低了56%。[39]

基於上述,可見沒有積極作為而只讓患者抒發情緒的支持團體不太可能增進參與者的存活機率。但是如果支持團體也提供一些技巧,讓參加者覺得身心更健康、更有控制能力、有更多社交聯繫,並能減少焦慮、憂鬱和孤立,而且還鼓勵參加者以比較健康的方式生活,那應該可以讓參加者更為長壽。[40]

❖ 重獲對症狀和副作用的控制能力

心理技巧能幫你對付醫療的副作用和癌症本身的症狀。舉例來說,許多研究顯示漸進式肌肉放鬆、催眠和引導式心像法可減低或消除化療患者的噁心及嘔吐。[41]其他研究發現,漸進式肌肉放鬆加上引導式心像法比單用止吐藥更能有效控制化療期間或化療後四天內的嚴重噁心及嘔吐。[42]

心理技巧也能減低與癌症相關的疼痛。[43]做過催眠或心像式放鬆訓練的骨髓移植患者,化療所導致的口部嚴重疼痛因此獲得緩和。[44]而聚焦式放鬆訓練、心像治療、催眠或這些技法合併使用可以大幅增進或加速手術後的復原。疼痛因此而顯著減輕之患者比較不需要用止痛劑;他們比較沒有併發症,且失血較少,消化功能也較早恢復正常,住院時間也比較短。[45]

❖ 再活化你的生命

「我確定沒邀請過它,但癌症給了我一個新的機會!」如果你剛被診斷

出癌症，這句話聽起來很怪。換句話說，如果你和我們一樣在布拉克中心經常和癌症患者相處，那聽到有人這麼說就不足為奇。為何有些癌症患者將其體內的惡性腫瘤視為「一個機會」或甚至為「一個意外的禮物」，並認為生病開啟了他們對世事理解的新視野？

　　讓我在此鄭重釐清一件事：癌症絕不是一種懲罰，事實上也不是一份禮物。而那些剛被診斷出癌症的人，或將進入癌末的人，或缺少社會支持的人都不可能視之為禮物。但如果你很幸運在罹癌之後能夠存活相當時日、有充分的支持且能面對日常生活的挑戰，而且還有機會回憶過往，那時你可能發現自己也會說出那樣的話。當你的生命面臨威脅，往往會讓你重新評估自己的目標、優先次序以及如何度過餘生。我們不斷提醒患者，最重要的就是去做真正要緊的事，也就是真的能讓你感到滿足、有價值和有意義的事。而且我們強調要在生活中尋找樂趣，那對每一名癌症存活者在能量及心靈提升上至為重要。雖然存活是癌症治療的目標，但大多數患者希望存活之外還能做更多事。有一名患者在信中告訴我，癌症如何改變她的觀點：「我們和非罹癌者的世界之別在於我們對生命的可預測性或對未來的控制不再存有幻想。我領悟到自己必須活下去，而且要讓每一天都過得很精彩！」

　　有些患者很努力想讓一切事情回到從前，並試圖發現過去和自己的關係（例如對自己有多重要，哪些東西可以帶給他們快樂），藉此來決定自己該如何重新開始。不過我發現大多數患者把罹癌當作正向改變的一個契機，包括關係的修補、重新和親友聯繫、重新思考自己的工作，或發現那些是自己真正樂於參與或從事的事。[46]這麼做並不容易，也無法速成。它需要在你復原之路的許多階段一再被檢視。但是我跟我們中心的醫療同仁一起看過無數患者這麼做：加強人際關係、嘗試去做過去一直想做但總是因故拖延的事，並承諾讓內心感到一片祥和，使自己能活得更好。

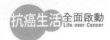

 抗癌生活核心
心靈照護計畫

　　怎樣才能讓你從受到癌症震撼的驚魂狀態回過神來？你需要設法讓自己平靜下來，讓遍佈全身的壓力荷爾蒙消除，讓自己有機會做個清倉大盤點，評估自己究竟還有多少選擇。你絕對還有選擇。本章就是要給你一些工具做這件事。當你開始修心靜養之時，隨時做記錄對你會很有幫助；也就是逐一記下你所做的事、你的感覺，以及在難過或困頓之際何種修養技巧對你最有幫助。請嘗試本章所提供的各種方法，其中對你最有幫助的則繼續採用。在 ₂₃₀ LOC網站找到可列印的記事表，請以之評估各種技巧的功效。

恢復鎮定並放鬆情緒

　　我想要幫你恢復鎮定，不只是因為鎮定的感覺勝過惶恐，也因為鎮定是你處理許多事情的先決條件，包括高度專業的資訊、對各種選擇做出好決定、重新找回正常生活、面對醫療副作用並抑制壓力荷爾蒙以免身體變成有利癌細胞增長的毒性環境。[1]

　　恢復鎮定的根基在於說服你的身體威脅已經過去，就像讓害怕搭飛機的人知道自己不需要再上飛機，壓力荷爾蒙就會大幅減少。光是聽說或想到自己罹癌就會讓你的身體產生劇烈反應、心跳加速、血壓增高、呼吸急促且更加焦慮，此時任何危險的徵兆對你而言都可能是壓倒駱駝的最後一根稻草。

情緒會誘發這些問題，同樣也會降低壓力荷爾蒙的分泌，相關狀況就像骨牌效應般跟著發生。此即身心醫學的理論基礎，放鬆技巧在恢復鎮定方面對你特別有幫助。

用來逆轉身體壓力反應的放鬆方法和大多數人聽到「放輕鬆」時會想到的並不一樣，它們和睡眠或看電視有所不同。真正的放鬆會緩和長期的緊張，讓你的感覺更靈敏、更專注，思慮也更清晰。無論你採用何種方法，應該讓它們變成你日常生活作息的一部分，而非馬後炮。放鬆的好處，就像大多數能促進健康的活動，是日積月累的，應該讓它變成一種規律性、每日必行的事。我建議你每天用30分鐘來練習本章所提到的各種方法。如果覺得那個方法對你無效或不喜歡，就改試其他方法。千萬別放棄！即使在一開始做起來有點笨拙或奇怪也不要中斷。而且，在做放鬆訓練的過程，如果心中恍惚或睡著了也不要擔心。這兩種反應都很常見。因此，千萬別氣餒，持續做到當你很神奇地感受到放鬆的那一刻，有一種放鬆和覺醒的狀態帶給你喜悅、專注、精力恢復和幸福的感覺，以及讓你的心跳、呼吸變慢，血壓也自然下降。

❖ 腹式呼吸放鬆法

腹式呼吸放鬆法（relaxed abdominal breathing）是三個基本放鬆技法之一，當你受到驚嚇或焦慮之際，它就像你很快就可以找到的安全港灣。當醫師或諮詢顧問在你緊張狀態下檢查你的恐慌徵兆時，你可能聽到他們要你「呼吸」。因為呼吸是心靈和身體最直接的聯結，呼吸作用可能是引導和維持放鬆最有用的工具。研究顯示呼吸放鬆法能促進免疫功能和控制血壓。[2]利用神經激發強度的遞減而提高腦部氧氣的攝取，深沉而規律的呼吸能幫你消除恐懼、焦慮和怨恨。[3]

1. 一開始，坐下或躺在一個能讓身體放鬆的地方。
2. 雙眼閉上或微張，注視一個小而靜止的物件，頸部放鬆。
3. 從鼻子或嘴巴深深吸一口清爽的空氣，再從鼻子或嘴巴把氣吐出來。感

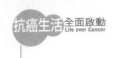
覺就像把肺部空氣全部吐光。

4. 用一隻手的手心輕放在胸部，另一隻手的手心輕放在腹部，以輕鬆、有節奏的方式從嘴巴慢慢呼氣及吸氣，甚至更自然地用嘴巴吸氣和用鼻孔吐氣。

5. 吸氣時放鬆的胸部會擴張，吐氣時則腹部收縮或恢復正常形狀。

6. 當你越放鬆你的呼吸速率就變得越慢。

7. 你會注意到，當呼吸變得放鬆而有節奏時，放在腹部的手會隨著吸氣和吐氣同步移動，至於放在胸部的那一隻手則幾乎靜止不動。

8. 如果恐懼和憂慮加劇，或當工作和計畫突然跳進你的腦海，你只需將自己的注意力回到呼吸，並讓它再度變得緩慢而深沉。專注於維持呼吸的節奏感，間距均勻地吸氣和呼氣。

　　有人發現計數可以幫他們找到舒適的呼吸節奏，但卻讓有些人更緊張。如果你想試，那就吸氣時從一默數到四，憋一下氣，然後再慢慢吐氣，並從一默數到五。如此重複做10次。有人覺得需調整呼氣或吸氣的計數才有效用，例如吸氣時數到五，而吐氣時數到六或七。如果每天練習，就會慢慢找到自己的節奏感，而這個技巧也就變得輕而易舉。雖然看似簡單，腹式呼吸放鬆法需要練習才會自然而不笨拙，所以務必把它變成自己日常修練身心的一部分，直到它成為你的第二天性，當你需要放鬆隨時都可以進入狀況。一旦精通此道，就能根據自己的需要去做，不但可長可短、可多可少，且隨時隨地都可以做。

❖ 漸進式肌肉放鬆

　　比起腹式呼吸放鬆法，漸進式肌肉放鬆（progressive muscle relaxation）需要較長時間和更持久的聚精會神才能做好。如果你正處於長期或復發的壓力和焦慮狀態，做這個練習特別有效，漸進式肌肉放鬆是根據你無法同時處於放鬆和緊繃的生理事實。透過你全身肌肉的逐漸緊縮和慢慢鬆弛，你會發

現身體變得比較放鬆。很多人發現當自己陷入長期緊張或失眠的痛苦時，漸進式肌肉放鬆是深度放鬆最有效的方法之一。其做法是：

1. 放下一切，讓自己有15分鐘做漸進式肌肉放鬆。可能你會覺得躺下來最容易做。

2. 從鼻孔深深吸一口氣，再從嘴巴吐出氣來。讓全身完全放鬆。

3. 很輕鬆地從鼻孔吸氣並從嘴巴吐氣。

4. 從腳部肌肉開始收縮，慢慢向上，數到10之後立刻放鬆。

5. 重複做這個動作，也就是從腳趾開始逐步緊縮到腳踝、小腿、膝蓋緊靠、縮腹、後背放低、手部、腕部、前肢、上臂、肩部、頸部、顎部、嘴部、眼瞼和前額都緊縮之後再全身放鬆。

6. 在從容的狀態下做這些動作，在肌肉收放之間深深吸氣之後再全部把氣吐光。

①
234　　在LOC網站有提供漸進式肌肉放鬆的文字說明，你可以自己節錄下來，或請人讀給你聽，直到你完全熟悉這套技巧。當你對這個方法完全熟練之後，就可以讓全身某一個肌肉群（例如整個手部肌肉，或整條腿的肌肉）同時緊縮或放鬆。這個方法很省時間，即使在忙碌中做這個動作仍然可達到放鬆的效果。

　　很多患者喜歡在「全身掃描」的同時做漸進式肌肉放鬆，如此以漸進式肌肉放鬆的順序檢視身體的每一個部位，並記錄身體有哪些部位隱藏著緊張或不舒服。注意：如果某一個部位感到疼痛，不要收縮該處的肌肉群，想像有暖氣或冷氣吹到那個部位而讓你覺得很舒服，或利用腹式呼吸來放鬆自己，並想像你因該處逐漸療癒而暗自欣喜。

◈ 舒適的空間心像

　　在舒適的空間心像（comfort space imagery）中，你想像的地方能喚起你內心的平靜、放鬆和安全感；那有可能是你喜愛的某一個地方，如公園之

一角，或曠野，或夢幻中的地方，或電影中的田園風光。我們中心有一個患者曾想像自己靠在獨木舟內，在兩旁有樹木林立且碧蔭遮天（也沒有蚊子干擾）的溪流中緩慢漂浮。

1. 開始想像有一種放鬆的感覺從你的頭部擴散到腳部。

2. 一旦身體完全放鬆，就想像自己進到那個舒適的空間。

3. 用清晰而栩栩如生的視覺、聽覺、嗅覺、觸覺和動覺去體會其中氛圍和細節。那裡有多溫暖？當時幾點？是充滿希望的拂曉還是寧靜的傍晚？當你環視周遭時看到什麼？或聽到什麼？有沒有感覺到陽光照射或涼風吹拂？是否呼吸到清新的空氣或聞到令人愉悅的芳香？你是獨自一人？還是有人陪伴？

4. 只要你喜歡或有需要，就盡情停留在你覺得舒適的空間，而且也可以從舒適空間帶著某種特殊的感覺進入當天接下來的時光或夜晚。

ⓘ
235　　請到LOC網站查詢介紹引導式心像的影片清單。

❖ 冥想

有很多形式的冥想（meditation）可以降低壓力反應並讓你放輕鬆，不過我只介紹我的患者用起來最成功的一種，稱為正念冥想（mindfulness meditation）。[4]在此種冥想當中，要專注於當下在心中浮現及立即出現在你周遭的每件事，並以不做評判的態度去注意每一個細節。如果你發現自己的心翻騰於過去的事或未雨綢繆，立刻把注意力拉回現況及當下你正在做的事。如此你會覺察到自己的起心動念既不受記憶的誘惑也不憂心未來。練習正念冥想（我要你趕快做這種練習，即使一開始每天只做5分鐘）能讓你的行為舉止變得更加冷靜及沉穩。

將你每天例行的許多活動變成這種冥想式覺察。例如，當你沖澡或泡澡時，注意肥皂的味道，注意當水沖到身體時的溫度和身體的感覺，以及當你擦乾身體之後全身舒爽的感覺。或在你洗碗時，只靜心觀察，不管水溫或碗

盤上肥皂泡沫出現的樣子，也不管沖掉清潔劑之後碗盤有多麼亮潔。甚至當你以有節奏的步伐在路上行走之際，專注在雙腳如何有意識地踩在地上，以及從容不迫地前行，注意你的雙臂如何在身體兩側擺動，這些都可以做為正念冥想的機會。有了充分的練習，就可以在很多有壓力的情況下啟動正念冥想。想找有關冥想技巧的參考書請到LOC網站查詢。

_①
₂₃₆

重建平衡

沒錯，平衡是有辦法重建的。除了面對讓人崩潰的消息要設法讓自己冷靜，既然你是一個想增進療癒和幸福感的癌症患者，對於「正常」也應該有新的認知。

❖ 表達性書寫

在表達性書寫（expressive writing）時，你只需單純寫出心中的困擾和非常私密的感覺。[5]沒人有必要看你寫的東西，甚至連你自己都沒必要讀它。這樣做能讓你發洩情感並減少緊張情緒，能夠面對難以駕馭的問題，和承認在情緒上很難接受的事。表達性書寫比較像讓你坦白面對自己而不是真的寫作。它也能讓你更能看清楚那些讓你震驚的問題。

1. 在一張空白紙上，接連三天，每天寫20分鐘有關你最痛心的問題，還有你最難受的經驗。

2. 因為本質上這不是寫作練習，可以不必擔心格式。目的就是讓你不斷地寫，不要停止，也不要擔心文法、用詞遣字或邏輯。只需毫不猶豫地寫出你的想法和感覺。

3. 毫不保留地探索你內心最深處的想法和感覺。沒有人會看它，假如你不想要的話，甚至連你自己都不必去讀。

4. 把你寫好的東西收在安全的地方。

5. 第二天，用一張新的紙，再寫20分鐘你最痛心的問題。你可以聚焦於

前一天的議題,也可另選一個議題。但重要的是要探索你內心最深處的想法和感覺。再一次,把寫好的東西收在安全隱密的地方。

6. 第三天,這是你的表達性書寫的最後一天,針對任何你覺得痛心的私人問題,毫不保留地寫出你內心深處的想法和感覺。你的議題和前兩天可能一樣,可能有關聯或完全不同。

7. 再一次,寫20分鐘之後,以你認為最妥當的方式把它收起來或丟掉。如果讓你緊張的心思再度浮現,我們鼓勵你再重複做三天的表達性書寫。

❖ 認知重建

認知重建(cognitive reframing)可以有意識和系統化地改變你對事件、社會互動、身體症狀和你自己弄巧成拙的想法,目的在於讓它們不至於自動觸及你的悲傷。在你確診罹癌之後就可以馬上做這個練習,並繼續利用它來幫你度過癌症旅程的每一個階段。

重建的根據是一種行之有年的療法——認知行為療法。其核心就是教人質疑直覺假設的正確性、思考不同的解釋並反思或詮釋弄巧成拙或不合理的事,並以適當的思維替代之。這並不是要你採用錯誤的信念(參見前一章的正向思考迷思),而是選擇積極而有可能實現的事。例如:不必假設醫師的眼睛瞄向走道的訊號燈就是有壞消息,你可以想醫師可能正在看剛發出聲響的呼叫器,或查看最新行程表以便幫你安排最有效的醫療。不必把挫折視為你命中注定會受苦的跡象,把它們重建成自己能駕馭的情況,你就一定可以度過這一切。

我們的思維如何建構和自己既有的經驗決定了我們對事情的情緒反應。事實上,每名患者對自己病情的感受都超乎實際病情。這種感覺和其內心的痛苦有非常密切的關係,我們在布拉克中心一再看到這種現象。[6] 例如,有一個確診罹患早期乳癌的婦人,她覺得自己生病是命中注定,為此悲痛欲絕

並深感無助;另有一名乳癌更嚴重的婦人,雖然同樣也關心自己的病情,但卻認為那是的可以駕馭的病,並希望早點治療以消除病痛。第一個婦人一直記得她母親的可怕經歷而失去戰鬥力;第二個婦人腦海想到的則是自己讀過的新療法帶給患者新希望的故事。利用重建,可以讓第一個婦人去除無助或絕望,而以另一種心情替代,讓她帶著活力、決心和希望向前走。在布拉克中心,我們發現有一個很基本的事通常可以幫患者做到這一點,那就是:如果你已年過三十,那你體內的癌細胞可能已經駐紮多年。健康的身體細胞和叛變的癌細胞可以和平共存多年。所以再把你的癌細胞想像成可以與你和平共存的對象。如同我對患者所說,為了要和癌症和平共存,你沒必要非得把它治癒或對癌細胞趕盡殺絕。

另有一個例子:一陣劇痛使你在半夜醒來。在確診罹癌之前,你可能認為那是肌肉拉傷或扭傷所致。而現在你對每一個疼痛、痠痛或灼熱感都被解讀成癌症惡化或復發的徵兆,這叫做災難化。在此情況下,也是一樣,只要利用認知重建去檢視其他合理的解釋,就可以把你從情緒的懸崖拉回來。

伊拉:和癌症對話

我有一名患者叫做伊拉,他讓我清楚看到認知重建的威力有多大。他曾確診出攝護腺癌末期且癌細胞已擴散到骨骼;一開始,他就決定和病魔達成協議。在他寫日記、每天的思考及靜坐的時候,都持續不斷和癌症對話:「如果你活下來也沒關係,只要你不再長大。」伊拉和他的「小腫瘤」(如他所稱)共存好多年。在他被其他醫師宣判死刑的十二年之後,伊拉告訴我,他覺得和疾病共存的觀念讓自己活得很自在。沒有把癌症看成不可遏止的腫瘤,他的觀念則是在健康幸福的生活當中持續抑制腫瘤的發展。和腫瘤對話讓伊拉覺得比較不擔心。他的認知重建變成平息焦慮的重要工具,否則一連串的生化壓力可能會讓他很困擾。

每個人需要找到自己和癌症和平共處之道。和你自己的「小腫瘤」建立對話管道是從害怕變成接受的可行之道。另外還有其他方法：

● 要理解你的疾病並不是你。不要想「我是癌症患者」，要告訴自己：「我是某某人（人名），一個確診罹癌的人。」

● 記得你可以讓它跑到存活曲線的外沿，而使自己成為存活者。有些患者挑戰自己的命運，已經執行抗癌生活計畫的你可以獲得許多讓存活機率提高的技術和醫療，所以沒有理由說你不能成為「異類數據」的一員。告訴你自己：「一旦我做了所有的正向改變，冷酷的統計數字就無法套用在我身上。」

● 當你發現自己陷在「思想扭曲」當中，或在復原之路遇到挫折而深感失望之際，就反問自己：「是不是把事情想得太嚴重而有情緒性的推論（假如將情緒反應反射到現實，就會因為你絕望而使情況變得沒有希望），或過度泛化（把一時的負面事件看成永遠這樣，或假設先前發生的事會再復發）」。如果有這個現象，最重要的就是要知道那是思想扭曲的結果。可以反問你自己：「有何證據指出這種想法的矛盾？有何其他解釋或詮釋？」保留思想扭曲的紀錄，讓你可以找到觸發它們的因子（參見LOC網站提供的自動化思考／再思考紀錄的工作表，可幫你完成這件事）。然後在它發生時趕快記錄你的經驗，把你當時的想法忠實記錄下來。好比說，一旦你看出思想扭曲發生在某種情況，就在它發生的路徑中途把它攔截下來。但如果此事繼續發生，可嘗試下列方法：

思想中斷——思想中斷（thought stopping）就是讓你故意徘徊在焦慮當中，但要設定好定時器，只能讓它持續發生一小段時間。例如，你決定只對癌細胞擴散這件事反覆思考十分鐘；思考內容包括自己有何感覺、如何反應以及做了什麼事。然後，時間一到就立刻停止。改變你的角色地位，對著你的座椅大叫一聲「停」，用你的手指輕打另一隻手的手心，或用手拍打桌面——做出任何戲劇性的動作，表示反覆思考的時間

已經結束。然後用任何一種放鬆技巧來取代這些思考。深呼吸、做肌肉放鬆動作或進入你私密、舒適且有撫慰作用的空間心像。然後去參加原本預定的活動。重點在於向自己證明這些練習可以讓黑暗停止，而且你隨時都能隨心所欲打破這些負面思維。你不會受它們影響。

重新成像——想起化療就可能讓你的思想扭曲？因為你把它看成注入血管或使你噁心的毒液。如果真會如此，那重新成像（reimaging）可以讓你用正面形象取代這些負面感覺。我們中心有一名患者，當她做磁振造影（MRI，審訂註：過去叫做核磁共振）時，無法忍受掃描機發出響雷般的噪音，她只好重新成像，把那個重擊聲想成一種醫療儀式的鼓聲。另一名患者則把化療想成注入身體清除癌細胞的草藥湯。有許多化療藥劑確實萃取自植物，這個重新成像和事實相去不遠。當你發現自己可能有思想扭曲時，最好讓心中一直出現某一個新的心理意象。

❖ 滿意度盤點

評量自己每天的活動可以讓你發現或提升自己感知快樂和對事情精通的程度。下表的滿意度盤點（satisfaction inventory）是用來辨識生活中正面事情的簡易認知工具。你需要做的就是檢視自己最近的活動（每天可重複做幾次）並記錄你在做每件事的過程感覺快樂及勝任的程度。要對自己大方一點。你要知道，因復原程度的差異，即使做些簡易的事都會讓你有很大的成就感。列出每個小時專注的事情，然後就快樂指數（P）和精通程度（M）分別打分數（從1到10；最低1分，滿分為10）。請注意情緒開朗的時刻、自己覺得有意義的事、分數高於5的活動以及哪些事讓你覺得活著真好。

這個紀錄對你有兩大幫助：它可以證明你雖因罹癌而受到現實的限制和挑戰，但仍能在特定計畫或任務中獲得成就感和真正的喜悅，另外它能讓你看出該把哪些活動納入每天例行的項目而讓你有新的活力感。

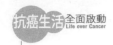

第＿＿＿＿＿＿週滿意度盤點：填入每日活動名稱及評分 以 P1 到 P10 表示最不快樂到最快樂；以 M1 到 M10 表示對某件事的精通程度			
時間	**週一**	**週二**	**週三**
6:00-7:00			
7:00-8:00			
8:00-9:00			
12:00-13:00			
13:00-14-:00			
14:00-15:00			
15:00-16:00			
16:00-17:00			

再聯繫社會支持網絡

如果你已經有自己的 A 團隊，那表示你已獲得支持並有社會聯繫網絡，這對你的身心健康和戰勝病魔的能力有重大影響。還有一些方法可以讓你接觸到其他癌症患者，讓你知道面對癌症挑戰的不只你一人：

● 想一想你生命中其他重要的人（除了你的 A 團隊之外）。他們和你或許已經失聯或疏遠多時，或已經離開你的 A 團隊但對你仍很重要。如果你想重建或加強和這些人的接觸管道，請你的 A 團隊幫你做初步聯繫（「喂！我是吉兒，李先生的朋友，他請我幫他打這個電話……」），這樣對你或許比較輕鬆。

週四	週五	週六	週日

- 試著畫一張新的聯絡地圖。也許你有一位做瑜伽認識的朋友，或一位業餘的全食物專家。你們從沒有太多共同點，現在你才知道這些「邊緣化」的興趣能幫你恢復健康。他們也許不會變成你親近的社交圈，但絕對值得納入你的聯絡地圖。

- 我認為在你的聯絡地圖有一個面向特別重要。大多數人和一些老朋友和家人已經失聯。有此經驗的患者多得數不清：因過去的關係而痛苦和受傷。可能是我們傷了別人，也可能是別人傷了你，確診罹癌提供我們一個全新的機會，也提醒我們修補關係、寬恕及尋求原諒是很重要的。我們在一生當中都曾經失誤和犯錯。就是這些弱點讓我們成為人類，而唯有努力改變和修補過錯我們才有可能完全療癒。在許多方面，撫平傷口

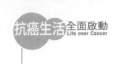
和復原一樣重要，它涉及的不只是我們的健康，還有人性及彼此的同情心。

● 考慮組織一個支持團體。如果你不是癌症支持團體的一員，在今日幾乎被視為不正常，雖然如此，我還是會保護你不受同儕壓力或任何強迫你加入的想法。完全看你個人的人格特質和社會網絡核心圈所提供的支援品質而定，也許你並不需要正式的支持團體，也許一對一的個別輔導對你比較合適。有些人就是不喜歡有支持團體，通常是因為他們不喜歡和陌生人分享內心的悲痛和困苦情節。有些人則發現這種分享讓他們感到安心，甚至有活力。要確定支持團體對你是否合適，請選擇同意或不同意下列敘述：

支持團體對你是否合適？
同意□；不同意□我很少談到我的癌症和治療，因為不想讓親友煩惱。
同意□；不同意□我的家人總想聽到好的一面，他們不想聽到我正處於悲傷期或情緒黑暗期。
同意□；不同意□如果我談到罹癌之苦，我的配偶、夥伴、家人和親密的朋友就轉移話題或試圖淡化我的擔心。
同意□；不同意□我的配偶、夥伴、家人或朋友在我面前似乎會掩飾他們的感覺，甚至不顯露自己的情緒或故意顯得很冷漠。

如果你有兩個或兩個以上的同意，加入有好領導者的支持團體可以讓你比較能夠安然和公開處理情緒上的困擾，並能與其他病友分享「罹癌」經驗而找到應變策略[7]（否則你也可以從一對一或家庭諮商得到安慰，讓你有更暢通的專用溝通管道）。如果能夠，可嘗試不同的支持團體，找到你覺得最合適的。你應該對該團體的領導風格、服務品質和觀點感到滿意，並至少有一人可以做為你和該團體的聯繫窗口。另一方面，如果發現其他成員的對話

和議題和你沒什麼關係，你在其中可能覺得孤立而多餘。例如，如果其他人的癌症類型和期別和你的差異極大，那個團體對你並不合適；如果你是癌症初期患者，那聆聽癌末患者或討論臨終議題可能讓你覺得不舒服。在此情況下，就另找一個團體。加入成員處境和你相近的團體會讓你比較有收穫。此外，也有人覺得在同性別的團體談論有關個人或親密的議題比較沒有拘束。

如果你不喜歡支持團體的做法，可以嘗試一對一的個別輔導。或是有公信力的組織主持的線上支持團體，它們可以提供每週一次的座談會而使你獲益良多。上線的好處之一當然就是你無需離開自己舒適的家。有許多組織經營此種支持團體，包括健康社群（www.thewellnesscommunity.org）、癌症線上資源協會（www.acor.org）、腫瘤論壇（www.oncochat.org）及癌症存活者聯網（www.acscsn.org）。欲尋找其他網站請參見LOC網站。

^①
245

凱蒂：支持團體改變她的生命

凱蒂，一位曾經被診斷出轉移性乳癌（第四期）的女性，因自己在化療期間的焦慮而十分痛苦。在我們的心靈團隊協助下，她瞭解到自己悲慟的主要根源就是離群索居──因為覺得在自己生活圈當中無人理解她罹癌的心路歷程。終於，她從一個癌末患者組成的團體找到了支持與情感發洩的途徑。七名參與者當中有五名是女性，其中四名是乳癌患者。所有人都已在我們的照顧下獲得抗癌生活醫療的一部分。因為這樣，凱蒂覺得這個支持團體很適合她。她和許多參與者在一起有一見如故和同病相憐的感覺。她告訴我：「感謝這些女人，我和她們幾乎一見如故，且能很自在地坦然相對，她們似乎都知道我從哪來的。她們讓我有空間去感受生命的脆弱，能夠排解我的恐懼，甚至自嘲那些較為怪異的經驗。幾次聚會之後，我就不再感到陌生或孤單。」

因為每名成員都採用抗癌生活系統，該團體幫凱蒂剖析某些特定的問題，把它們分割成數個可以駕馭的部分，並找到解決方案。一個由訓練有素

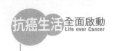

的協調者所經營的支持團體會產生漣漪效應：參與者在團體動力的激發下都更努力追求自己的治療目標，[8]也更喜歡有益健康的膳食、睡眠和運動。

❖ 恢復對症狀及副作用的控制

使用藥物不是消除疼痛、不舒服或醫療副作用的唯一法門。心靈技巧（特別是搭配自然物）可以治療、甚至預防許多疾病的症狀或醫療反應，而且不會有頭昏眼花、喜怒無常和使用止痛藥而導致免疫力下降的風險（在第13至19章都會談到自然療法）。在心靈技巧當中，我們的患者發現最有效的方法就是漸進式肌肉放鬆、腹式呼吸放鬆法和舒適空間心像（如前面所述）。本中心負責心靈療癒的同仁還有下列建議：

● 以音樂療法消除疼痛：例如，讓正在做結腸鏡檢查的患者聽音樂比較不需要用太多鎮定劑。音樂治療師可以幫患者設計一套療程，包括歌唱、哼唱、吟唱，甚至玩樂器（不必具備特殊能力）。[9]

● 催眠療法和自我催眠：在專業催眠師的引導之下，催眠可以讓你進入比較深度的放鬆及注意力集中的狀態，有點像引導式心像夢幻般的經驗──讓你比較能接納個人的療癒和寧靜的訊息。已經知道它能減少或消除許多患者在化療之前就有的預期性噁心及嘔吐。放鬆訓練和心像技法，就像催眠一樣，也可以消除噁心，且可以自己做。這些方法還能消除嚴重的口腔黏膜炎（藥物引起的口腔潰瘍）。[10]

● 系統減敏感法。這個技巧就是讓你用生動的心像放鬆自己以減低焦慮。一開始，把你害怕的事以及與醫療相關的事物和一套有程度差異的圖像聯結起來，從最不討厭的事開始（例如在診所附近找停車位）。[11]召喚第一張心像，讓心中產生特定的感覺和害怕，一直到圖像變得栩栩如生，彷彿你已置身於真實情境為止。當圖像一出現就開始練習放鬆，直到你覺得自己可以控制該圖像所引起的焦慮。然後換下一張圖像。例如，開車到診所並停好車之後，你也許會走進門口向櫃檯報到，然後進

入化療室，當護理師打開包裝袋時，你聞到了酒精味，並看著護理師開始注射。除非你在經歷前一張圖像的過程已經有信心讓自己保持放鬆狀態，否則不要換下一張。對整套圖像逐一重複練習這種技巧，直到這些圖像所引發的焦慮感完全消除。這個方法能讓你在經歷真實情境時維持冷靜和安心，能破除你的強烈憂慮與身體感知促動預期性噁心和嘔吐的情境聯結。它也能增強你的控制能力，使即將面對的醫療比較沒那麼可怕。下面的表可以幫你準備進入系統減敏感法。

系統減敏感法				
每一階段之描述	放鬆前之緊張程度（1=最低，10=最高）	使用方法	有信心即打勾	放鬆後之緊張程度（1=最低，10=最高）
1.				
2.				
3.				
4.				
5.				
6.				

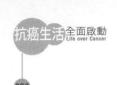

要把話說清楚，我並不反對使用藥物。飽受痛苦煎熬並非好事。止痛藥和止吐劑在醫療專業團隊的指導下，可以和心靈療法同步消除你的痛苦。一旦有需要對抗預期性噁心、嘔吐和疼痛及其他副作用，我鼓勵你先考慮採用非藥物療法。如果症狀和副作用更為嚴重，而心靈療法又無法解決問題，那你就用止痛藥或止吐劑，如嘔立舒注射劑、安定文（Ativan）、康帕嗪（Compazine）、止敏吐膠囊和卓弗蘭，或是天然替代品，如可消炎的薑黃素或抗吐的生薑。

重新活化生命

讓生命變得有意義、有目的和有成就感不需要有重大或是人盡皆知的成就，即使只需特別關懷到某些人際關係就能讓你感到意義非凡。你可以把握這一次機會，破除某些僵局和你過去功敗垂成的障礙，同時也認清和確認自己的內在資源和力量。

◈ 發覺好處

讓你去想癌症可能帶給你的好處似乎是很奇怪的事，但千萬不要馬上放棄這個可能性。你要做的是回想到目前為止的癌症旅程。自你確診罹癌以來，你所珍惜的事情有沒有任何變化（無論多麼輕微）？也許有支持團體曾幫助你而讓你有更寬廣的人際關係，或許生病讓你對日常單純的生活瑣事有更深層的認識，從色彩繽紛的秋葉，到仔細回味自己最喜愛的小說內容片段。你也可以嘗試新的活動，例如那些你老是「因為太忙」而無法去做的事。許多人發現做志工（對別人伸出援手使其過得更好）可以更能面對自己的處境並活得更有意義。到療養機構幫助別人、指導孩童、開設一個對別人有幫助的部落格，或在癌症服務機構工作也許正是你要尋找的滿足。有些患者也樂於撰寫個人歷史或口述故事。抽一點時間去做你多年前放棄的創新活動也能讓自己的身心更有活力：你年輕時是否喜歡畫畫或木雕，但卻為了生

計和家庭而中斷？把你生命中錯置而塵封多年的事情找出來，那可能是恢復生命力最有效的工具。[12]

◈ 改變觀點

緊緊抓住你人生旅途中這個較有意義的事，提醒自己並非只是一名「癌症病人」。我們在診所採用的方法就是鼓勵患者在一張紙上畫兩個圓圈，一個圈代表癌症，另一個圈代表你自己。一開始，癌症圈會矮化個人圈，幾乎整張紙都被它獨佔，就像它對你生活的影響。目標就是逐漸調整你的觀點，以便讓癌症圈與個人圈相較之下越變越小。不久之後，當罹癌的現實對你不再那麼有威脅感而你對它更有駕馭能力時，癌症圈就會縮小，最後它只是在紙上的一個小點而已。

◈ 意義建構

癌症會刺激你去重新檢視什麼才是對你最重要的事，對你最有意義的又是什麼事。我們對每一名患者強調，找到真正的意義可以讓你的心情恢復而轉化癌症的陰霾。但如何確知哪些事會帶給你喜悅和意義？也許你可以反問自己：「在我一生當中什麼時候最快樂和覺得活得有意義？當時我在做什麼？現在有什麼事阻擋我去做那些事？什麼是我想做而沒信心做的事？」尋找意義無需做革命性的改變。有時只需放下一些工作，就有空檔和家人共處，或拿起你一直認為無暇彈奏的樂器。有一名患者說她年輕時想當考古學家；在她從癌症復原期間，她到當地一家自然史博物館修課，並到離家數小時的野外進行考古挖掘。你可以回到前面的滿意度檢視單，開始搜尋自己的樂趣，以此評量你日常生活的樂趣和精通程度，並從指數超過五的活動開始實踐以尋找快樂。或單純反映出你的過往經歷，然後寫出你的人生故事，或拼貼出有意義的代表性事件。

在經歷過人生的大地震（如罹癌）之後，一種本能的卓越感很自然地流露在許多人身上。無論是靈性或神秘性的自我顯現，抑或在運動、舞蹈，或

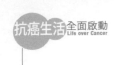

陶醉於工作而忘我的經驗，這個直覺可以幫你放大生命的意義。對有些人而言，這個過程顯示它可以和宗教性的根源有更深層或重新的聯結，或有神靈在引導的一種感覺。對其他人而言，感知靈性並不一定和宗教、自然能量、其他人的交流或承諾去修復我們的世界有關。有些廣受宗教及靈性人士喜愛的方法可以促進內心的和諧。各式各樣的靜坐、禱告、調息和慈善行為都是長久以來通往超然境界的通路。探索和你自己的宗教或精神信仰對話的通道，並選擇一些人和你一起分享這種探索，就能擴大個人精神面的成長。

❖ 策畫未來

邁向新生之路的關鍵步驟就是為自己開發一個正面的未來計畫。首先要寫下你的短程和長程目標為何。想不想看到自己在一年、三年和五年之後會變成什麼樣？簡短寫下你對這些景象的描述、利用視覺和聲音的分析，辨識你周遭的人和你當時關注的事，以及你會如何評量自己是否達到預期目標。（如果你比較喜歡採用書寫以外的媒介，可改用攝影、繪畫或影片來想像你的未來。因為你將透過創造性的心像來做此事，可採用任何對你有用的視覺藝術。）將來你會做什麼？會在哪裡？生動的細節描述讓你更能專注於未來目標。看到自己想要的那個自我是讓夢想成真最重要的一步。

讓自己每天有10到20分鐘例行性的正面想像時段，也許安排在放鬆時段之後。每一天加一個新的面向到你想像中的未來生活、健康和幸福。你將會慢慢創造出一個更完整、更接近自己期望的境界。這麼做可以加強身心靈和這個正面圖像的聯結，而讓你有強化生命的感覺。

12 個別化心靈照護計畫

　　癌症旅程的上下起伏點比股市還多，每一個新的高點或低點都帶給你不一樣的感覺，和心理及情緒上不同的挑戰。實踐前一章介紹的心靈照護計畫能幫你降低壓力並重新找回控制感；就像我之前說過的，每一個人必須找到對自己最有效的方法。但根據多年和患者接觸的經驗，本中心同仁持續發現一些方法可以讓你的心靈在復原之路的特定情境不會受到太多折磨。當新的診斷結果讓你受到極大震撼之際，此時的心靈照護和你在緩解期間所需要的並不一樣。

　　要讓本章內容發揮最大效用，必須先找到目前你在癌症旅程中所處的位置：

- **壓力臨界點：**可能就是你剛確診罹癌，或剛知道癌症復發，或你的癌症治療無效的時候。
- **治療準備階段：**就是你知道要動手術、做放療、化療或分子標靶治療的時候。
- **控制副作用：**就是在你治療期間需要用非藥物方法來控制醫療副作用的時候。
- **治療之後：**就是在積極治療後的調適階段，通常是在最後一次化療之後。令人驚訝的是，在此情況下的患者竟然會有相當壓力。
- **維持緩解：**能走到這個階段絕對是個好消息，但在緩解期也同樣有讓人擔心的問題，最明顯的就是害怕病情復發。緩解期也是你下決心從癌症奪回自己生命的時期。

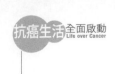

我會根據我們推薦的策略清單逐一介紹你在癌症旅途的五個里程碑，接著詳細說明每一個策略。每個患者的心靈需求都不一樣，也毋需用到每一種策略。選擇對你最適用的，但得願意先做實驗測試。

壓力臨界點：需要的工具及策略

叫暫停	給醫師的問題清單
召集你的A團隊	及時協調
評估個人的優先順序	全身掃描
評估精神上的優先順序	平息壓力反應
評估你接收資訊的最大極限	將災難性思維重新建構

◈ 叫暫停

你心裡有數，確診罹癌，或發現癌症復發，或得知其他惡耗都會觸動很大的情緒風暴。這絕對是你該傾聽自己心聲的時候：這些情緒是一種警訊，提醒你不要草率決定，也提醒你前進之前要先看清楚方向。否則，你可能發現自己沒有足夠的智慧去注意醫療細節，或冷靜評估醫療的抉擇。試圖消化那些迅速取得的資訊、你的診斷結果和各種醫療特性，這些都不應該做得太倉促。我看過有些患者確實很快就能參與複雜的醫療問題及策略的討論，但畢竟只有少數。如果你覺得自己彷彿浮沉在紛亂的情緒大海當中，面對令人害怕的決定之前，必須停下來讓頭腦清醒，否則可能會對自己的決定感到後悔。不要讓別人告訴你：稍微延後讓自己冷靜或聽其他意見，可能造成生與死的差別。通常讓你考慮做何選擇至少都有幾天時間。如果有人告訴你必須立刻決定，你可以毫不猶豫地問他為什麼，並向主治醫師問清楚短暫延後的後果為何。如果真有緊急狀況，通常在通知你的同時會建議你馬上住院。

當心裡受到**你必須馬上行動**的誤導，你會在誤解或資訊不足的情況下做

出選擇。例如，在2006年發表的一份研究，發現剛確診罹患局部性攝護腺癌的男性患者常因心裡困惑和資訊錯誤而苦惱。[1]那並不足以為奇。局部性攝護腺癌使你面臨複雜的選擇。有許多不同的療法，很難確定哪一種最好，而每一種都有顯著的副作用，包括性功能破壞。許多男人在面對令人困惑的醫療和副作用之後，會在恐懼、難以確定和想要有快速結果（即使早期攝護腺癌並非緊急，因為局部性癌症的成長相當緩慢）的情況下做了決定。大多數患者並未聽取其他意見，既不瞭解風險數據，也無法冷靜思考替代方案。

因此，假如你剛被診斷出腫瘤、病情惡化或舊病復發，但不像急症（如出血或呼吸短促）般緊急，我建議你暫緩做決定。先蒐集資訊，等幾天或一週，甚至二到三週，直到你恢復平靜再做重要決定。可以叫暫停。也許只是離開診所、遠離病理報告、掃描和實驗室分析資料深奧難懂的術語，或離開那些堅持要評估細節以便立即行動的善意親友。可以要求有自己的時間和空間，遵循前一章所描述的技巧，讓自己冷靜下來。對你的醫師也是一樣：不要覺得不好意思告訴醫師你需要時間來消化壞消息。一旦心中的恐慌緩和之後，你就比較能夠參與理性的討論，在大禍尚未臨頭的緊要關頭對問題有更清楚的瞭解，可以更理性地思考，也可能還有其他專家會提供意見。

給其他人的信。你可能發現，當你無法出門時，應該很慶幸可以請你的A團隊幫忙做點研究。這樣，你也會因為自己的親信正在聚精會神地探討你的症狀而感到安慰。一旦需要評估各種選項並做決定之時，你在資訊齊備下應該可以做明智的選擇。

因此，你毋需向每一個人說明自己為何不急著做醫療決定，也許你可以寫一封「叫暫停的信」，要求相關人士（那些積極表示或暗示你要趕快做進一步行動的人）同意讓你暫停。下頁有這封信的樣本，謹供參考。

以自己的方式面對臨界壓力。對於處理各種情緒和新的資訊都已經有心理準備之後，就可考慮用自己覺得最自在的方式來處理惱人的訊息。

● 獨自一人？

● 和自己最親近的人一起？

- 參加支持團體的聚會？
- 坐在舒適的椅子上？
- 躺下來？
- 參加劇烈的健身活動？
- 立刻進行並全力以赴？
- 利用零星及不連續的時間？

沒有對的答案。「對」只是讓你覺得不錯。當你想知道用何種方式處理診斷結果或挫折才會讓你覺得最自在，上面的檢查表可做為你的指引。

有一點需要注意：雖然延後幾天或一週可讓你做出較佳決定，這對你個人和從臨床角度觀之都很有意義，但拖延太久或無限期延期，後果一樣令人擔心。有些多年前就來過我們診所的患者最近又出現，如果能早一點做決定而非停滯不前，可能會有更好的結果。

要求暫停的信

親愛的 ＿＿＿＿＿＿＿＿ ：

剛收到令人震驚的診斷結果，請體諒我必須花點時間來處理、思考和整理自己的心情。我需要獨處 ＿＿＿＿＿（數小時、數天、一週或其他），讓自己暫時遠離與醫療相關的任何細節或癌症議題。如果你認為此時蒐集相關醫療選項或一般癌症資訊對我會有幫助，那就請你開始進行吧！不過，我還沒準備好閱讀癌症相關書籍或資料，也還沒準備好做醫療選擇。再過 ＿＿＿＿＿（多少）天，我應該比較能夠和你們一起討論我的醫療問題，以及該如何讓我的身體早日復原。

＿＿＿＿＿＿＿＿（簽名）

拒絕「醫學惡咒」（Medical Hex）。我在前幾章已經解釋過為何統計數字不能應用在你身上。雖然如此，有太多醫師把它當真，告訴患者活著的時日所剩無幾，或說他們的癌症「已無法醫治」。我不是波麗安娜過度樂觀

主義的信仰者。但是它的對照組——醫師對患者的死刑宣判，最後將導致我的朋友和同事——安德列‧威爾（Andrew Weil）醫師在其所撰《自癒力》（*Spontaneous Healing*，中譯本遠流出版）一書中提到的「醫學惡咒」的後果。[2]當醫療專家表明你的病有致命危險，他們的預後可能在不經意中增加了死亡機會，會先觸動極大的壓力反應，使你的免疫功能下降、生理受到創傷。也會癱瘓你對復原方案做出適當選擇的能力。毫無疑問地，如能消除專家的宿命論，則只要存有一絲希望就會鼓舞你而願意接受治療，並願意改變你的生活方式，事實上這樣就可能改善你的治療結果。因此，請不要相信你聽到的每件事！我看過許多患者的生命遠遠超過醫學惡咒的預告。真正的情況往往介於令人沮喪的宿命論和波麗安娜過度樂觀主義之間，建設性的溝通會帶來希望。告訴你的醫師那就是你要的。我有一名患者告訴她的腫瘤科醫師：「不要說我沒多久就會死亡，每一個人都難免一死！我想聽到的是如何才能讓我活得更久！」

❖ 召集你的 A 團隊

如果你已經採用抗癌生活模式，可能已有一組 A 團隊待命。如果沒有，現在就是成軍的時候。可依照第 2 章提到的建議去做。如果你邀請和你最親近的人扮演他們覺得自己最拿手的角色，但不要給他們壓力，那他們就不會有太大的心理負擔而更可能想幫你忙，如果不能反而會覺得失望。A 團隊的安排讓那些真正關心你的人化關心為行動，而非呆坐一旁覺得自己毫無用武之地。此外，有自己的 A 團隊會讓你心安。

❖ 評估個人的優先順序

直接把自己定位為照護計畫的掌舵者——如此可驅除所有的無助感——根據下面的評估表（布拉克中心患者問卷的部分內容）理出你個人的優先順序，每一次你的醫師提出新的醫療決定就做一次評估。就「你認為它對你有多重要」以及「有了它你會有多滿意」寫出你的評分。

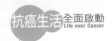
重要性	滿意度	選項
		活力和績效
		讚譽／感謝（例如，對你的工作）
		協同／關係（家庭、朋友）
		外表
		壽命
		慾望（libido）
		免於疼痛
		安全／安心（身體和情緒）

優先性
先對下列各項分等級，從1（最重要）到8（最不重要）。然後表明你目前對每一項的滿意程度，從0（最滿意）到3（最不滿意）。

克拉克：理出優先順序的重要性

　　克拉克在遇到他美好的續絃對象並和她結婚之前已喪偶多年。婚禮之後沒幾個月，他確診罹患攝護腺癌。有一位泌尿科醫師堅持要他趕快動手術。但是克拉克和她的新婚妻子無此意願，他們知道只要改變飲食、運動和生活方式保證能改善克拉克的健康，因此他們來到我們設在芝加哥埃文斯頓的診療中心。在我們的患者問卷中他填好了優先順序表，克拉克在「重要性」那一欄的慾望和關係標上「1」。這樣我就知道神經保留手術（在1980年代該手術仍然少有）對克拉克的幸福非常重要。否則，手術將會使他的靈魂隨著腫瘤切除。

　　我絕對相信醫師不應該完全根據最常用或最容易的作業程序來制定醫學決策。而應該設法讓醫療符合你的優先順序──但除非你告訴醫師你的優先考量為何，否則他們通常不會知道。即使附上你的清單，你還是應該讓醫師

說明他的立場，及認為那是你最佳選擇的根據。傾聽不同立場的聲音之後，再面對你個人已經瞭解並認定的優先順序，可以讓你更能把握自己的選擇和那些決定的好處及可能後果。

❖ 評量精神上的優先順序

請思考下列問題，以決定你在癌症治療期間是否願意你的護理人員理解或知道醫療之外的宗教信仰對你有多重要：

- 你是否願意討論宗教信仰在健康照護方面對你的影響？
- 如果是的話，是否想要醫師記住你的宗教信仰？
- 宗教信仰如何影響你的醫療決策？
- 在醫療期間如果受到痛苦的煎熬，什麼是支撐你的力量泉源？

利用這份清單來引導你和醫師或其他醫療人員的討論。如果你表明了對宗教信仰的堅持，也許需要和醫院的牧師、適當的神職人員或心靈諮商人員預約面談。

❖ 你接收資訊的最大極限

你是否想要密切參與你的醫療計畫、上網或研究過程，或參加癌友會，或涉獵醫學界的科學研究論文？科學及臨床資料是否讓你覺得心煩、緊張和困擾？如果是後者，讓你的醫師負責決定重大的醫療，或在A團隊中指定一位適當成員擔任協調者，讓他把醫師的話轉化成你可以接受、或聽得懂且能坦然面對的消息，這樣你應該會比較輕鬆。如果太多對你沒用的科技訊息讓你吃不消，那表示你已經受不了。[3]不過，資訊充足可以讓你覺得一切都在掌控當中，否則你可能會變得焦躁不安。你可以在「暫停」期間把這些事想清楚，不過要記得，在你邁向復原之路的上下波動過程，每一個起伏點的需求都不一樣。

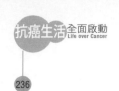

❖ 給醫師的問題清單

在每一次諮詢醫師之前，先搞清楚你需要從你的醫療團隊獲知哪些資訊，以便做出切實的決定。這方面你的Ａ團隊可以幫你。以下提供的建議能幫你引出有用的答覆。

● 醫師的診斷結果在醫學上怎麼解釋？

● 每一個醫療建議有何理論依據？

● 不採取其他醫療方案的醫學理由為何？

● 預期療效為何？

● 為何採取這種醫療和程序？

● 有何風險？以及醫療團隊對負面結果如何評估？

● 醫師還能提供哪些選擇？

● 醫師是否有無法提供的醫療？

● 如果醫師得了我這種病，會做何考慮？

● 醫師是否支持整合療法？

醫師的回答是吝於多談或令人鼓舞？記住，你有權利選擇一位尊重你個人想法的醫師。如果你的醫師並不尊重，或無法提供讓你滿意的回答，請你的Ａ團隊找一位能夠體諒你並對你的價值觀和優先順序表示支持的醫師。

❖ 及時協調

評量你的感覺並將它們標識出來，那會有意想不到的幫助，藉此你可以理出哪些情緒會把你緊緊扣住，而哪些情緒和這次生病並不相關。學會辨識自己的情緒，那對你、你的Ａ團隊和醫療夥伴之間的溝通會有幫助。

你現在的感覺為何？

| 害怕 | 無望 | 絕望 | 憤怒 | 憎恨 |
| 氣餒 | 困惑 | 茫然 | 尷尬 | 孤立 |

惱怒	焦急	憂愁	沮喪	喪氣
憂慮	無助	生氣	不信任	心酸
挫敗	不確定	難以置信	孤獨	與社會脫節
急躁	惶恐	悲痛	抑鬱	震驚
驚嚇				

持續寫日記對你可能有幫助。你會變得比較能夠坦然面對自己的感覺、承認它的存在，而且可能和他人分享自己的心情，包括你的醫師們，這樣就能夠自強不息而讓你步入情緒療癒之道。[4]

❖ 全身掃描

全身掃描和情緒及時協調有關，不過需要用到情緒緊張所造成的身體變化特徵。焦慮、生氣或絕望可能使身體某一部分肌肉出現不舒服的收縮，就像長期下顎緊縮或肩膀太緊。評量每一塊肌肉緊張的程度，並利用前一章提到的技巧，如漸進式肌肉放鬆、心像法或調息來放鬆自己。找出導致緊張之情緒根源，讓它浮現出來。面對它，並將其背後扭曲的思想加以修正（如果這樣有幫助的話，請在心理師的指引下進行）。

❖ 平息壓力反應

當你因壓力到達臨界點而叫暫停，這就是你需要做前章所描述的三種基本減壓技巧（腹式呼吸放鬆法、漸進式肌肉放鬆以及舒適的空間心像）的時候。誠如前述，在你復原過程都可以靠這些方法放鬆自己。如果你要找一個客觀的評量來確定自己所做的是否能改變壓力反應，或是你很難達到完全放鬆的境界，生物回饋對你也許有用。為此，你需要找一位受過訓練的生物回饋治療師，教你使用裝有感應器的特殊電腦設備，記錄你的皮膚溫度、肌肉收縮，甚至腦波圖以控制不隨意肌的活動，例如心跳速率、血壓和肌肉張力。當患者因電子儀器而分心時，生物回饋可以很有效地讓你對自動壓力反

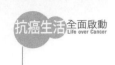
應有更好的掌握。它對於疼痛等慢性問題也有幫助，包括患者因癌症截肢而產生的幻肢疼痛。[5]

❖ 將災難性思維重新建構

危機可以輕易讓你對災難產生認知上的偏差。例如：如果你已確診有一個初期的乳癌小腫瘤，你治療後的存活機率很高。不過，如果你有近親死於乳癌，或你天生比較焦慮，你可能會誇大危機，一直到情緒上變得好像面對第三期或第四期乳癌患者般的絕望。在此情況下，你首先要做的就是找你的醫師或有權威的網站（如美國國家癌症機構：www.cancer.gov）做一個現狀核實檢查。如果你的害怕和病情有很大出入，請看第11章談到技巧的部分，檢視你的思想扭曲程度並參考認知重建的內容。即使你的病情很嚴重，也請你記住：現在可能已經有新的醫療選擇可以考慮採用，而且**統計數字談到的是研究群體，而非個別患者**。如果你需要再溫習這個重要的論點，請參考第10章的迷思二。只要你願意改變自己的生活方式和負面思想，積極嘗試最先進的醫療和完整的整合計畫，你成為長壽者的籌碼就會增加。

醫療準備：對抗疾病的工具和策略

認識相關醫療設施	支持團體
向醫療團隊蒐集資訊	撰寫問題之回應
準備給醫師的問題清單	睡眠誘因和技巧
與有經驗的患者組成雙人小組	個人心像錄音
加強自我平靜技巧	羅列實務支援清單

當你預定進行治療的時間逼近，如果你像大部分人一樣，你將會對疼痛、噁心及疲倦等治療的副作用感到憂慮。我在第29章提到的抗癌解毒計畫可以幫助你對抗治療潛在的負面作用，先閱讀這部分有助於你平靜並有信

心面對治療。你對自己能控制部分長期副作用的感受不論在心理及生理上都有好處。同樣的，在重大手術前會感到憂慮也是人之常情，以下的技巧將對你有所幫助：

❖ 認識相關醫療設施

熟悉比不熟悉較不會令人苦惱或不安；而一般人對化療和放療設施並不熟悉。事先參觀你將要就醫的相關設施，這樣當你踏進第一次注射或放療室時，那裡的擺設和相關技術就不會嚇到你。我們經常鼓勵即將到我們化療室就醫的患者先來參觀、認識我們的醫師和員工、和其他患者聊聊，並花點時間熟識我們像水療中心般的環境。我們發現讓患者在我們中心逛過一圈、看看藥局、診療室和其他設施，也看看診療時所用的藥物和技術，這些都能幫助他們降低緊張情緒，並使他們的第一次治療比較能夠順利進行。光是這個簡單的步驟就能降低你的不舒服和壓力。

❖ 向醫療團隊蒐集資訊

進行治療前拜訪你的醫療團隊能降低焦慮並減少不良反應，因此排好會面時程，以便參觀診所及拜訪醫師、整合計畫的員工（如果有的話）和幫你注射藥劑的護理師。診所通常對此都很習慣（或應該習慣），因此你不必擔心自己提出的要求是否太過分；你的醫師可以幫你安排。通常，診所員工會帶你到處參觀，你有機會見到負責說明你所關心的事及回答你的醫療程序問題的相關專業人員。這樣可以增強你的控制感，同時克服你的脆弱感。

到醫療診所參訪正是你討論抗癌生活計畫如何大幅降低副作用的好機會。利用有些心靈照護、膳食、運動和補充劑可以幫你在無需醫師介入的情況下達到很好的效果。不用說，當你正在接受放療時不必任何人的許可就可以做舒適空間心像的練習。但其他事，則需要你的醫療單位提供支援、合作或專業知識。例如，和你的醫師商量在手術期間用耳機聽CD播放的音樂或其他積極性建議。讓醫師知道你想嘗試減少抗噁心和嘔吐藥的劑量，而採用

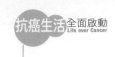

漸進式肌肉放鬆和聚焦式心像法技巧，這樣藥量的增加就不會自動出現在你的藥單上。或是你想增加用藥劑量，利用每一種預防措施，以減少副作用發生的風險。意思就是溝通才是關鍵。不要覺得不好意思要求護理師，在處理你的口腔黏膜炎時，讓你自我催眠，或做聚焦心像放鬆法（同時使用特定的保健食品），讓你維持最少的用藥劑量。要問手術後多久你就可以做第8章核心健身計畫所描述的運動。這些討論也能讓你瞭解你的醫療團隊對於整合醫療的感覺。

✥ 準備給醫師的問題清單

為了讓自己有更充分的準備，你可以簡要陳述（甚至預習）一套問題，以便在治療前或治療期間和醫療行政人員對談。你會碰到不同的團隊，分別負責手術、放療和化療，因此同樣的問題可能需要問好幾次。

- 計畫做多少次治療？為什麼？時間表確定了嗎？
- 可能有哪些副作用？
- 會用什麼方法減少副作用？

✥ 與有經驗的患者組成雙人小組

在我們診所，在患者的同意下，我們讓新進患者和一名「老兵」組成雙人小組，老兵很快就能理解新患者關心的問題，並提供對他有幫助的見解和實用的建議。請教診所的醫護人員是否能幫你找一名病症相當、能有效處理醫療問題且願意和你談話（可透過電話、面對面或上網等方式）的有類似經驗的患者。

✥ 加強自我平靜技巧

許多患者發現持續填寫自我平靜技巧的記錄可以用來評量不同技巧的功效。在你開始做化療、放療或醫師問診前，也許想要複製LOC網站上心靈

策略的個人記錄表。如果你每天填寫，數週之後就能夠從中判斷在哪些醫療情況下你的壓力最大，以及那一種技巧最能讓你減輕壓力。

❖ 支持團體

我們建議你在治療期間或治療之後加入支持團體，而非在確診後立即行動。在獲知惱人的消息之後，你可能難以置信且被各種醫療選擇搞得暈頭轉向，此時支持團體對你不太可能有幫助。[6]不過一旦進入醫療階段，你就比較能夠接納結構性的規劃，並能從中獲得幫助，因為這樣可以鼓舞你：(1)掏心置腹地表達自己的關心、害怕和生氣；(2)採用新的或更強的壓力因應技巧；(3)加強坦率及有效的溝通方式，使能和生命中最重要的人有更密切的關係，而避免孤立無援；(4)放鬆、重建認知和自我催眠訓練；(5)靜坐導引；以及(6)有機會和一些能體諒你不易找到歡樂時刻的人一起歡笑。你的診所可能有專為你這類癌症患者組成的支持團體。想評量自己是否應該參加，請參考第11章的問卷。

❖ 準備問題之回應

身為癌症患者，你有時要容忍來自朋友的不當意見，和熟識者要你服用他們在網路上看到有「治癌」標示的最新草藥藥方，或對你選擇的醫療方式有尖銳的批評，或告訴你他有一個親戚在診斷出和你一樣的癌症之後沒幾個月就痛苦致死（完全忽略了菲莉絲阿姨已經到了癌症第四期，且拒絕做任何治療，而你是癌症第一期，又正在進行各種合理的治療）。在這些遭遇之前，先想好如何以禮貌但措辭堅定的回應，並斷然表示：(1)你的醫療團隊已經研究出你的最佳療法，並已經採用最有力的整合醫療方法；(2)感謝他們的關切，如果他們還有任何問題或建議，請找你的A團隊負責回答問題的成員討論；以及(3)聽到菲莉絲阿姨的遭遇，讓你感到很難過，幸運的是，你的癌症診斷結果和她並不一樣。或者你可以寫電子郵件或部落格來防止類似意見再出現，說明你選擇的做法及其原因，並要求大家不要批評，而給你

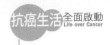

全力支持。再者，你可以要求大家不要再來電詢問近況，因為你很累，你的
A團隊對你的醫療和復原情形會持續公告週知。

❖ 睡眠誘因和技巧

在第11章我討論過睡眠的重要。化療患者可能會有長期的睡眠問題，
尤其是過去就有睡眠問題的患者。維持良好的睡眠習慣在治療期是必要的，
包括：每天在同一時間上床睡覺、白天做運動並在自然光下曝曬、把娛樂活
動移出臥房、小睡時間以20分鐘為限、如在床上輾轉難眠達20或25分鐘就
離開臥房，讀些無聊或有舒緩作用的書刊之後再回到床上。把臥房的燈關得
很暗，因為太亮會刺激大腦而讓你清醒。在上床之前一小時先洗個熱水澡、
養成固定時間上床的習慣、利用放鬆技巧（如漸進式肌肉放鬆、自我催眠或
舒適空間心像），或上床前聽輕音樂，別在接近上床時間上網，且別在上床
前兩個小時之內吃大餐。可考慮睡眠輔助藥物，包括褪黑激素（有強勁的抗
癌性質）。在此焦慮時刻你的醫師可能會開一些較新的安眠藥給你，但不建
議長期服用，最好還是用行為療法。

❖ 個人心像錄音

誠如我在第10章的討論，無論是催眠或是心像治療都能減少手術後的
併發症。許多市面上販售的CD或影帶能提供這方面的幫助；可參見LOC網
站。或者你也可以自己用個人訊息和早日復原的心願來錄音。這些錄音提供
的不只是單純的放鬆按摩法或令人愉悅的音樂；它們對你的身體做了溝通的
具體指令。無論是手術前在自己家裡，或在手術等候室，甚至在手術當中，
你都可以聆聽這些錄音，訓練你的身體將血液從手術部位引開，讓手術傷口
快一點復原，並減少噁心和疼痛。雖然你可能會感到不可思議，在你放鬆狀
態聽到這些建議似乎可以改善手術結果。[7]詢問是否可以把你覺得有幫助的
CD帶到手術檯，這一點也不過分。有些醫院會提供耳機讓手術中的患者聆
聽自己選擇的音樂。如果你的醫院沒有提供，可考慮向外科醫師要求自己帶

CD或數位播放器。

⊹ 羅列需要支援的工作清單

化療、放療和手術比較花時間，而且會消耗你的體力和情緒，這種情況至少會延續一陣子。須事先對交通、保姆、家務事和準備三餐，以及你負責的其他常規性工作有所安排。你需要協助的可能不只是化療、放療和手術期間，也包括恢復期。你的A團隊能幫你安排。務必請他們幫忙。

副作用管理：應對工具和策略

讓生理副作用極小化   **控制情緒對醫療之反應**

我們大多數患者得知有非藥物治療方法和有特定藥物可處理與化療有關的副作用（包括焦慮和情緒上的困擾）之後都很安心。並沒有唯一的正確方法可幫每一個人放鬆或自我撫慰。最重要的就是每天練習，理想上一天做兩次，每次15-20分鐘。在本中心我們建議患者早上做腹式呼吸放鬆法（不超過5分鐘），並整天每隔一段時間就週期性地做全身掃描練習。

⊹ 讓生理副作用極小化

聚焦式放鬆和漸進式肌肉放鬆可減少化療引起的噁心和嘔吐。可在化療之前連續做兩星期，並在治療前一個小時及治療之後連續五天每天做。催眠，如果你有精神科醫師可以幫你或教你自我催眠，當你有這些副作用時也會有幫助。[8]聚焦式心像和催眠或自我催眠已經被證實能夠有效控制口腔黏膜炎，以及化療引起的嚴重口腔潰瘍。如果你在治療期間有其他類型的疼痛，催眠是很好的選擇，聚焦意象和任何放鬆技巧亦然。舉例而言，有關呼吸的運動（如氣功）可以讓你在精神上凌駕疼痛訊號。甚至分心，它就像你的DVD錄放影機、電動遊樂器或吸引人的書一樣有幫助，因為愉悅的心境

244

可以阻擋疼痛的感知。[9]緊張和焦慮會讓疼痛更加嚴重,因此每天做放鬆操是很好的預防措施。如果你有持續性疼痛,告訴你的醫師,請他開比較強的止痛藥給你。值得感謝的是,現今的醫學規定醫師必須提供充分的治療,使患者不至於有難以控制的疼痛。[10]

對付預期性噁心的問題,這些技巧和系統減敏感法都是很好的選擇。你在LOC網站可找到相關腳本和說明。你可以自己做,也許可請A團隊的一名成員幫你讀腳本。也可以請你診療中心的精神科醫師幫你忙。因為預期性噁心屬於一種條件式反應(conditioned response),或許催眠能幫你切斷這個問題的關聯性。[11]

❖ 控制情緒對醫療之反應

如果你在治療期間有情緒性悲傷(這種問題大多很短暫)伴隨著緊張和焦慮出現。如果你相當健康並按照你的健身計畫鍛練身體,你的身體很快就會從「戰或逃」的壓力反應中迅速恢復過來。如果你的病情嚴重,或你所接受的醫療屬於侵入性或持久性,那你的壓力和緊張有可能是長期的。如果這樣,你就得勤快一點做第11章提到的技巧(例如冥想和呼吸技巧)讓你不至於負荷不了,讓你的身體在壓力的長期折磨下仍有餘力,否則可能會失能,甚至可能促進癌細胞的生長及惡化。

情緒也明顯能夠增加你對疼痛的感知。到這種地步你就會把疼痛視為身體受到威脅或失控的指標,而且疼痛會被放大。疼痛加上焦慮就變得更嚴重。如果你對自己的醫療和未來一直有焦慮感,可以去找精神科醫師或心理諮商師協助。

有些患者發現化療或放療期間常見的副作用(例如掉髮)對其他人而言似乎無關緊要,但卻讓他們發瘋:這狀況把「癌症患者」標識成異類。再者,光頭會讓你覺得過於暴露或脆弱。你可以預先規劃以避免有些苦難發生,例如訂製一頂看起來很自然、和你的頭髮很搭配的假髮,甚至在化療前幾週就開始戴。有些患者會戴頭巾、自己喜歡的帽子或棒球帽。參見LOC

網站以瞭解時尚的頭髮挽救方法。

如果你之前已經做過化療並發現自己有戰爭疲勞，千萬別沮喪！如同我之後會在本書討論的，有很多方面需要解毒，不只是先前治療所受到的化學污染，還有可能是心靈創傷引起的。當你覺得自己很難向康復邁前一步之際，別低估了心靈計畫的威力。它可以讓你挖掘到更深沉的療癒場所，及在心理上讓你持續奮戰之毅力。

治療之後：用來調適的工具和策略

支持團體	冥想練習
滿意度和精通度盤點	找到「新的正常生活」
未來意象和目標設定	發現或再活化個人願景

露西：解決療程結束的焦慮感

患有嚴重的轉移性乳癌的露西，還差一天就要接受最後一次化療。她自始至終完成化療療程──之後她就不再需要長途跋涉、不再需要擔心藥物反應，也不再有行程中斷問題──然而她卻感到莫名的緊張。她在第一次化療之前就很焦慮，但並沒有讓她感到驚訝，然而日漸恐慌使她在即將做最後一次化療時感到沮喪。一知道癌細胞已經轉移到肝臟，她就一直擔心癌細胞可能也轉移到其他器官。在她接受化療期間，至少知道有具體作為可以對抗癌症，而且一切都在診所員工的密切監控下。我們向露西保證，化療雖已做完，但我們對她的照顧並未結束。為了強調這一點，我們重新檢視她的整合計畫，把她移到下一個階段（腫瘤生長控制及抑制）的照顧，同時幫她排好例行門診時間，以便定期複檢並提供必要的支持。

露西的苦惱並非不尋常。[12]在治療期間，大部分患者專注在化療的問題

控制、臨床上的需要，以及因應副作用。他們總覺得自己正在抗癌而感到心安。等到化療及放療結束，卻有可能受創：想要慶祝一下，也想讓自己覺得沒問題，可以重拾舊日生活，但同時卻又感到不安和脆弱，因為已經不再受到醫療團隊的關注，也不再用化療藥物積極破壞癌細胞。治療結束後的幾個月，你可能開始懷疑：是否有可能（甚至想要）回到之前的生活？是否有可能恢復昔日視為理所當然的健壯？是否可能恢復「正常」的生活？許多做完西醫療法的癌症患者帶著憂慮離開腫瘤中心，最後能做的就是被動的等待和期望。當然，在營養、體能和精神上持續自我照顧的抗癌生活計畫就是為了降低癌症復發風險而設計的；你應該安心的是自己在伺機而動的遊戲當中並非被動的玩家，而是對抗癌症復發的積極參與者。

幸運的是，抗癌生活計畫中的心靈技巧（阻撓思想扭曲及避免災難化思維）在此復原階段也可以幫助你。一旦醫療結束，如果你有下列任何情況，或有更多問題，請不必感到驚訝：

- 因離開較有安全感的醫療、醫學監測系統和例行性監控而感到焦慮。
- 來自家庭、朋友和同仁的壓力，他們想要你回到確診罹癌前的正常生活、溝通和關係。
- 為了恢復例行性活動而讓自己有壓力。
- 害怕疾病復發，尤其是有莫名的徵兆和症狀出現時。
- 無法重新找回控制感、精明能幹，以及在家居生活、社區和職場上的優勢地位。
- 在體檢、掃描或驗血之前感到焦慮。
- 因需要重新找到新的自我形象而感到失落，並覺得自己有缺陷。
- 性生活改變、自我形象改變，以及對性慾之抑制作用。
- 很難重建一個新的自我和重新找回自信。

你對這些挑戰如何回應？首先，如果有人強迫你回歸「正常」（例如我有一名患者的先生告訴她：「你的癌症已經醫好了，現在我們可以回到正常

生活了嗎？」），你可以心平氣和但堅定地表明你不可能回到過去的正常生活，而且可能永遠都不會。光是這樣就是一種解放。如同前面列出的焦慮和擔心的來源，可以確定的是這些感覺都很正常。情緒悲傷不會隨著緩解而蒸發。所以當這個階段的治療結束，不必因為重新調適生活有困難而感到驚訝。有一些維持緩解（參見第29章）以及在治療之後監測你是否維持健康的策略。不過，即使你的反應很正常，此時該是讓其他心靈計畫開始發揮作用的時候。

◈ 支持團體

支持團體可能是癌症治療之後討論生活改善策略的理想場合。事實上，正式的支持機制在治療後可能要比治療期間更為重要。面對一直存在你生命中的癌症，以及想知道該如何管理不確定性的存在，和同樣有這種擔心的人分享也許對你會有幫助，或他們可以告訴你該如何克服這些疑慮。這些討論可以聚焦於解決問題之道——如何適應各種改變，包括你的身體、家庭、工作以及你優先考慮的事。可以討論有關身體以及性生活方面的改變，特別是做過乳癌、婦科疾病、攝護腺癌和結腸癌治療的人。隨著時間經過，自己累積的經驗也可以幫助團體中的其他人，幫他們找回自己的能力、生命價值以及和社會有聯繫的感覺。

◈ 滿意度和精通度盤點

在第11章已經介紹過，這是辨識確診後及治療期間可能錯置的特殊興趣和快樂的一個好方法。它可以幫你找到成就感和勝任感，讓你重新發現癌症之外的人生。換句話說，如果你發現自己的生活缺少讓自己滿意和有成就感的事，那就是你需要去找心理師諮詢、找人生顧問指引或找心靈導師談話的一個訊號。

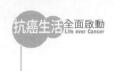

❖ 未來意象和目標設定

開始為自己想像一個積極的未來。你現在知道抗癌生活模式可以幫你降低復發風險。利用第11章最後一節描述的要點，你可以用安全感以及掌控制自己命運的感覺來取代失落感。

❖ 冥想練習

既然你的療程已經結束，你可以開始用放鬆訓練的練習來療癒心靈的創傷，而不只是放鬆而已。靜坐冥想能幫你恢復內心的平靜。有許多絕佳的冥想課程，你可以在當地的健康或活動中心找到上課的地方，有興趣的請洽詢 LOC 網站所列之本中心相關人員，或從書籍找到相關資訊（在LOC網站上也有建議參考書籍）。

❖ 找到「新的正常生活」

人類心靈的療癒能力非常驚人。一旦向前行，就不會回到舊有的「正常生活」，但是會開發出一個嶄新且更健康的生活。你會吃得更健康、有更好的運動，並讓自己從扭曲的思想中釋放出來。如果你沒有立即找到新的正常生活，那也不必悲傷。只要努力和耐心營造，它就會出現——也許有一天你會知道，當你專心在園裡耕種、在無雲的晴天釣魚，或與兒孫同樂之際，你整天都不會想到癌症。

❖ 發現／再活化你的個人願景

治療後的調適階段就是你開始讓每一個面向的生活更有活力的時候。復習一下第11章有關活化生命的部分。為了應付治療的需要，使得大多數人都沒有力氣找尋新的生活或改善生活計畫。但現在治療已經結束，你可以重新集中注意力。有一個起步的好方法，那就是寫下你確診之後的一兩個小確幸——也許對特殊友誼有更強烈的感覺。這可能也是參與新活動的好時機。

再活化可能是一個長遠和實現的過程，而現在就是跨出第一步的時候。

緩解：讓你生氣蓬勃的工具和策略

認知重建和思想中斷　　　　探索你的夢想和願景
冥想練習　　　　　　　　　尋找內在精神的意義
滿意度和精通度盤點　　　　重新燃起希望

我相信你不僅能夠提高存活的機率，而且還能在確診之後活得更生氣蓬勃。你不會處在生病的靜止狀態。現在就是為了你今天及未來最想成就的事而執行計畫的時候。這就像我的一名患者所說的：「心無旁騖地為奪標而努力。」你能做到的不只是熬過每天的激戰。「每一天都去發現一些好事，一些比較特別的事。」這是我的另一名患者說的。

◈ 認知重建和思想中斷

如果你在緩解期已達五年或更久，就會被視為痊癒者。但這並不表示癌症的衝擊已經從你的生命中消失。即使過了六年，患者仍然覺得不安心或不確定，會擔心復發而心中仍有陰影。當有一些無傷大雅的疼痛或其他癌症似乎復發的感覺，就是做認知重建練習的時候。誠如前一章的說明，要告訴你自己：「不知道我為何疼痛，明天一早我會找醫師看看。另外，有可能是昨天幫妹妹打包和搬書的關係。同時，我會做些肌肉放鬆訓練，然後進入我的舒適空間心像，這樣我就可以睡一會兒。」還有，找出思想扭曲的部分，並把它記在你的自動化思考／再思考紀錄當中（參見第218頁及LOC網站）。標注正確的解釋，使你能夠很嫻熟地從壓力所引起的思考轉為冷靜或至少比較中立的思考。思考中斷練習和重新成像可以用比較有生產力及理性的思考取代負面的自言自語。

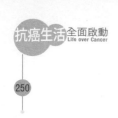
❖ 冥想

　　如果你還沒有找到一種規律性的冥想修練方式，緩解就是冥想練習的一個好時機。冥想靜坐是很有效的放鬆技巧，變成規律性的練習之後，可以引導你持續得到個人的成長、內在的平和、更為深沉和更為真誠的自我、洞見，並和更大範圍的現實有更深遠的連結。如同我在第11章提到的，冥想可以幫你鬆解你對過去事的焦慮和對未來的擔憂，使你更有精力活在當下。如果冥想看起來太過怪異，或不太符合你的生活方式，請記住有很多方法可以將冥想練習導入你的生活。無論你從事哪一種例行活動都可以讓你冥想聚焦，只要你的注意力全神貫注在那個活動或當下。在布拉克中心，我們和患者一起探索不同的冥想方式，例如虔誠禱告或正念靜坐，以尋找最適合自己的方式。我鼓勵你去探索這個可能性；列舉在LOC網站的參考書是極佳的練習參考。

❖ 滿意度和精通度盤點

　　在緩解期，重要的是要對生活目標、優先順序、未來規劃和生命價值的評價等方面做整體性的改變。有一名患者曾經告訴我：「我甚至不記得我何時開始投入工作，或我為什麼一直工作。」發現自己生活上明顯失調的癌症患者，意味著需要改變的時刻到了。如果讓難以忍受的壓力持續升高，那你的壓力荷爾蒙不只會破壞生活品質，也會增加癌症的復發風險。無論何時何地，只要做得到就得重新確認和建立自己認為有意義的人生目標。

❖ 探索你的夢想和願景

　　現在也是你該做個簡易盤點的時候。決定什麼是你生命中真正在乎的事，以及什麼是你可以不要的事。問你自己：「是否已經完成一直想做的事？要怎樣才能在癌症改變自己的生活之後仍繼續向既定目標邁進？」你感興趣的是什麼事？你有沒有想做但不知何故而卻一直沒做的事？你有沒有錯

過任何機會？這是你對那些曾經錯過的機會採取行動的時刻，而且可以像其他許多癌症患者一樣，將來還要用更新的投資方案向前邁進。

❖ 尋找內在的精神意義

你的精神和宗教信仰在哪一點開始融入你的癌症旅途？[13] 其實它們是無所不在的。你的精神和宗教信仰可能讓你有決心和毅力從第一次令人暈眩的診斷結果支撐到復原。精神和宗教並非同義詞，雖然對許多人而言它們互有關聯。精神是我們生命中超越日常工作而存在的一種元素，它能讓生命充滿意義和目的。確認自己的夢想並重新活化你的願景，那樣才有真正的精神意義。聆聽貝多芬第五交響曲可能是一種精神饗宴，感覺就像在夕陽西斜時坐在山巔欣賞落日，或和超越你的大我保持聯繫一樣。宗教依附在一個信仰和靈修的特別體系，而且通常會聯結到一個有組織的團體；至於精神總是沒有一套指引或感知的對象，而且沒有特定的信徒。信徒和牧師的深厚關係以及和禮拜的宗教社群相聯繫，對疾病療癒和患者的一切可能有極大影響。我鼓勵你去探索你的宗教根源。不過我也發現許多患者雖然沒有深厚的宗教關係，卻有很強的精神信念。

如果從確診罹癌到復原讓你更想重新接觸靈修或宗教，你可以在醫療照護專業當中找到資源。[14] 從醫院的牧師、社區神職人員或輔導員當中可以找到有同情心又瞭解健康和疾病的精神導師。藝術治療、音樂治療和舞蹈治療等都可以幫你探索作為癌症存活者在做人處事和生活方面更寬廣的世界。

❖ 重新點燃希望

癌症復發比確診罹癌更令人絕望。做完所有別人建議的事項，堅持熬過所有的醫療方案，做了多次的穿刺手術、化療並承擔這些後果，你仍然沒有完全擊潰癌細胞。此時你該找一個相信只要你的體內環境改變就可能戰勝癌症的醫師和健康維護團隊，以增加你牽制癌症的勝算。這也是你和一位有創意思考和能夠精益求精（亦即除了既有的方法，仍需更上層樓）的醫療專家

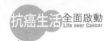
養精蓄銳的時候，他們都是能夠為你所遭遇的最新挑戰量身設計一套計畫的專家。

馬特：義無反顧地活下去

有一個罹患胃腸道間質瘤的年輕患者，他叫做馬特；他的初診腫瘤科醫師說他有可能活不到下一個聖誕節。值得慶幸的是，他的腫瘤科醫師錯了。不過馬特的醫療之路似乎像在礦區行走一樣迂迴，而非直達康復的旅程。在馬特發現癌症復發之時，他的身體已經有好多年沒有腫瘤出現。他的心情為此跌到谷底。面對癌症復發的患者其內在精力必須重新整頓，才能準備好面對下一回合的治療。馬特繼續治療的意志力十分動搖。我們布拉克中心的一位心靈專家幫他重整信心，使他能多走一哩路來抑制癌細胞。他開始使用新近核准通過的分子標靶治療藥物——基利克（Gleevec），在我們的腫瘤團隊及心靈諮商師的陪伴下，日復一日堅持做完他的藥物治療，並進行完整的整合計畫。馬特對基利克反應良好。身體和精神重新振作之後，他決心義無反顧地活下去。甚至做了他這十幾年來第一次做的事——和他的父親一起去滑雪；這個活動讓他無比的滿足和快樂。即使終究還是屈服於病魔之下，馬特熬過最初那個黯淡的一年之後又享受了十三個聖誕節，重新強化的希望和信仰引導他堅決挑戰癌症貿然闖進的道路。

強化生理機能

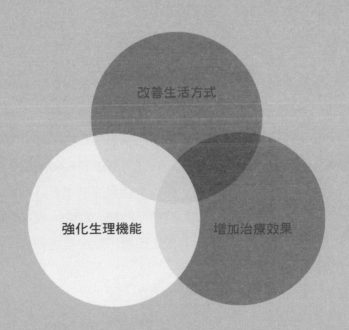

改善生活方式

強化生理機能

增加治療效果

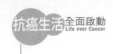
13 體內生化環境的療癒功效

　　我在醫學院求學的時候，經常帶著裝滿人類癌細胞的培養皿，從一個實驗室走到另一個實驗室。有一天，當我在顯微鏡下觀察一小團的癌細胞時，非常驚訝眼下這些脆弱的小東西竟然就是惡名昭彰能置人於死地的惡魔。即使癌細胞在實驗室可以永生（在適當的條件下，科學家能讓它們無限制繁殖），如果把它們從人的身上切除，它們就變得相當脆弱。除非在數小時內像蘭花般在溫室受到小心的呵護，否則它們就無法存活。

　　當時我本能地體悟到，這些細胞只有在得到滋養和呵護的生化環境保護下才可以存活並造成毀滅性的破壞。經過多年和許多學者分別做了無數的研究之後，才把這個理解轉化成一套對抗癌症的統一戰略。現在則已經成為抗癌生活計畫最主要的焦點：你體內的生化環境可以滋養癌細胞成長，也可以把它們送進毀滅的坑道。

　　這就是為什麼只對腫瘤作標靶治療還是不能夠完全消除癌細胞。傳統西醫療法幾乎都難免還殘留一些惡性腫瘤細胞。而且要記得，所有癌症都是起始於單一個細胞的基因故障。那就是為什麼你必須盡其所能做各種治療，才可能消除那一個，或那一千個，或那一百萬個，以避免讓它們增殖或擴散。

　　生物化學條件，也就是癌細胞存在的微環境，決定了癌細胞的命運。（例如治療之後腫瘤是否還有立足之地？是否轉移到遠處？抑或留在原處但不構成威脅？）體內的生化條件會立即影響到癌細胞周遭的微環境。癌細胞不適的微環境會對疾病造成衝擊。所以說生化環境對癌細胞至關重要。和哪些方面有關呢？發炎就是其一。在2005年有人發表了一篇針對2,438人做過

五年以上的追蹤研究報告；那些研究對象都有高指數的C反應蛋白（慢性發炎的一種指標），結果顯示這種人罹患乳癌、肺癌和結腸癌的機率比非慢性發炎者高出許多。[1]另外，生化環境和胰島素及血糖也有關係。在237名乳癌患者當中，血糖和胰島素指數高（這是第二型糖尿病的特徵）的患者，其腫瘤較大也較嚴重，其預後也比非糖尿病患者較差，這是2006年的一個研究發現。[2]

讓我們再以另一個面向探討，也就是從人體生化環境不利於腫瘤細胞生長的角度觀之。許多研究顯示，很多並非癌症致死的人，其體內有未確診的惡性腫瘤；這些腫瘤細胞雖已存在很久，甚至長達數十年，但對人的健康並無影響。在一篇驗屍研究報告顯示，86%年老的非裔美國男人有未被偵測到的極早期攝護腺癌。[3]可能是其體內的某種生化物質對腫瘤有抑制作用。究竟你的體內生化條件對癌細胞是嬌寵還是打擊？這對你能否永遠戰勝癌細胞，抑或讓它們對你發威，其實有非常大的影響。

如果你的身體是惡性腫瘤細胞停駐的港灣（我們多半屬於這一類），則你的因應策略相當清楚：必須讓你的生化條件變成不利於癌細胞生長或擴散的環境。

在前面幾章，我解釋過膳食、運動、心靈及精神的交織作用如何影響這個生化環境。例如減少發炎，癌細胞就不至於成長茁壯。我希望你採用了那幾章所提供的建議。現在，我要介紹的是讓你的體內生化環境變成不利於癌細胞的有效方法。雖然抗癌生活膳食計畫的設計就是充分利用抗癌食物及從中萃取的精華（例如布拉克中心為患者提供的綠色蔬菜、水果及莓果飲料，包含了十二類健康食物），如果你要讓自己體內的生化條件盡可能不利於癌細胞生長，你的膳食兵工廠需要更強而有力的武器。如果你得了癌症，這個訊號顯示你體內生化的不平衡已長達多年。這意味著你需要有人幫你重整生化環境，使其變成抗癌的狀態。此外，癌細胞和治療會耗盡你儲存的營養，讓你的營養需求變大，且超過你從膳食攝取的合理營養量。搭配抗癌生活膳食的營養補充可以滿足你額外的需求。

讓你體內生化環境變成不利於癌細胞，額外的好處就是可以改善你的生活品質。例如，氧化作用會滋養癌細胞，並使癌細胞對化療藥物產生阻抗性，也會引起倦怠。[4]炎症會促進癌細胞生長，也會導致疼痛和水腫。[5]崩潰的免疫系統會剝奪你身體的自然抗癌機制，讓你容易受到感染。[6]創造出對癌細胞不利的生化環境，也同時創造出一個良好的環境，避免產生令人不舒服甚至有生命威脅的併發症。

生化環境這項標靶治療的失敗（包括像肥胖對病情的影響）是我們在尼克森總統於1971年宣告的「抗癌戰爭」戰敗的一個原因。[7]後來政府挹注了數十億美元來研究生產強力的抗腫瘤藥物。雖然藥物能讓腫瘤縮小，甚至（似乎）消除，但這些藥物通常沒有讓患者的存活率提升。[8]為什麼會這樣？如果你的腫瘤真的消失，或縮小許多，你應該有更好的存活機會。不幸的是，只要是腫瘤喜愛的原始生化環境不變，癌症就能夠（而且經常如此）全力反撲，不只是極少數殘留的癌細胞可以再長成一個腫瘤，而且化療和放療所產生的極大量炎性分子和自由基也會促進惡性腫瘤細胞生長，並使西醫的療效變差。[9]因為癌細胞會利用身體的資源成長或繁殖，所以我們必須利用你體內生化的每一個面向去約束它們。唯有改變癌細胞增殖的環境，我們才有希望克服疾病，尤其是從長遠觀之。

讓我舉個例子，說明我們為何及如何針對體內生化的一個面向去治療癌症，我在有關膳食的那一章曾經提到這一點。自由基（氧化作用產生的反應性化學物質）會提高癌細胞不斷突變的速率，每一次突變都可能讓癌細胞對化療或放療更有阻抗性。[10]動物性脂肪高的飲食會增加自由基的數量，這點說明了高脂飲食為何有激發癌症的效果。但是低脂飲食、抗氧化能力高的天然食物、營養食品和植物性藥材都能抑制自由基，因此可以降低讓癌細胞惡化的遺傳不穩定性。[11]綜合這幾點和其他介入措施可以讓你體內的環境變成不利於癌細胞，這就是抗癌生活體內環境計劃的基礎。

癌症五大挑戰

從臨床吸取的經驗，我們已經得知癌症患者必須解決的五大挑戰。你體內的化學環境將決定你與癌症交鋒的戰果。

1. **減少腫瘤生長與擴散**：身體狀況會影響腫瘤形成的風險，如果癌症已經發生，則影響的是嚴重程度、是否轉移以及在緩解期是否復發。

2. **縮小腫瘤並增進療效**：你的體內環境能夠干擾或強化西醫療法的效果。例如，炎症會誘發基因而降低放療縮小腫瘤的功效。[12]

3. **耐受西醫療法**：體內生化環境可能引發或降低副作用，這關係到你是否能做完全部療程。例如，減少自由基可以讓神經痛減到最輕；[13] 降低壓力荷爾蒙可以減輕失眠問題。

4. **優化日常生活功能**：你的體內生化環境對你的臨床症狀和生活品質可能大有影響。雖然最重要的是要對抗疾病，表面上看起來微不足道的生活品質對你的健康幸福一樣重要。例如精神時好時壞、倦怠和情緒不穩定可以透過血糖的控制加以調養矯正。[14]

5. **降低致命併發症的風險**：大多數患者不是死於癌症，而是死於癌症和治療的結果。例如，許多患者死於肌肉大量消失和營養衰竭的消耗症候群，那是炎症引發的問題。有的死於血栓（血塊從形成處脫落並隨著血液流到重要器官，如腦或肺，而引起栓塞或中風）。還有其他患者死於肺炎或敗血症，此乃免疫系統受到抑制的結果。疼痛本身可以使患者變得日漸衰弱而引發一連串的臨床問題。適時注意你體內的生化狀況，這些併發症大多可以避免，而預防遠勝於病發之後的治療。

對於這些挑戰，有必要優化你體內生化的六個明確的特徵。每一個都會讓癌細胞繁盛。接下來這一章將會告訴你如何依次處理下列問題：

1. 氧化作用（oxidation）
2. 炎症反應（inflammation）

3. 免疫力（immunity）

4. 血液凝結（blood coagulation）

5. 血糖（glycemia）

6. 壓力化學和生物節律（stress chemistry and biorhythms）

　　如同你將看到的，很多治療結果有所重疊，例如能消炎的介入措施可能也有助於抗氧化。依我的經驗，當患者體內生化作用恢復正常時，上述六個狀況也同時修復並更新，它們可以扭轉惡性腫瘤的攻勢，使患者恢復健康。

芙蘿拉：生化健康使緩解成真

　　50歲的芙蘿拉有轉移性癌症。她的醫師無法找到或確定腫瘤的起源，但它已經擴散到身體其他部位。這類癌症被稱為CUP型或原發性不明之癌症。在來到我們中心之前，芙蘿拉已經瘦了將近10公斤。當我們看到她時，她沒有食慾，其血清血蛋白指數（身體蛋白質之測量）為2.1g/dL，過低之警訊，等於預後不佳。

　　要治療這種體重明顯下降及低血清血蛋白的患者，我們會追蹤血液中的蛋白質指數，及其體重和瘦肌肉的組成。一旦蛋白質存量耗盡，患者就開始惡性循環而導致嚴重營養失調，到時就難以逆轉且無法繼續治療。芙蘿拉之前的腫瘤科醫師給她開了一種處方，即商品化的蛋白質及熱量補充飲料和刺激食慾的藥物美可治（megestrol acetate）。但這並沒有改善她的體重、蛋白質存量或血清血蛋白，結果芙蘿拉逐漸由於惡病質及其附屬症狀——炎症——而越來越虛弱。即使是低水準的慢性炎症都會促進腫瘤細胞生長、入侵和轉移。確實，炎症指數是癌症患者預後相當可靠的一種指標，這是2000年的一個研究發現。[15] 炎症也常是引發營養失調、食慾不良和惡病質的根源。[16] 這可能也是過去腫瘤科醫師的策略為何失敗的原因：大多數針對癌症營養失調的高熱量配方都是在醫學界認清炎症為引發惡病質潛在機制以前開

發出來的，因此其中含有引發炎症的精緻糖類和 ω-6脂肪酸。

　　基於上述理由，我們首先要做的就是檢驗芙蘿拉的炎症指標。果然不出所料，它們都升高了。我們立刻啟動以最初為她挑選出的營養補充品而建立的客製化計畫。我們採用以乳清為基底的奶昔來取代商品化飲料以補充她的熱量和蛋白質，並結合其他微營養和極少量的 ω-6脂肪酸。這些大多是你在膳食那一章熟悉的內容。不過這樣還是不夠，我還給芙蘿拉非常有份量的薑黃素（印度香料薑黃的化合物）配方、其他植物萃取及魚油，以便提高她的 ω-3/ ω-6健康比例，並支持她身體的自然炎症反應。

　　經過短時間之後，芙蘿拉從惡病質的狀況恢復了。她的食慾回來了，因此，她的力量和活力也跟著恢復。重新檢驗她的炎性指標，結果都接近正常。她的血清血蛋白也回升到接近正常，3.5g/dL，她的體重也回到癌症前的數字。因為芙蘿拉現在比過去強壯許多，我們就可以進行其他的整合醫療，包括西醫抗癌療法，那些是她過去無法耐受或在其發炎狀態癌細胞有阻抗性而不能做的療法。她的轉移性疾病也完全緩解。現在，當我走筆至此，芙蘿拉仍然沒有檢驗到的任何癌症。

保健食品：正負交互作用

　　有些患者會帶一大包保健食品到我辦公室，希望其中有些（或全部）像是抗癌子彈一樣具有魔法功效。有些患者則鄙棄保健食品，他們相信自己只需要健康飲食。第一種做法並沒有意義，因為你的選擇若沒有良好的科學根據，這種保健食品吃了只會讓自己冒著交互作用或嚴重傷害的風險，或頂多只有一點好處。第二種做法忽略了有許多科學研究支持保健食品具有調節體內環境、抗癌和加強療效等方面的價值。例如，當研究者在澳洲研究低脂飲食和魚油的交互作用時，他們發現到令人印象深刻的綜效：沒有魚油保健食品搭配的低脂飲食不會改善血液黏稠度（對癌細胞生長有關的一種測量，我會在第17章討論），採用低脂飲食並補充魚油的志願者大多有血液黏稠度

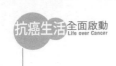

降低的現象，而高脂飲食者即使補充魚油也無法發揮保健食品的效益。[17]這就是為什麼你需要健康的膳食加上巧妙的營養補充，否則你可能在無意中因為來自某一個保健食品的負面作用而把另一個的效益給抹煞了（有趣的是，也有證據顯示魚油可以讓癌細胞比較易受化療藥物攻擊，增加它們殺死癌細胞的效力，這是我們經常建議患者接受化療藥劑要搭配魚油的主因[18]）。

注意：保健食品含有什麼成分？

你服用的保健食品含有什麼成分？這可能是對你的健康最重要的事。有一個讓我印象最深刻的研究，顯示保健食品成分與天然的全食物和植物較為接近比較可能是安全而健康的。有許多保健食品是合成的或萃取自某一種藥草或食物的單一植化素而做成的膠囊。不過，在全植物和藥草當中，植化素變成複雜的混合物。如果你從植物取出的只是一種植化素，你的風險就是可能錯失重要的綜效及效益，甚至有害身體。例如，食物中的天然維生素E有八個不同的化學式，且這八個對健康都有重要貢獻。不過，很多市面上販售的維生素E只含有一種 α 生育醇。採取 α 生育醇而排除其他有益的（如 γ 生育醇）則可能有害人體健康。八種混合在一起的生育醇比較接近天然維生素E。同樣的狀況也發生在蔬果中的 β 胡蘿蔔素，以及各種各樣的類胡蘿蔔素植化素。我相信大多數有關保健食品的研究迄今尚未做出像樣的結果，原因之一就是大部分研究只聚焦於單一種營養素或植化素。這種模式既不能代表自然狀態的植化素，也不能使某一保健食品有可能解決多種細胞缺陷、生化破壞及癌症擴散路徑的問題。當我們開始研究和自然的全植物食物及傳統西藥配方比較接近的保健食品時，我相信那些數據看起來會比較精彩。

另一個值得關心的是：有些保健食品可能並不含有包裝上標示的內容。許多檢驗顯示有的主要成分的種類比標示少或含量不足。有些內涵物甚至不是標示所顯示的東西，例如木屑。因此，最重要的是要從口碑好的源頭選購高品質的保健食品。你可以在抗癌生活網站看到有關保健食品品質的廣泛討論。

必須注意的是，有些保健食品碰到你的治療藥物可能發生負交互作用。例如，聖約翰草（St. John's wort，又名金絲桃）會刺激肝酶的活性而分解體內的藥物。提高酶的活性會導致某些藥物（包括化療藥劑）在血液中的濃度下降。[19]其他保健食品也和處方藥物一樣有同一種生理效應，而且也會擴

大它們的效應。有些保健食品會擴大抗凝血效果（抗凝劑），例如魚油、菊科植物、大蒜、人參、維生素E、維生素C、薑和銀杏。[20]還有一些可能會擴大鎮靜和安定劑的效果，包括纈草。假如你同時服用保健食品和處方或非處方藥，你需要請你的藥劑師或醫師看它們是否有負交互作用。因為藥物有交互作用的可能，每一次你開始吃新的藥物都得重新檢查你的保健食品。我的研究同仁和我開發了一種專業諮詢模式，可用來評量藥物和保健食品間交互作用的可能性。除了為患者評量藥物的負交互作用，我們也尋找有利的合併使用及綜效以提升效用。你上LOC網站就可找到更多有關預約諮詢的時間。

有些食物和藥物治療也會交互作用。例如葡萄柚會抑制聖約翰草刺激的同種酵素的活性，以及能透過腸子內層傳輸藥物的那些酵素。服用有些口服藥劑的同時如果也喝葡萄柚汁，可能會影響藥物在血液中的濃度，導致活性減低或增加。如果是後者，可能也會讓你經歷更多的藥物副作用。[21]薑黃素、大蒜、甘草、辣椒以及綠色葉菜和抗凝劑會有負交互作用；你的醫師或藥劑師應該注意這些效應。不過，不要認為你必須排除這些有益健康的食物，你只需要一位有經驗的醫師幫你在食物、保健食品及藥物中找出吃得安全又健康的平衡。無庸置疑地，接下來幾章不會推薦任何已經被證實有毒性的保健食品，雖然草藥的毒性很難搞清楚——例如可以讓人放鬆的卡瓦胡椒（kava）最近才被證實與肝毒有關聯，黑升麻（black cohosh，一種可降潮熱的草藥）也是一樣。在這兩個例子中，對於相關性的效度還是有顯著的質疑。[22]由於可能有毒，所以我傾向小心一點。我在第三領域對保健食品與藥物間的交互作用會有更多討論，在那我會提到化療期間可能用到的保健食品。

有關保健食品的最後一點：如果你已經排好手術時間，你在手術前要停止服用保健食品。[23]如果是在突發狀況下動手術，要把你正在服用的保健食品清單帶到醫院，這樣你的手術團隊就可以考慮到任何保健食品的抗凝血效應，因為那可能導致出血；以及鎮定效應，因為那可能會影響到麻醉。

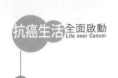

抗癌生活營養補充策略

為了讓保健食品與藥物的聯合治療是安全的且能改善你的預後，我在接下來的六章所介紹的計畫都考慮到保健食品和醫療或藥物之間的交互作用。不能只是針對手術、化療和放療而給你一堆需要補充的營養。不同的膳食成分都是以謹慎的態度精心調配出來的，目的都是要讓你的身體不利於癌細胞生存。計畫的基礎就是建立在本書第4至6章所描述的健康飲食，因為如果你的膳食中有漢堡、麵粉製的糕餅和奶昔，那再吞下魚油就毫無意義：促炎膳食會埋沒魚油中有消炎作用的 ω-3。第二層就是涵蓋十二類健康食物、可分開或合併食用的濃縮食物，像綠色蔬菜、水果和莓果飲料、濃縮魚油和維生素─礦物質配方（這些都是我們在布拉克中心為患者提供的）。

第三層就是體內環境支援計畫，也就是接下來6章的主題。這部分是特別以你體內生化環境最重要的六個面向（列在第264頁）為焦點而提出的保健食品。支持你體內環境的基礎是含有針對生化環境的六個面向而精選出來的廣譜性保健食品：

支持體內環境的廣譜性保健食品		
劑量範圍	保健食品	體內環境因子
25-75毫克	葡萄籽萃取，標準化含90%聚合前花青素（oligomeric proanthocyanidins）	氧化作用
250-500毫克	α硫辛酸（Alpha- lipoic acid）	氧化作用及炎症反應
500-800毫克	薑黃萃取，標準化的薑黃素	炎症反應
500-700毫克	巴西磨菇（姬松茸）	免疫力
500-1,000毫克	黃岑，標準化的黃酮（flavones, baicalin）	炎症反應
10-20毫克	牛至精油（Oregano essential oil），85%香芹酚（carvacrol），0.5-4.0%麝香草酚（thymol）	免疫力

1,000-2,000毫克	薑的根部萃取，標準化薑辣素（gingerols）和生薑酚（shogaols）	血液凝結和炎症反應
100-200毫克	肉桂（一種水溶性、標準化的肉桂萃取，經臨床試驗才能服用，因長期食用一般肉桂會有問題）	血糖
100-200毫克	西伯利亞人參（五加參或刺五加），標準化的0.8%刺五加苷（clcutherosides）	壓力化學

我建議採取一個單一的廣譜性配方，每天盡可能服用上述多種保健食品，以此為起步，而目標就是改變體內化學環境，使其不利於癌細胞。不過要仔細檢查你的配方從何而來，因為品質對功效有很大的影響（參見www.lifeovercancer.com以瞭解如何判斷保健食品之品質）。和你的整合醫療人員一起選擇適當的保健食品劑量和配方。採用含有你所需成分的複合式配方，這樣你就可以將這些補充品的服用量減到最少。

然後，視個人狀況而定，我建議你用特定的體內環境強化劑及調節劑一起建立這個基礎，可以鎖定一兩個環境面向來做。如何確定哪些面向是你最需要鎖定的呢？實驗室檢驗（這是我們在診所判定的方法）是最好的辦法，不過也有其他方法讓你自己做判斷。

判斷你的環境破壞因子

要想判斷你最需要改善體內哪一個面向的化學環境，最準確的方法就是實驗室檢驗。為此，你需要一位醫學夥伴，一位可幫你預訂實驗室檢驗的醫療從業人員（整合醫師、腫瘤科醫師、營養師或自然醫學醫師），他（或她）有專長或經驗能幫你解讀檢驗結果，而且還能在選擇營養食品及調整劑量方面做最佳的決定。以下一些檢驗是我用來逐一評量患者體內環境的六個重要面向（在下一章的「醫療夥伴」有細述每一個面向的檢驗）：

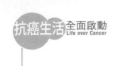

體內生化環境檢驗（Terrain Testing）

氧化作用評量：脂質過氧化水準（lipid peroxide levels）和／或氧化態低密度脂蛋
白（oxidized LDLs）

發炎反應評量：C-反應蛋白（C-reactive protein）和／或纖維蛋白原（fibrinogen）

血糖評量：飯前血糖、基礎胰島素水準和／或類胰島素生長因子 1 水準（IGF-1
levels）

凝血評量：血管內皮生長因子（VEGF）、D-D 雙合試驗（D-dimer）及凝血酶原
因子 1.2 水準（prothrombin factor 1.2 levels）

免疫力評量：自然殺手細胞之活性

壓力化學／生理節律評量：腎上腺皮質醇及褪黑激素節律

　　如果你無法立即找到實驗室檢驗，仍然可以利用下列兩份清單來瞭解體
內環境失衡大概會有哪些特徵。第一份清單（針對不同癌症的患者）顯示體
內環境有哪些面向最容易失衡。有些癌症（例如肺癌）比較可能引發一些問
題（像是血液凝固）而使患者容易出現血栓；至於其他癌症（如乳癌）會因
為胰島素水準高而惡化，顯示血糖具有破壞力。第二份清單顯示可從癌症的
症狀和醫療的副作用判斷可能出現哪種環境失衡。例如，失眠和憂鬱症經常
反應生理節律和壓力化學出了問題，至於惡病質和慢性疲勞則與炎症有關。

　　要判斷你身體的哪一個面向需要優先處理，先看診斷報告並記下和你的
癌症有關的體內環境特徵。然後對照有關症狀及副作用的表格，找出重疊的
部分：那就是你該優先關注的問題，開始前先打開本書相關的章節。為了讓
你維持合理的營養補充，我鼓勵你焦聚在一章或兩章。對於這幾章提到的複
合式支持保健食品，請用含有多種甚至表中所有保健食品的單一配方。對於
環境調節劑，你要補充一兩樣單一藥劑。如體內環境受損的面向超過兩個，
可請有專長的健康專業人士來建議你應該先處理哪一個面向，或做如下考
量：如果病症可能有生命威脅（像惡病質），或讓你活得很痛苦（像疼痛），
首先要搞清楚與此症狀有關的體內環境特徵，一旦症狀已經控制，就可以移
到下一個優先處理的順位，再回到本書，並閱讀和你診斷的環境有關的另一

章。我真的鼓勵你閱讀有關體內環境的每一章，因為你體內環境的整體狀況決定了你的臨床表現，以及你的醫療能不能成功。

病症與體內環境因子

肺癌：炎症反應、血液凝結、氧化作用、壓力化學

乳癌：血糖、壓力化學／生物節律、炎症反應

攝護腺癌：炎症反應、血糖

直腸癌：炎症反應、血糖

胰臟癌：血糖、血液凝結、炎症反應

黑色素瘤：免疫力

膀胱癌：免疫力、氧化作用

腎臟癌：免疫力、血糖

卵巢癌：炎症反應、血液凝結

膠質瘤或腦瘤：炎症反應、血液凝結

食道癌：炎症反應、血液凝結

子宮內膜癌：血糖、血液凝結

骨髓增生性癌症（如慢性骨髓性白血病）：血液凝結

淋巴癌：炎症反應

症狀或副作用與體內環境因子

惡病質或快速消瘦：炎症反應、血糖、免疫力

手術恢復緩慢、疼痛或腫脹：炎症反應、血糖

神經病：氧化作用、炎症反應

化療導致心臟受損：氧化作用、血液凝結

腎病（腎臟受損）：氧化作用

失眠或憂鬱：壓力化學／生物節律、炎症反應

喜怒無常或情緒不穩：血糖、壓力化學

週期性感冒或流感、肺癌或其他感染：免疫力、炎症反應

疲倦：炎症反應、氧化作用、血糖

血塊或血栓：血液凝結、炎症反應

中度至顯著焦慮：壓力化學／生物節律

有關體內環境各章之利用

有關體內環境的每一章都含有三個部分。第一部分說明特定環境因子如何影響你對癌症挑戰的反應能力。接著就是「自我照護計畫」，這部分談到你自己可以做到的事情，包括膳食、生活方式及營養補充。無論你有沒有醫療夥伴，你都應該閱讀並遵循這些生活方式的指示。這個部分都包含四個步驟：

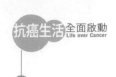

1. 消除環境破壞因子，如抽菸和吃不健康的食物。

2. 調整健身方案中對特定環境特徵非常重要的項目。

3. 改善膳食攝取以優化環境面向的方法。

4. 針對環境因子所造成的問題，建議需要服用的保健食品。

保健食品中的每一種成分都有建議的劑量或劑量範圍。這些劑量是根據我們臨床試驗的分析、我個人的臨床經驗以及其他科學文獻而定的，它們比較偏向可接受劑量的較低量。這是一種謹慎的做法，因為它們可能和其他植物性藥物或植化素一起服用而產生增效作用。根據臨床照護、實驗結果、疾病症狀或治療的副作用、藥物反應和我們觀察患者對保健食品反應的能力，布拉克中心的患者可能接受較大或較小的劑量。身為本書的讀者，我強烈建議你和你的整合醫師共同針對第二領域的每一個面向來決定保健食品的配方和劑量。你的整合醫師也能幫你選出你該關注的環境因子。記得你應該要採用廣譜性改善體內環境配方，並遵循針對一兩個環境因子而建議的生活方式及保健食品。

最後，在「醫療夥伴」的部分說明了用來辨識每一項環境因子的困擾問題而做的實驗檢測、如何解讀檢驗結果以及當環境因子受損時該吃哪些保健食品和食物。這個部分也描述了可以幫你的環境因子恢復健康所需的特殊保健食品和處方藥物。我建議每隔三個月左右重新再做一次檢驗，那樣你就會知道是否需要調整食療方案或問題已經解決了。

14 氧化作用： 對抗助長癌症的自由基

每一個癌症患者都有這種感覺：當即將再做掃描或其他檢驗的日子慢慢接近，就會開始擔心腫瘤是否縮小或癌症復發，焦慮因而湧上心頭。如果我說你聽到好消息的機會可能更大，你認為會怎樣？只要改善一個常見的惡性生化程序就可能同時反擊促癌生長因子和造成抗藥性的兇手。這種生化程序就是氧化作用。而只要你願意改變生活方式，尤其是飲食，就可以讓氧化作用變小。我建議你認真改變自己的生活方式，因為這麼做真的會讓你在抗癌戰場上得到更多彈藥。

氧化作用發生在新陳代謝及其他許多生化程序中。問題出在氧化會產生自由基，它們是具有高度反應活性的分子，能破壞DNA。你應該還記得，癌症始於受損的DNA，每多一次突變，癌細胞對放療和化療的抗藥性就可能增加。身體帶有較多自由基被稱為有氧化壓力（利於癌細胞生長的生化環境重要面向之一）。不過我們可以透過抗氧化來掃蕩體內的自由基，不僅可以提高進入或維持緩解期的機會，也可以增加你的存活率。本章旨在說明如何降低你的氧化壓力，我會使用與「很多自由基就是不健康」同義的術語。

氧化壓力

鐵鏽，使一片蘋果變黃，也使它的表皮變皺：這些都是氧化作用。我們

體內的氧化和生鏽並不完全一樣，它毋需涉及氧氣，但對生物分子的破壞卻像生鏽對鐵一樣。氧化的意思就是一個原子或分子失去一個電子的狀態。因為原子或分子喜歡裝滿電子，一旦失去一個（或更多）就會讓它們拼命尋找替代品。用有點擬人化的說法就是，當原子或分子變成一個極有活性的自由基，就會在它的驅動下和其他分子組合以奪取它們的電子。自由基就像毒品被沒收的癮君子，不顧死活地四處尋覓，為了奪回毒品（電子）什麼都願意做。對自由基而言，任何分子都是潛在的目標，包括DNA。如果自由基和DNA發生反應，結果可能導致細胞突變而成癌細胞、促使癌細胞生長和惡化、使癌細胞變得對放療或化療有阻抗性或轉移。

自由基從何而來？在我們呼吸和消化（你不可能不做的事）的過程就會產生很多自由基。諷刺的是，自由基對癌症患者特別有害，而癌症本身就可以增加它們的產量。癌細胞生產自由基的速率比正常細胞高出許多，而腫瘤中混亂的血流會導致低氧和再充氧狀態交互出現，這個過程會產生自由基。這些自由基反而提供癌細胞進一步生長的能量，促動更多自由基和更多癌細胞生長的惡性循環。而且，腫瘤經常被稱為巨噬細胞的免疫細胞滲透；它們可能釋放自由基並試圖殺死癌細胞。[1]如果成功那就太好了，但通常不會，結果自由基的猛烈砲火很少傷了癌細胞，反而使癌細胞更加惡化並阻抗治療。

氧化作用及癌症的挑戰

身為癌症患者，你面對很大的挑戰。氧化壓力把一些路障丟在你克服這些挑戰的道路上。

挑戰	氧化壓力的後果
減低腫瘤的生長和擴散	增加誘變和DNA突變速率。促進調控血管新生，導至腫瘤快速成長。增加擴散風險；增加轉移的可能性。

縮小腫瘤並增進療效	加速腫瘤變大。增加癌細胞對放療和許多化療之阻抗性。
耐受西醫療法	破壞心臟、神經、肝臟、耳朵和內臟之組織。增加神經病、心臟中毒、肝臟中毒、腎臟受損、失聰和內臟受損之風險。
優化日常生活功能	破壞粒線體之功能。導致倦怠。
降低致命併發症的風險	使身體日漸虛弱、不愛活動和肌肉萎縮，這些都會提高肺炎和死亡風險。

讓我們逐一檢視這些挑戰以及氧化壓力如何削減你克服它們的能力。

✧ 減低腫瘤的生長和擴散

就在最近幾年，科學家才開始認識氧化壓力加速腫瘤惡化的威力。自由基能夠讓抑制腫瘤生長的基因（腫瘤抑制基因）失能或活化促癌生長基因（癌基因）。[2]自由基如何發揮如此兩極的效應，讓一種基因失能卻又活化另一種基因？它的解釋是這樣的：自由基就像無控導彈，它們會破壞DNA的鏈結，改變組成DNA的分子，並在細胞分裂過程混淆染色體（這一切都是隨機運作）。因此雖然在數學機率上可能有某一個自由基讓癌基因失能同時又活化腫瘤抑制基因，但絕對的數字顯示很可能最後只造成破壞而沒有好處。（當然，統計學上猴子有機會打出Hamlet「哈姆雷特」的字樣，不過有更多機會打出一些毫無意義的字母，如tktkzqu euety eyth等。）

自由基不只會干擾DNA，它們也會破壞血管的內皮細胞，使腫瘤細胞更容易進出血液──癌細胞轉移的高速公路。[3]自由基幫腫瘤釋放轉移性細胞和促進血管新生（長出提供腫瘤養分之血管），並透過導致增殖失控的訊號分子數量增加而破壞癌細胞的內部溝通網絡。[4]

這些作用讓現實世界承擔後果。在2002年發表的一份針對363名乳癌患者的研究，結果顯示血液中氧化性受損脂肪分子最多的婦女其復發率是受損

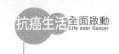

最低者的兩倍。[5]帶有轉移性乳癌的婦女，其乳房組織中自由基破壞DNA的數量是局部乳癌患者的兩倍：1996年的研究發現轉移性腫瘤之成長和自由基導致DNA受損的範圍有顯著關聯。[6]

想知道自由基對於促癌生長和擴散的威力有多大，必須針對這點做研究。不幸的是，主流腫瘤學迄今尚未完全知道它在支持患者的抗氧化防禦上有多重要。不過，根據我的臨床經驗，善加利用抗氧化劑可能使癌細胞呈現大量增殖和勉強存活、甚至根本無法存活的差異。

❖ 縮小腫瘤並增進療效

放療和許多化療藥劑會透過產生致命的氧化壓力來殺死癌細胞。那就是讓自由基如雪崩般大量產生而破壞細胞。問題就是總有一些漏網之魚。癌細胞長期暴露在自由基很多但還尚未多到讓它們致死的情況下，就會開始適應。在違反達爾文的「適者生存」的情況下，有些癌細胞可能突變而對治療越來越有阻抗性。[7]非常像蚊子對殺蟲劑DDT逐步發展的抗藥性：最早從DDT噴劑存活下來的蚊子變得不再怕藥劑傷害，牠們的後代繼承了同樣的抗藥性，直到整個族群都能擺脫DDT的威脅。癌細胞也是一樣。即使一開始只有一些對治療產生阻抗性，最後它們的後代也都有阻抗性。

這就是為什麼改變你的氧化環境如此重要。否則，體內環境剛好讓癌細胞在治療之後捲土重來，甚至演化成更具侵略性的細胞。的確，癌細胞會不斷適應就是為何化療和放療更無法有效對抗它們的原因之一：治療也會產生支持癌細胞的自由基，使得在放療和化療的猛烈砲火下殘存的癌細胞能夠大量增殖。那並不表示我們要拒絕西醫療法。相反地，我相信傳統西醫療法是比較安全的療法，若能和特定的抗氧化策略結合應該會更有效力。這個論點有點爭議性。有些腫瘤科醫師認為抗氧化可能會抵銷某些化療藥效（如那些靠產生自由基來抗癌的）。但是利用科學文獻而做了讓患者搭配化療服用抗氧化劑的隨機抽樣研究之後，我們在2007年8月發表於《癌症醫療評論》的一篇研究報告，發現在服用抗氧化劑的患者並沒有存活率或腫瘤縮小情況

變差的情形。事實上，服用抗氧化劑的患者療效更佳（幾乎半數的研究如此顯示），且差異非常顯著。[8]就是沒有證據顯示抗氧化劑讓化療功效變差，但卻有強烈的跡象顯示它們讓患者更易於接受全劑量的藥劑而不至於因不良副作用的影響而必須停止化療，這顯然影響到患者的醫療和存活。

❖ 耐受西醫療法

雖然驅動惡性腫瘤生長的過程難以覺察，氧化壓力的其他效應卻能讓正在接受治療的癌症患者過得很悽慘。誠如前述，化療和放療都是以生產自由基來破壞惡性腫瘤細胞。不幸的是，供過於求時多餘的自由基也會攻擊健康的細胞。這會引發一些令人難過的化療副作用。

最常見的就是神經性病變，此乃因神經細胞受損而使你有麻刺感、麻痺和疼痛；這些症狀通常出現在四肢。當數種化療藥劑產生的自由基攻擊神經細胞時就可能有這些現象。[9]氧化壓力也會引起慢性放射性直腸炎，以及直腸發炎而導致腹瀉、直腸疼痛、直腸出血和／或大便失禁等症狀。[10]氧化壓力也會讓你的心肌受損。化療藥劑阿黴素（小紅莓）和你體內的鐵交互作用而產生有威力的自由基，因此我會給用阿黴素化療的患者服用能保護心臟的抗氧化劑。[11]

理想上，治療會讓自由基對正常組織的破壞降到最低，而無需逐漸降低自由基對惡性腫瘤細胞的殺傷力。不過，大多數案例都難免有些正常組織受損。那就是為何在西醫治療之後我會建議患者接著利用抗癌生活工具箱的每一種方法來減少氧化壓力對正常組織的破壞。

❖ 優化日常生活功能

除了引發上述的副作用，氧化壓力會破壞許多對健康和生命力非常重要的細胞功能。例如，自由基會分解細胞的外膜，使有害的入侵者比較容易滲透。在入侵者當中就有自由基，（你猜到了嗎？）它們會進入細胞深處攻擊粒線體（生產能源的構造），導致細胞利用葡萄糖和氧來產生能量的功能變

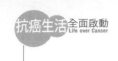

差。[12]這可能是引起「化療性腦力退化」（chemo brain）的一個原因，結果記憶力和認知能力都受損，還會肌肉無力和倦怠。[13]和癌症有關的倦怠會讓你喪失抗癌的戰鬥精神。

❖ 降低致命併發症的風險

氧化壓力引起之倦怠可能觸動一種惡性循環。它能使你的身體變得不愛動而導致肌肉消瘦。一旦肌肉消瘦，你就必然更愛久坐而懶得動。肌肉消瘦也會弱化呼吸功能，使呼吸系統容易受到感染（例如急性肺炎），並耗盡你體內儲存的麩醯胺酸（免疫細胞的前導物質，乃增強免疫力非常重要的一種胺基酸）。[14]

抗癌生活計畫可以透過降低氧化壓力來幫你面對這些挑戰。

自我照護計畫

當你健康的時候，身體的天然抗氧化機制通常可以和自由基相抗衡、限制氧化壓力甚至清除它破壞的DNA和細胞。要讓這個系統保持強健，通常你需要做的就是消除壞習慣，例如戒菸、減少壓力並堅持吃低脂高抗氧化植化素等健康食物。但是當你得了癌症，你需要更努力才能控制和降低氧化壓力。癌症患者的氧化水準較高，部分原因是因為化療和放療的功效就是靠生產自由基來達成的，另一部分原因則是腫瘤本身就會生產自由基。就「更努力」而言，我指的是利用可得的食物和營養保健食品來加強身體的天然抗氧化力，並調整生活方式和練習降壓以減輕你身體的自由基負擔。

許多研究顯示降低氧化壓力的好處。1994年有一個針對65位膀胱癌患者的研究，配合西醫療法服用較高劑量的抗氧化維生素的患者，其五年的存活率是服用一般建議劑量者的兩倍。[15]同樣的，1992年有一個針對18位有小細胞肺癌的患者所做的研究，除了標準的治療他們還服用抗氧化的保健食品，結果發現兩年的存活率為33%，那是一般（15%）的兩倍。[16]

那麼你該如何控制氧化壓力？基本上你有兩個選擇：從你可以控制的處理過程去減少自由基的生產，同時增加可以掃蕩自由基的抗氧化劑。

❖ 消除氧化元凶

讓自己和氧化物的接觸減到最少，並將和抗氧化物的接觸增到最高。如你在下表所見，它的第一個部分完全是你自己可以控制的。

氧化元凶
● 菸草和酒精（單是噴一口菸就有超過一千億個自由基）[17]
● 久坐的生活方式以及過度肥胖
● 過度費力的有氧運動
● 心理壓力
● 游離及非游離輻射，如陽光曝曬或在曬黑棚待得太久
● 鐵（如鐵蛋白）的存量太高，通常是因為慢性發炎或在膳食中過度攝取鐵

不抽菸並遠離二手菸。香菸的煙霧充滿著自由基，會使抗氧化劑變成促氧化劑。[18]（這點說明了為何在針對吸菸者和戒菸者而做的兩個大型研究中，服用 β 胡蘿蔔素會與肺癌致死風險增加有關：這種營養能以抗癌、抗氧化劑的角色幫助非吸菸者，而對吸菸者的傷害則是因為它變成了促癌的促氧化劑。[19]）很有趣的是，在2008年發表於《國際癌症期刊》的一篇報告，一個隨機抽樣研究顯示，β 胡蘿蔔素使一群有頭頸部惡性腫瘤的患者之癌症復發率和死亡率增加，不過只發生在治療期間吸菸的患者。非吸菸者，或在治療期間停止吸菸者，β 胡蘿蔔素的補充對他們沒有致病效應（當時新聞報導這個研究時大多忽略這個事實）。[20]在此並沒有雙向效應產生：如果你得了癌症還繼續抽菸，會更加速腫瘤細胞生長；一旦戒掉，你存活的機會就可能增加。

零酒精。酒對肝臟的抗氧化系統有不良的作用，會增加氧化壓力，並和重要的養分有負交互作用。酒精對重要的抗氧化劑 β 胡蘿蔔素具有雙重個

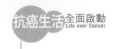

性；酒精會讓它變成一種促進自由基生產的促氧化劑。[21] 紅酒可能例外，它能打出抗氧化的重拳。喝紅酒只能吃飯時喝（因為空腹喝會讓血糖突然升高），但是要適量 [22] 或少量。

避免高鐵食物。吃紅肉和其他高鐵食物，當鐵和體內的過氧化氫發生反應而產生氫氧離子（它們是破壞DNA的自由基）時，也會助長氧化壓力。[23]

減低心理壓力。心理壓力被認為和氧化傷害有關。例如，根據報導工作壓力高的工作者其DNA氧化傷害的程度比其他同仁高。第10章談到的壓力管理對此會有幫助。[24]

避免放射線照射。常見的放射線來源包括陽光、曬黑棚及與工作有關的放射線照射，這些當然都應該減到最少。陽光曝曬過量會使放射線造成氧化傷害，這是引發皮膚癌的步驟之一。

◈ 健身調整

根據第9章的描述並按照符合你需要的健身方案去做。雖然短期、劇烈的運動會提高氧化壓力，只要以規律性溫和的鍛練方式發展出一套常規，長期下來就能降低氧化壓力。[25] 甚至每週4小時的運動都能讓你的身體對自由基的抵抗力顯著增加。[26] 不過，偶而做一做比較費勁的運動（如間歇性的馬拉松訓練），其抗氧化保護作用並不高。那就是為什麼我建議患者要避免「週末戰士」症候群。如果不是每天，那就每週至少運動數次，這樣會比在週六和週日填滿四小時的運動（會增加氧化壓力）更有益健康，運動特別劇烈（當你覺得必須補足運動時間就往往如此）會增加抗氧化的需求。換句話說，久坐不動的生活方式讓你的體脂肪過多，那不但會導致慢性發炎，也是另一個氧化壓力的源頭。再一次提醒，溫和的規律性運動是讓你的抗氧化能力正常化的關鍵。

◈ 改善膳食攝取

降低膳食中的總脂肪含量。脂肪是主要的膳食氧化劑。當膳食中的脂肪

含量升高，氧化壓力對你的組織、細胞、細胞膜和DNA的破壞也升高。例如，最近有一個研究，發現脂肪消耗量較多的婦女比較低者有顯著較多的受損DNA在腫瘤中。另一個針對乳癌患者之研究，發現她們日常膳食的脂肪量每增加一克，DNA突變的風險就增加16%；每增加一克飽和脂肪，DNA突變的風險就增加30%。[27]

避免服用高劑量的單一抗氧化劑。別被藥瓶上的「抗氧化劑」幾個字給騙了，並非所有的抗氧化劑都一模一樣。有些比較穩定，有些則是我常說的不穩定抗氧化劑，包括維生素A、C和E，硒和 β 胡蘿蔔素，它們都可以變成促氧化劑，如同我在前面建議不要抽菸的那一段所說的。[28]因此它們可能增加你體內的氧化壓力，而且假如你沒有在適當的督導下使用，可能強化癌細胞的生長和擴散力。不過，適量服用並妥善搭配其他保健食品或藥物，它們就能夠幫你控制惡性腫瘤。請參見以下「採用抗氧化劑支持配方」。

調整你的膳食攝取。遵循第5章介紹的抗癌生活營養計畫要點，即可自動促進抗氧化物的攝取。順便提醒如下：

- **食用各種顏色的植物性食物**。抗氧化功能在體內是「相互支持」的網絡。廣泛食用各類食物，尤其是色彩鮮豔的水果和蔬菜，可以幫你維護這個網絡。[29]

- **盡可能食用有機食物**。除可減少對致癌毒物的接觸，對癌症患者而言，還有一個理由要選擇有機食物：研究發現一些有機食物的酚化合物和抗氧化成分含量比一般傳統種植的蔬果顯著更多。[30]許多超市和農夫市集可買到有機食物。

- **選擇有抗氧化性之穀類**。大麥、小米和燕麥比其他全穀類含有更多的抗氧化成分。[31]

- **選擇有抗氧化性之蛋白質**。目標是每週吃二到三份鮭魚，它含有類胡蘿蔔素抗氧化蝦青素（astaxanthin），以及每天一道大豆食品（如豆腐、豆漿和天貝）。在植物性來源的蛋白質當中，斑豆、黑豆、蠶豆、紅腰豆和小紅豆都具有很高的抗氧化力；每天吃一份以上。[32]

- **選擇抗氧化性高且不易氧化的油和堅果類**，例如杏仁、核桃、大胡桃、特級初榨橄欖油、核桃油、高油酸紅花油及杏仁油。[33]

- **選擇有抗氧化性之飲料**，例如綠茶、白茶和南非國寶茶。

- **在膳食中添加香料**，包括高氧自由基吸收能力（ORAC）的香料和調味料。牛至的抗氧化力為蘋果的四十多倍、為柳橙的十幾倍以及為藍莓的四倍。那就是一大匙新鮮牛至之抗氧化力和一顆中型蘋果及兩個柳橙一樣多。其他高ORAC調味料包括蒔蘿、新鮮大蒜、生薑、迷迭香、丁香、鼠尾草、孜然（cumin）以及紅椒粉（paprika）。全葉和未研磨的抗氧化力較強。[34]

- **食用濃縮之強力食物**。想補充抗氧化力你得每天喝一兩次像我在第5章描述的綠色蔬果飲料。這類食物濃縮含有很高的茄紅素、葉黃素和其他抗氧化劑，它們對清除自由基特別有效。

❖ 採用抗氧化劑支持配方

因為氧化壓力通常無法透過先前的修正方式把它完全調整過來，在布拉克中心我們採用一種抗氧化配方，其中除了濃縮的天然食物之外，還含有微量營養素和植物精華。優良的抗氧化劑支持配方應該包含多種來源的天然抗氧化物：以優良支持配方做成的多元抗氧化劑，只需中等劑量就可以降低任何不穩定抗氧化劑變成促氧化劑的機會，並增加抗氧化劑綜效的可能性。尤其是肺癌患者，特別是戒菸者或吸菸者，應該避免大劑量使用特定的抗氧化劑，如維生素E和 β 胡蘿蔔素及維生素A。有些研究指出這些患者和吸菸者的風險就是其體內的危險環境會導致促氧化劑的形成。[35]

下列所建議的支持配方是利用抗氧化劑在體內的網絡特性。[36]例如維生素E（ α 和 γ 生育醇）、維生素C及硫辛酸配對服用特別有效。此外，下列的抗氧化劑可用來標靶治療與癌症有關的許多種自由基，包括羥自由基、超氧自由基、單線態氧自由基和氮自由基，同時可增進整體的抗氧化能力。除

了以健康的十二類超強力食物和一種針對體內環境各種面向的廣譜性配方來建立基礎，你應該另外服用一種抗氧化劑支持配方。我建議服用含有多種成分的複合式配方，可同時調整數個不同的機制來支持正常的氧化壓力。

複合式抗氧化劑支持配方之建議

營養食品和劑量	氧化標的
葡萄籽萃取：50-150毫克（標準化含90%聚合前花青素）	血液中的總抗氧化能力[37]
維生素C：500-1,000毫克含柑橘生物類黃酮（citrus bioflavonoids）	身體主要的抗氧化劑之一；可降低脂質過氧化作用，特別是氧化壓力高的人[38]
茄紅素：7-10毫克	清除氧自由基[39]
碧蘿芷（Pycnogenol）：50-100毫克	清除有危險性的羥自由基（會導致DNA突變）[40]
蕓香苷萃取／柑橘生物類黃酮：300-600毫克	清除過氧化自由基[41]
老蒜精：500-1,800毫克	清除自由基，包括超氧自由基[42]
α 生育醇：200-400 IU	抑制自由基[43] 最好取自混合生育醇配方
γ 生育醇：200-400毫克	抑制氮自由基[44] 最好取自混合生育醇配方
β 胡蘿蔔素（天然的）：5,000-10,000 IU	清除單線態氧分子[45] 最好取自混合胡蘿蔔素配方
α 硫辛酸：300-800毫克	被稱為有「回收」功能的主要抗氧化劑，可延長其他抗氧化劑的代謝生命期限[46]

　　為了支持抗氧化劑，盡可能尋找由多種藥草及植化素組合而成的一種保健食品，或至少服用一種或兩種保健食品。一定要和你的整合醫療從業人員一起選擇成分和劑量，並讓你服用的藥丸極少化。也要注意進行中的研究可能會修正這些建議。

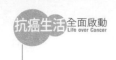

特別要注意的是，假如你正在做化療，你的醫師、藥劑師或其他醫療相關人員應該要查看你的藥是否有任何交互作用。因為維生素E和大蒜有抗凝血效應，在化療期間如果你的血小板水準偏低（特別是每微升少於6萬個），可能需要取消這些保健食品。關於這一點請諮詢你的腫瘤醫師。更多有關抗氧化劑的資訊在www.lifeovercancer.com可以找到。

醫療夥伴

一旦你配合自我照護計畫而建立了降低氧化壓力的根基，下一步就是蒐集有關你的病情、營養以及生化狀態的資訊，以便調配你的抗氧化劑保健食品。因為這些資訊來自實驗室檢測，你需要能夠幫你決定該訂購保健食品的醫師或營養師（如果無法做實驗室檢測，那就回到第13章並複習「判斷你的環境破壞因子」）。在布拉克中心，我們不僅從檢驗報告分析患者的抗氧化劑總容量，也特別做檢驗以判定哪一種抗氧化的養分偏低。如此才能夠調整我們對保健食品的建議：例如，你系統中的抗壞血酸鹽已到最低點，我們建議劑量要夠高才能把它調到正常範圍，並得持續監測再決定你該調高或調低劑量。

◈ 測量抗氧化狀況

在布拉克中心，我們會做氧化壓力指標表來幫我們斷定患者有哪幾個氧化壓力升高了。持續監測和一再評估之後，就可根據這些結果提供適當的保健食品並調整其劑量。下面是你應該詢問醫療夥伴的一些壓力測試項目。

1. **抗氧化劑總容量**測定的是整體血液抗氧化保護循環的概要情況。檢測結果如有任何不佳狀況則表示有必要降低氧化壓力。目前在布拉克中心檢測使用的正常值是大於1 mmol/L。

2. **氧化態低密度脂蛋白和脂質過氧化物**是測量長期的氧化壓力，包括最近幾個月有多少細胞受損。氧化態低密度脂蛋白的正常水準是200到

800 mg/dL；任何超過 1,000 的都得注意。目前在布拉克中心採用的脂質過氧化物檢測的正常水準是小於 0.45 mmol/L。

3. **維生素 C、維生素 E（α 和 γ 生育醇）、維生素 A、輔酶 Q10 和類胡蘿蔔素，例如 α 胡蘿蔔素、β 胡蘿蔔素、茄紅素及葉黃素**可從血液檢測。我喜歡看到 β 胡蘿蔔素水準（在非吸菸者及不飲酒的人當中）遠高於參考範圍 1 mmol/L 之上，不只因為它是重要的抗氧化劑，也因為我用它作為蔬菜攝取量的指標：如果這個數字很高，我就知道患者吃了很多蔬菜。

4. **血清鋅蛋白和硒蛋白（serum zinc and selenium）**對於身體抗氧化酵素系統之正常運作非常重要。癌末患者通常很欠缺，尤其是在化療期間。[47]不過，如果血液中的硒水準高於 1,000 mcg/L 就可能中毒，而鋅的水準高於 30 mcg/L 就可能會抑制免疫系統，因此有必要監測血液水準以確定最適當的劑量。

5. **血清鐵蛋白（serum ferritin）**測量血液中的鐵存量，監測體內的鐵含量。鐵過量會產生有危險性的羥自由基而導致組織受損，使得治療相關的副作用更加嚴重、增加 DNA 的突變並進而促進腫瘤生長。血清鐵蛋白應該低於 150 mg/dL；水準高於 200 mg/dL 就一定會干擾醫療。

關於檢測報告的說明有一點非常重要：通常「正常的」實驗室數據範圍是來自健康民眾的檢測結果。因為癌症患者可能需要更具治療性的標準，在布拉克中心我們設計了個別化的劑量方案，希望讓重要抗氧化劑（如茄紅素）高於正常範圍之水準，以及有害的氧化指標（例如脂質過氧化物）低於正常範圍之水準。

這個結果以及你體內的其他環境檢測會幫你評估你從第 13 章的表挑出來的環境因子是否已遭到破壞。如果你的檢測結果一直都正常，就可以接著做下一個你需要標靶的環境面向之各種檢測。不過如有一個或更多抗氧化劑檢測結果不正常，你就應該看下一段有關體內環境調節劑的部分。

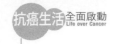

❖ 體內環境調節劑

　　一旦得知這些檢測所得的抗氧化狀況有任何受損，你就可以用複合式抗氧化劑支持配方以超乎你想像的精準來控制問題。當你的整合性腫瘤醫師、營養師或其他醫療夥伴都看過檢測報告之後，下一步就是找到最能夠處理和解決各種問題（即讀數落在正常範圍之外者）的保健食品或食物，以調整你的計畫。以下是有關調節體內環境食物及保健食品的簡化版建議清單。你的醫療團隊應該很審慎地從你服用的藥物篩除有負交互作用的部分。因為身體很多重要的抗氧化劑來自你吃的東西，你可以用食物和保健食品來調整體內環境。

體內環境的抗氧化調節劑	
檢測結果	**可考慮的東西**
總抗氧化能力太低	**保健食品：**花青素萃取、綠茶多酚（EGCG）、混合抗壞血酸鹽。 **食物：**增加的食物請見第275頁所列膳食調整清單。
氧化態低密度脂蛋白或脂質過氧化物太高	**保健食品：**葡萄籽萃取、β 胡蘿蔔素、α 生育醇琥珀酸鹽（alpha-tocopherol succinate，一種維生素E）、肌肽（carnosine）。
維生素C太低	**保健食品：**抗壞血酸或抗壞血酸鹽。注意：如果你正在做抗凝血治療或血小板計數太低，維生素C的服用要維持在每天1800毫克以下。
維生素E（α 生育醇和 γ 生育醇）太低	**保健食品：**混合生育醇。注意：如果你正在做抗凝血治療或血小板計數太低，維生素E的服用要維持在每天200IU以下。
維生素A太低	**保健食品：**原料來自預先形成的維生素A，如鱈魚肝油或視黃醇（retinol）。避免服用劑量超過的預先形成的維生素A（每天高於25,000IU）。 **食物：**要增加維生素A則吃大豆食品、鱈魚肝油、全蛋、大多數的動物性食物、地瓜、紅蘿蔔、菠菜、冬南瓜類、哈密瓜、杏子和其他任何維生素A含量高的食物。如果你肝酶或肝功能不正常，或維生素A水準太高，這些食物的攝取量就要減少。

輔酶 Q10 低	**保健食品**：輔酶 Q10。請注意：輔酶 Q10 有可能會減低可邁丁的療效。[48]
α 胡蘿蔔素低	**保健食品**：α 胡蘿蔔素。 **食物**：胡蘿蔔汁、煮熟的胡蘿蔔、牛皮菜、南瓜、冬南瓜、番茄、四季豆、香菜。
β 胡蘿蔔素低	**保健食品**：天然 β 胡蘿蔔素。 **食物**：很多和 α 胡蘿蔔素太低須補充的食物一樣，如菠菜、胡蘿蔔、胡蘿蔔汁、地瓜、羽衣甘藍、蕪菁葉、東南瓜和芥藍菜。吃太多 β 胡蘿蔔素會使皮膚發黃，通常出現在腳掌和手掌。胡蘿蔔素黃皮病對你無害，只要降低攝取量就會恢復。如果水準太高這類食物就少吃一點。[49]
茄紅素低	**保健食品**：番茄萃取或茄紅素。 **食物**：番茄、西瓜、杏子、木瓜、番石榴、紅葡萄柚。如水準太高這類食物就少吃一點。
葉黃素低	**保健食品**：葉黃素。 **食物**：蛋、菠菜、芥藍菜、綠化椰菜、櫛瓜、玉米、抱子甘藍。
鋅低	**保健食品**：鋅。如水準太高就減量或停止補充。 **食物**：南瓜子、芝麻子、綠豌豆。
硒低	**保健食品**：硒。如水準太高就減量或停止補充。注意：每天用量不能超過 400mcg。 **食物**：大麥、裸麥、燕麥、鮭魚、菠菜、黃鰭鮪魚。
血清鐵蛋白（鐵）高	減少攝取動物性食物、菠菜、牛皮菜、蘿蔓萵苣、黑糖蜜、豆腐、綠色蔬菜、芥末、蘑菇、蕪菁葉、四季豆／菜豆／長豆、大蔥以及一些香料和鐵質高的藥草如麝香草（百里香）、九層塔、肉桂、牛至、薑黃、黑胡椒、蒔蘿、孜然、洋香菜、迷迭香和香菜籽。

　　服用環境調節劑或相關食物約三個月之後，再驗一次血。如果檢驗結果顯示正常，你可以繼續你的基本營養支持，包括一種癌症專用的多種維生素、魚油、包含十二類健康食物的綠色蔬果飲料，以及可以支持整個體內環境的廣譜性及抗氧化劑支持保健食品，但要把特定環境的調節劑剔除。約每

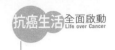

三個月再做一次檢測，以確定氧化指標仍然正常。

◈ 藥物治療

如果膳食補充無法讓你的抗氧化失衡恢復正常，那就要和你的醫師討論是否增加支持性保健食品的劑量，或確定開給你的處方藥是否有幫助。這有可能包含已批准藥物的仿單標示外使用，也就是利用一些廠商尚未向食品藥物管理局申請核准使用，但已有合理的臨床證據顯示其安全性及功效的藥物來處理病情。在化療或放療期間，氧化壓力可能會很嚴重，因為二者都可能顯著提高氧化壓力並引發劇毒的副作用而使你必須停止治療。[50]

這裡有些例子顯示以仿單標示外使用藥物當作藥物級抗氧化劑的正當理由：

● 含鉑抗癌藥物如順鉑（cisplatin），乃廣泛使用的化療藥劑，可能使腦部因氧化壓力而中毒，特別是臥床者。動物實驗顯示自由基清除劑包括安樂普利諾（allopurinol），它能抑制順鉑對大腦皮層的傷害，不過這一點有待更進一步的研究。[51]

● 順鉑也可能導致腎臟受損。在一個臨床實驗，服用順鉑的癌症患者，靜脈注射麩胱甘肽（glutathione）可減少腎臟受損之發生率，不會干擾到化療的抗腫瘤功能。[52]

● 放療及化療是用有毒的自由基殺死癌細胞。誠如前述，自由基也會攻擊健康的細胞。在一些研究中，乙基（Ethyol，又名阿米福汀〔amifostine〕，是跟化療或放療一起注射的藥劑）能對抗副作用並有保護作用，還會清除自由基以避免它的傷害。事實上，配合西醫療法注射乙基的轉移性肺癌患者，其治療反應較佳且存活時間較長的比例較高，[53]可能削減放療藥效的比例極低（3%）。如果你想嘗試這些藥物，就得和你的醫師商量，他必須和你一起做選擇並幫你開立處方。

弗雷迪：控制氧化壓力

　　弗雷迪千里迢迢從他的家鄉阿根廷來到布拉克中心，為的是治療他的第四期轉移性遺傳性乳突樣腎細胞癌。原始腫瘤出現在他的左腎，在2000年初的一次例行性體檢被發現。弗雷迪的腎臟被切除了，但腫瘤細胞已經長到周遭的脂肪當中，他的胰臟和脾臟也需要切除。出院之後，除了一個為降低復發風險而設計的簡短實驗性荷爾蒙療程之外，醫院並沒有給弗雷迪其他治療。弗雷迪沒有問太多問題，他以拒絕當做避開憂鬱的應變策略，並有意避免知道太多有關自己病情的細節。六個月之後，弗雷迪得到一個讓他震驚的消息：斷層掃描顯示在靠近手術的部位有腎臟癌。這一次，弗雷迪開始進行介白素-2（interleukin-2）的方案：介白素-2是一種細胞激素，它是免疫細胞的產物，可能會促發一連串的免疫反應，包括生產輔助型T細胞（驅動對腎臟癌的免疫攻擊）。介白素-2是對腎臟癌末期患者經常有效的一種標準療法；但也有劇毒。[54]在弗雷迪開始進行一週五天的注射之後，他有發燒、怕冷、嚴重倦怠和消瘦等問題。

　　為了在膳食方面做適當的改變，弗雷迪做了充分的閱讀和調查，希望在治療期間能改善他亮起紅燈的健康。他獲得一些成效，在他第二回合的介白素-2注射期間很少有讓他感到虛弱的副作用。經過三段為期六週的療程，最後他接到好消息：雖然腎臟腫瘤還在，但已經穩定。不過接下來幾個月，接受更多藥物治療之後，弗雷迪的體能和健康又開始惡化。就在這個時候，也就是2002年，弗雷迪來到布拉克中心。他告訴我，他需要一個更全面的抗癌以及讓他能夠恢復活力的方法。

　　我幫他擬定一個抗癌生活計畫，說明它如何整合西醫療法，在他的阿根廷腫瘤科醫師協助下，我們繼續用西醫療法，及客製化的輔助醫療來減輕他的副作用並增進醫療反應。我讓他知道我的同仁會和他一起努力優化他的體內生化環境，透過營養、保健食品、健身和其他生活方式的改變就可以讓他的身體變成不適合癌細胞生存的狀態。我告訴他，他有一個很嚴重的惡性腫

瘤，如想重獲健康就必須全力參與。弗雷迪聽了我的話，也點了頭。我還告訴他，情緒、社交和相關壓力都可能影響到他的狀況，他必須認真下功夫來處理這些問題。

弗雷迪跟我說：「我已經離婚兩次，現在是第三次結婚。我有六個小孩，他們的年齡分別是24、22、21、15和一對7歲的雙胞胎。我過去的婚姻和離婚讓我受到極大壓力。我難過了很長一段時間，婚姻失敗也讓我很自責。」他的眼睛亮了起來並繼續說：「不過我現在的婚姻很棒，我覺得很愉快；她很好。但我仍然有工作的壓力。我是一個工程師，標準是很嚴格的，而且工作期限總是很緊迫。」

聽到抗癌生活計畫必須有所承擔，弗雷迪對於抗癌必須承諾的改變毫不懷疑。他說：「這就是為什麼我會來到你們中心，我希望自己也是你們的成功案例之一。我確定自己可以遵循膳食療法和比較健康的生活方式。我要再度成為一個精力充沛、下定決心好好活下去的人。」我被弗雷迪想活的強烈意志以及他的真誠所感動。在此協定下，弗雷迪和我開始了我們的旅程。

在第一個領域介入部分，我們同仁幫弗雷迪做了前面所描述的膳食、支持保健食品、運動計畫以及心靈治療。為了第二個領域的啟動，我預約了有關弗雷迪營養狀況的全面性實驗室檢測，包括氧化壓力水準和各種抗氧化劑的血液水準。倦怠通常和氧化作用不正常有關，而弗雷迪的氧化壓力真的像天那麼高，因此他有令人擔心的低水準抗癌營養和抗氧化力。加上他的消瘦和無精打采，顯然就是水準升高的自由基已經產生了不良影響。

因為他的氧化壓力這麼高，我們的營養師也建議他改善這個生化環境面向的保健食品：

● 一種複合式抗氧化劑配方以抑制自由基。
● 專為讓他的血液整天保持高水準狀態而設計的維生素C定時釋放設計。
● 高劑量的綠茶萃取，一種有威力的抗氧化劑。

因為腎臟癌是最有免疫原性的一種癌症，意即腎臟癌可以被偵測到，並

可以用免疫系統的細胞和生化將它消除，因此我們也推薦有免疫支持性的維生素、礦物質和其他營養，及以植物為基礎的藥物，包括以支持免疫力知名的菇類萃取。在某一小段期間，在他的醫療計畫加了一種實驗性的疫苗。

在他實踐抗癌生活計畫的六個月之後，弗雷迪的氧化壓力指標顯著降低，都在正常範圍。他的抗氧化視黃醇（來自維生素Ａ）水準和類胡蘿蔔素包括茄紅素（來自番茄）都在正常值之上（對癌症患者並非壞事），這些反應出他攝取的蔬果和有療效的食物（如綠色飲料之補充）增加了。十四個月之後，在主要抗氧化能力測量的三個當中有兩個已經改善，甚至更進一步。當我翻閱弗雷迪的營養日記時，看到他一直堅持採用我們的營養和保健食品計畫，讓我對他的生理好轉很有信心。弗雷迪回到阿根廷，我們透過他當地的醫師繼續協調他的醫療和照護事宜。在2002年8月，也就是他到布拉克中心開始做整合醫療計畫之後的十個月，我們接到來自他的腫瘤科醫師的一封信，說弗雷迪沒有症狀、健康情況良好、能量水準高而且沒有癌症的跡象。當我走筆至此，時間是2008年，弗雷迪仍然沒有癌症，儘管在癌症復發當時他是一個平均大約只存活一年的癌症病人。

誠如我一再提到的統計學，它們不能應用到個別患者。弗雷迪的例子像水晶般透徹地證明這件事。我相信只要使他的生化環境變成對癌細胞不利，就可以從西醫療法獲得最大效益，透過生活方式的調整來轉化生化環境，並用營養去對抗癌細胞的生長，一切困難就能克服。

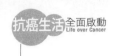

 炎症反應：
撲滅癌症的灶火

當然，本書內容主要是關於罹癌之後要做的事，而非如何降低罹癌風險。但有些啟動諸多致癌事件之機制也能促發既有腫瘤之生長和惡化。炎症反應就是其一。

當我還是住院醫師的時候，有一名患者堅持認為她腳趾上的黑色素瘤是該處慢性損傷和炎症所引起的。當時我並不確定。但過了數年，我看過許多研究報告支持她的說法：炎症的確和惡性腫瘤有關。如果細胞的突變是點燃惡性腫瘤的火苗，那炎症就是讓火焰持續變大和擴散的燃料。

自1980年代以來，有關炎症能促發和助長癌症的證據持續增加。有很多研究顯示，類風濕性關節炎會增加淋巴癌和肺癌風險；事實上，罹患關節炎的時間越長，死於癌症的可能性就越大。[1]有骨骼慢性炎症（稱為骨髓炎）的患者或甚至長褥瘡的都比較容易有惡性腫瘤和肉瘤。[2]疾病的英文名稱字尾有 -itis 的，如骨髓炎（arthritis）、支氣管炎（bronchitis）、筋膜炎（fasciitis）和結腸炎（colitis）等，都跟濕疹和哮喘一樣，源自慢性炎症；如果讓它們自生自滅，很多炎症可能會增加癌症風險。例如，根據2000年的一份研究，大約每十名患者當中有一人潰瘍性結腸炎最後變成了大腸癌。根據另一個估計，至少三分之一的癌症始於慢性炎症。[3]

一旦你得了癌症，那情況又會怎麼樣？炎症仍然是一個壞演員。除了其他因素如纖維蛋白原，一般炎症都可從血液中的C-反應蛋白（或縮寫為

CRP）測到。CRP水準太高與比較嚴重或末期的腫瘤有關。一般而言，CRP水準較高者其預後也較差。的確，癌末患者的CRP水準通常是預後最可靠的指標，尤其是有大腸癌、肺癌、胰臟癌和攝護腺癌的患者。在罹患乳癌的婦女當中，CRP水準高不但可聯結到癌末階段，也可預測到轉移性骨癌。[4]

反過來也是真的：控制炎症可降低惡性腫瘤風險或降低癌症惡化。例如，有三個研究結果顯示，服用非類固醇消炎藥（NSAIDs）（例如阿斯匹靈〔aspirin〕或布洛芬〔ibuprofen〕）的婦女，其罹患乳癌的機率比未服用者明顯較低。[5]有一份對八萬名婦女追蹤十年的研究，顯示每週服用阿斯匹靈至少三次的人，其乳癌罹患風險降低23%；規律性服用（如每週兩次或更多次）布洛芬（藥品名為Advil和Motrin）的婦女，其乳癌罹患機率為未服用者之半。有一份1999年發表的研究，發現罹患乳癌並長期服用非類固醇消炎藥的婦女，其罹患大型腫瘤和陽性淋巴結（兩個重要的預後指標）的可能性顯著較低。最後，2007年的一份研究，觀察到服用非類固醇消炎藥的乳癌患者死於癌症的機率比未服用者低36%。[6]本章將會告訴你如何控制炎症並因此而改善你的預後。

炎症及癌症的挑戰

炎症和每一種癌症的主要挑戰都具有非常特定的關聯性。

挑戰	炎症的後果
降低腫瘤生長和擴散	加速癌症惡化、血管新生（生成供給腫瘤養分之血管）和轉移。[7]
縮少腫瘤並增進療效	由於環氧化酶-2（COX-2）的作用和激發其他促炎分子而增加癌細胞對醫療的抗性；也干擾到細胞凋亡。[8]
耐受西醫療法	增加血栓風險和放療引起的纖維化（肺部結疤）；因細胞激素（細胞通訊分子）會促進炎症惡化而延緩手術的療癒。[9]

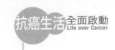
優化日常生活功能	炎症中介分子導致疼痛加劇、浮腫（保留太多水分）、貧血、發燒和厭食（沒有食慾）。[10]
降低致命併發症的風險	炎症誘發的惡病質使患者消瘦、營養不良和蛋白質流失，進而導致血蛋白水準太低。[11]

❖ 減少腫瘤生長和擴散

即使炎症是免疫系統對受傷或生病的一種健康而自然的重要反應，當炎症反應持續、白血球和巨噬細胞包圍著入侵的病原體，此時可能對組織造成慢性傷害，且可能刺激癌細胞以下列方式生長和擴散：

- **活化能促發腫瘤的巨噬細胞。**這些免疫系統細胞會產生生化物質以激發腫瘤生長，包括腫瘤壞死因子-α（TNF-α），攝護腺素E2（PGE2）和白三烯B4（LTB4），它們都是炎性反應的重要生化物質。巨噬細胞在促炎環境也會激發胰島素的阻抗（過量的胰島素在血液中循環的一種狀態）。胰島素是著名的癌細胞生長激素。[12]
- **活化有細胞激素之稱的炎性分子，**它能觸發一種生化物質（能控制DNA轉錄的蛋白複合體，叫做NK-k A pp A B）之產生，它是腫瘤生長和轉移的強力促動者。[13]
- **免疫力下降。**一般而言，炎症越嚴重，免疫力受到的抑制越強，也就是你對癌細胞這個惡棍的自然防禦能力越弱。[14]
- **提供更多血液給新生腫瘤。**有許多炎性中介者，例如血管內皮生長因子（VEGF）會促進血管新生，也就是生成新的血管讓腫瘤得以獲得養分而生長和擴散。[15]
- **增加血管之可穿透性。**如此可讓一種叫做纖維蛋白原的蛋白質從血液跑到受傷部位，並在那裡轉換成纖維蛋白。纖維蛋白在血管新生顯然扮演著非常重要的角色。[16]
- **破壞癌細胞周遭的纖維物質。**可利用蛋白酶破壞纖維物質，惡性腫瘤細

胞因而能夠進入血液，並轉移到身體其他部位。[17]

◈ 縮小腫瘤並增進療效

引起發炎的分子顯然會干擾到程序性癌細胞凋亡。這會涉及到環氧化酶-2的原因：標靶治療用的藥物有環氧化酶-2抑制劑，如希樂葆（Celebrex）、伐地考昔（Valdecoxib）及偉克適（Vioxx）；後面兩種在2005年已從市場下架，因為它們可能有過度提高心血管問題（如中風和心臟病）之風險。有一些中藥，如薑黃和生薑，也會抑制環氧化酶-2，但沒有提升心臟疾病之跡象。[18]環氧化酶-2會觸發攝護腺素分泌（能導致關節炎的腫脹和疼痛）。因此阻擋環氧化酶-2可以降低炎症反應。但環氧化酶-2也和放療及化療的抗性有關，顯然是藉由增加另一種炎症分子NK-kappaB的合成，它會放大炎症級聯反應，並增加腫瘤對放療及化療的抗性。[19]這可能就是為什麼肺癌患者對西醫療法的反應關聯到他們的炎症水準：有一個研究顯示，在61名肺癌患者當中，有32人CRP水準顯著下降，放療對這些人都有療效，但是CRP水準高者就沒有。[20]

◈ 耐受西醫療法

放療可能引起許多和炎症有關的副作用，包括纖維症（出現在肺部的不正常纖維組織）、口腔黏膜炎（口腔潰瘍）、膀胱炎、腸炎（胃腸道發炎）、食道炎、肺炎和直腸炎。[21]事情之所以發生可能就是在放療破壞癌細胞的同時也破壞正常組織。正常組織的反應就像受到任何傷害一樣會引起炎性反應。至於會造成何種發炎狀況就看放療擊中的是哪一種組織。

化療會引發自己的一套炎性副作用，例如昏睡、想睡、沒胃口及增加深部靜脈血栓、出血、血栓及手足症候群等風險。[22]最後一項是令人非常痛苦的炎症性疾病，它會導致四肢皮膚腫脹和脫皮。這些副作用是幾個不同的機制所引起的，包括炎性細胞（稱為細胞激素）產量增加，發生在化療啟動某

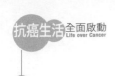
些炎症誘發基因之時。在2008年發表的一份研究，顯示化療會導致某些患者有高水準的炎性分子，如血管內皮生長因子或介白素-6（或譯為白血球介素-6）。[23]甚至手術併發症，明顯的有傷口癒合緩慢和腫脹等，都是局部炎症惡化引起的。

❖ 優化日常生活功能

疼痛、發紅和發燒是幾個世紀以來習醫者學習如何辨識炎症的徵兆。就我們的目的而言，較重要的字眼是「疼痛」。炎症會讓你感到疼痛，那就是為什麼要用阿斯匹靈和其他非類固醇消炎藥（注意它的名字有消炎字樣）來舒緩疼痛：用了消炎藥就會減少發炎和跟著出現的紅腫。發炎程度越輕，疼痛感就越低。

❖ 降低致命併發症的風險

炎症會帶來惡病質，為實性腫瘤（特別是轉移性腫瘤）患者常見的消瘦症候群。惡病質，特別常見於胰臟癌、直腸癌和肺癌，可能導致肌肉（包括心肌）的快速崩解。在1990年代之前，大部分腫瘤科醫師相信惡病質發生的原因是因為癌細胞會抽掉身體儲存的能量，先由葡萄糖和脂肪開始，然後繼續抽離肌肉中的蛋白質。現在我們知道，惡病質主要源自失控的炎症。事情的發生就是，除了蛋白質、脂肪和碳水化合物的新陳代謝不正常之外，炎性細胞激素還會導致食慾不振，因而讓你失去肌肉和體重減輕。[24]

自我照護計畫

我希望上述說明能讓你相信減少炎症的重要性，並把它納入你抗癌戰爭的一部分。誠如降低氧化壓力會讓你的生化環境變成對惡性腫瘤細胞不利，減少炎症也是一樣。本章最後要談的是如何減少體內生化環境的發炎。有些炎症的源頭伴隨腫瘤出現在它的地盤：癌細胞產生大量炎性生化物質；腫瘤

被巨噬細胞潛入時會釋放更多炎性生化物質；而手術、放療和化療都會讓炎症惡化，它們的副作用也是一樣。對於這些炎症源頭的處理你能做的事不太多。但其他方面正好都在你的掌控範圍。

要啟動消除炎症的自我照護計畫，得先確定你已經遵循抗癌生活在第一領域的建議過日子，並儘可能飲用含有十二類強力健康食物的綠色蔬果飲料，或系統化地把它們納入你的膳食當中。

❖ 消除炎症元凶

利用下列清單來辨識你生活中主要的炎症來源。

炎症元凶
● 抽菸
● 喝酒
● 室內和室外污染
● 睡眠不足
● 極度運動
● 不健康的膳食脂肪：過度攝取 ω-6、飽和性及反式脂肪
● 不健康的碳水化合物：過度攝取升糖指數高的食物
● 不健康的烹調方法：大火或高熱烹調方法，如碳烤或油炸
● 過胖，尤其是腹部脂肪太多

不抽菸。如果你不抽菸，那就已經佔有優勢。如果你抽，我不知道該如何才能把它說得更清楚：你必須停止抽菸。[25] 香菸會讓炎症惡化。抽一般香菸或用菸斗抽菸草及吸大麻都會讓你體內炎性細胞的活動增加。抽菸草也會加速形成高毒性和誘發有機突變的物質，不僅讓炎症加重，也加速既存腫瘤的生長。[26] 繼續抽菸會逐漸讓你的抗癌戰爭破功，並縮短你的存活時間。[27] 現在可找到的戒菸方法很多，例如專為癮君子設計的尼古丁口香糖和藥草口香糖。催眠術療法可能有效，針灸也是。[28] 請你的醫師為你推薦戒菸計畫、

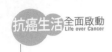

催眠師或針灸師。二手菸也會讓你體內的炎性細胞更加活躍。[29]要遠離抽菸的場所，現在已經比較容易做到，因為許多國家的旅館、工作地點和其他公共場所都已經明令禁止吸菸。

避免飲酒過量。偶而來一杯紅酒沒有關係；紅酒的成分有抗氧化作用。但飲酒過量，尤其是蒸餾酒，會提升你的氧化壓力，並改變調整炎性反應的酵素而導致身體的炎性水準升高。[30,31,32]結果：你體內的消炎化學物質產量減少。如果晚上喝一兩杯雞尾酒是你日常生活固定的習慣，可嘗試改喝有氣泡礦泉水加上冰塊和一片檸檬，這樣你的身體會感謝你。

保持正常體重。體內的脂肪或脂肪組織是介白素-6（IL-6，一種會激發慢性炎症的細胞激素）及花生四烯酸的主要來源。也許你可以想到，肥胖或過重者的血液中有較多炎性化合物，無論其生活方式或病歷為何。[33]如果你過重或肥胖，那麼患有輕微慢性炎症是預料中的事。我不需要告訴你減重和避免肥胖有多困難，因為這並不是減肥書。但要減少體內儲存的脂肪，我要給你一個最起碼的建議，就是低熱量、高纖膳食加上溫和的有氧運動。數年來我們一直很成功地讓我們的患者堅持以抗癌生活核心膳食和運動計畫來維持理想的體重。

睡眠充足。對大多數人而言，每晚睡覺少於6小時就是睡眠不足，那會增加促炎的化學物質，如介白素-6和腫瘤壞死因子-α。每晚睡不到四小時，連續十晚，就會讓你的CRP飆高。[34]如果你老是睡不好，請參考第19章提到的祕方。別把臥房當辦公室或看電視的地方，也避免睡覺時間不固定。

盡量不接觸有污染的環境。化學性污染會透過各種機制引發炎症，包括氧化壓力、中斷肝臟的排毒作用、觸動過敏反應以及產生促炎分子，如腫瘤壞死因子-α。經常接觸柴油機所排的廢氣、臭氧、來自火力發電廠的水銀以及其他空氣污染的環境也可能引起慢性炎症反應。西方人因為住在化學之海——它存在空氣、水和消費性物質——要全部避免是不可能的。不過你可以採取一些措施，使自己盡量不要接觸污染環境。[35]例如，使用無毒清潔劑使你的家和工作環境不會出現有毒的東西（特別要避免使用烤箱清潔劑），

以及多放幾具空氣清淨器。有關這方面的完整指引請參考LOC網站。

❖ 健身方法的調適

「週末勇士」症候群就是把許多運動，如慢跑、騎腳踏車或其他健身運動，密集在兩天內做完，以彌補每週五天的久坐，這是觸動炎性反應的最佳方式。那是你會疼痛的原因：不習慣接受這種疲勞轟炸的肌肉會釋放炎性細胞激素。[36]出現各種疼痛並非身體健康的自然現象。因此鎖定在規律性、溫和的健身方案，至少每隔兩天運動一次，但如同核心健身計畫所描述的，理想上是天天運動。如果你因為罹癌或因為醫療的副作用而必須減緩運動，當有一天你想再回復到原來的運動速度時（如健身那一章所討論的），務必逐步漸進。再度運動之前要讓你的組織有時間恢復。你可以不斷嘗試，以確定最適合你的運動和恢復（休息）時間表：如果健身之後覺得痠痛，尤其是第二天早上，那表示你已經運動過頭。必須以緩慢和漸進的方式過渡到任何新的活動，或已經停頓一週以上沒做又想重新開始的運動。如果你持續運動，就會發現自己可以越做越多而且不會痠痛。

❖ 改善膳食攝取

調整你的脂肪攝取。到目前為止，以膳食控制炎症仍是最重要的方法。有一個研究顯示，以香腸、蛋三明治和漢堡肉等速食為早餐者，其血液的促炎化學物質水準飆高，並在用餐後四小時仍居高不下（同時其自由基——即前一章提到的氧化壓力標記物——水準也倍增並一樣居高不下[37]）。人體細胞中的 ω-6 脂肪酸失衡（也就是 ω-6 脂肪酸太多，ω-3 脂肪酸太少之時）會觸動促炎介質，而這個比值幾乎完全決定於我們吃下肚的東西。採取適當的膳食和保健食品計畫以達到 ω-3 脂肪酸對 ω-6 脂肪酸比值的最佳水準乃終結發炎症和維持體內環境不利於癌細胞生存的關鍵。[38]在 2008 年發表的一篇日本研究報告指出，以蔬菜、水果、大豆食品和魚類為主的膳食和較低水準的 C-反應蛋白有關聯。[39]

　　很不幸的，西方人在這方面已經走錯方向。他們對於 ω-6 脂肪酸（如富含花生四烯酸的動物性脂肪和亞麻油酸豐富的植物油）的食用顯著增加，而鮮少吃含豐富 ω-3 脂肪酸的魚類和綠葉蔬菜。要降低花生四烯酸，得斷絕其主要來源，包括牛肉、牛奶、起士、豬肉、蛋黃和家禽等。要減低亞麻油酸，則不能用玉米油、紅花油、葵花油，而其他受到肯定的植物油則有：

- 芥花油
- 亞麻仁油
- 特級冷壓初榨橄欖油
- 核桃油

　　誠如我在膳食那幾章的說明，你需要 ω-3 脂肪酸，因此，儘管你想要採取低脂膳食，也無需太過火：非常低脂的膳食（即食物中脂肪提供的熱量不高於總熱量的10%）不太可能提供你足夠的 ω-3 脂肪酸，因而有可能出現對身體有害的 ω-3 脂肪酸對 ω-6 脂肪酸之比值。魚油補充劑是調整這個比值的必需品。我看過許多患者以為在膳食中完全無油就是健康之道；結果，他們的發炎問題逐漸惡化。因此，我建議他們每週吃三份鮭魚、鯖魚、鯡魚或沙丁魚，這些都是 ω-3 脂肪酸的最佳來源。也建議把蛋的食量減為每週1到2個，而這個蛋必須是富含 ω-3 脂肪酸的蛋，或以蛋白為佳。

　　杜絕攝取反式脂肪酸，也就是食物標籤所示的部分氫化脂肪或氫化油。[40]它們經常出現在加工食品，食用後會降低人體內消炎化學物質的生產。避免食用人造奶油、植物性酥油、氫化油、市售花生醬、烘培食品、速食、餅乾、蘇打餅乾、零食點心、炸薯條、配製的混合食材、糖果和市售鬆餅等。

　　避開精緻碳水化合物。精緻碳水化合物（出現在上面剛提到的諸多含反式脂肪酸的食物）會造成胰島素分泌尖峰而使炎症惡化。[41]因為精緻碳水化合物和高升糖指數的食物直接關係到血液中 C-反應蛋白（炎症標記物）的水準。要多吃抗癌膳食那幾章提到的全穀類、高纖食物、豆類、蔬菜和水果。高纖和全穀類食物可以避免血糖和胰島素劇烈起伏所激起的發炎作用。

選擇能抗發炎的食物。有些食物含有特別豐富的消炎成分，因此，在你的發炎指標特別高的時候，我建議你食用下列食物的量要比核心抗癌生活膳食還要多。

● **含有豐富水楊酸鹽的食物**。水楊酸鹽類（salicylate）是一種天然的消炎化合物，也是阿斯匹靈主要的活性成分之一。它是由多種有免疫反應的植物（當它們被病原體攻擊之時）製成的。但不像阿斯匹靈，天然的水楊酸鹽沒有防止血栓的效果，因此沒有胃腸道出血的風險。天然水楊酸鹽的最佳來源有白珠樹、薑黃和番茄。像其他能防治疾病的植化素一樣，有機食物所含的水楊酸鹽比一般有用農藥的蔬果高，所以要盡可能吃有機蔬果。[42]

● **含有豐富類黃酮的蔬果**。類黃酮不只具有前一章所描述的抗氧化作用，[43]它們也能抗發炎，和希樂葆、類固醇和布洛芬一樣能抑制環氧化酶-2，而且能鎮壓主要的細胞激素（炎性網絡的重要連結），對許多癌症患者都很有用。[44]要準備具有類黃酮的蔬果非常容易，看顏色就可以了。櫻桃和覆盆子的環氧化酶-2抑制效力最高，新鮮的藍莓、黑莓和草莓緊追在後。類黃酮槲皮素能降低腫瘤壞死因子-α及介白素-8之炎性水準，洋蔥和蘋果含量極高。盡量做到每天至少攝取2-4份（1-2杯熟食）以下這些富含消炎化合物的蔬菜：

● 洋薊	● 洋蔥	● 地瓜
● 綠花椰菜	● 洋香菜	● 番茄
● 黃瓜	● 菠菜	● 櫛瓜

下列水果盡量做到每天吃1-2杯：

● 蘋果	● 哈密瓜	● 覆盆子
● 杏子	● 櫻桃	● 紅葡萄
● 黑莓	● 蔓越莓	● 草莓
● 藍莓	● 蜜棗	● 酸櫻桃

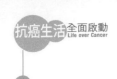
甚至香料也能強化你的抗發炎飲食。消炎化合物最好的來源是全葉或長在地下的東西：

- 九層塔
- 薄荷
- 迷迭香
- 月桂葉
- 芥末
- 鼠尾草
- 紅椒
- 豆蔻
- 麝香草
- 薑（新鮮的）
- 牛至
- 薑黃（咖哩）

以健康方式處理食物。食物處理和選擇食物一樣重要。烹煮時間太長或是高溫烹調（如油炸或碳烤）會增加一種化學作用叫做糖化作用。基本上這是用碳水化合物把蛋白質搞壞；結果產生很多糖化毒性物質（glycotoxins）和高度炎性化合物。避免食用油炸、焦黑、燒過、拔絲或碳烤的東西就可以減少糖化毒性物質。[45]取而代之的是低溫和水煮技巧，例如用炒的、煮的或蒸的方式加上調味過的水或植物高湯，或用燉的、沸水川燙或慢燉鍋燉煮。

❖ 補充保健食品

我也推薦多種維生素、礦物質及為癌症患者設計的輔助因子配方。例如，維生素E有它自己的消炎特性，但也能保護魚油的消炎效果。因此這兩種補充品應該一起服用。找含有維生素C、檞皮素或綠茶多酚的多種維生素，可阻擋核轉錄因子（一種炎性分子）之活化。[46]為自己建立穩固的消炎基礎，最簡易的方法就像我們在第5章討論過的，就是喝含有十二種強力食物的綠色蔬果飲料，或在膳食中多吃這些食物。

如果你有不正常的慢性炎症，可以由C-反應蛋白檢驗發現，以及體脂肪達30%或更高，則需要積極補充魚油以取代儲存在你的脂肪組織的花生四烯酸。[47]我建議每天8克，連續服兩到三個月，到時候另一個C-反應蛋白檢測會顯示你的炎症是否正常化到符合健康水準。

除了上述之外，我鼓勵你再用複合式支持保健食品。

複合式支持保健食品之建議	
營養食品	炎症標靶
混合生育醇：400 IU 含標準量之 α、β、γ 及 δ 生育醇[48]	CRP，IL-6，NF-kappaB
酸櫻桃萃取：1-2大匙，類黃酮標準含量至少達5%[49]	CRP和PGE2
含有脂溶性和水溶性成分的老薑萃取，具標準含量之薑辣素[50]	PGE2和LTB4
薑黃萃取：500-1,200毫克包含薑黃地下莖的含水乙醇（hydroethanolic）及超臨界（supercritical）萃取成分（標準含量之薑黃素和芳香分餾物）[51]	PGE2，TNF-α 和 NF-kappaB
乳香萃取：150-300毫克標準化至65%的乳香酸（boswellic acids）[52]	LTB4
蕁麻葉萃取：1,000-1,500毫克4:1的含水乙醇萃取物[53]	TNF-α
α 硫辛酸：300-800毫克藥物級，通過純度測試[54]	NF-kappaB

　　盡量尋找含有多種（或至少一兩種）上述藥草和植化素的綜合性保健食品以支持健康的炎性反應。務必和你的整合醫師一起挑選補充品和劑量，並讓你服用的藥丸數量極少化。

醫療夥伴

❖ 測量發炎狀況

　　一旦你習慣於抗發炎的自我照護方案，下一步就是客製化你的抗發炎戰爭。透過實驗室檢測可看出目前水準較高的特定炎性分子為何。例如，許多癌症患者有較高水準的PGE2，此乃環氧化酶-2過度活躍所致。[55]有此認知，你就可以用特定的保健食品標靶PGE2，或其他任何炎性分子。在布拉

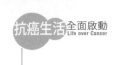
克中心，我們設計了一個炎性指標面板幫我們辨識患者有哪些指標升高。利用持續的監測和再評估，我們可以提供正確的保健食品和調整劑量。（如果不可能做實驗室檢測，就回到第13章，複習「判斷你的環境破壞因子」。）在做炎症檢測時，你應該請教你的醫療夥伴下列事項：

● **C-反應蛋白。**C-反應蛋白水準上升比其他分子更能反應出炎症發生，因此它對發炎狀況的檢測特別靈敏。[56]我喜歡看到檢測結果低於1.0 mg/L。醫師和護理師應該都能解讀檢測結果。

● **紅血球沉降率（ESR）**，或血細胞沉降率。這是比較老式的發炎狀態測量，正常水準是0到30 mm/hr，與年齡及性別有關。我喜歡看到水準低於15 mm/hr。

● **纖維蛋白原。**水準高也可能是心血管疾病風險高，以及不正常血栓的指標。我喜歡看到水準低於300 mg/dL。

● **PGE2（環氧化酶-2整體活性指標）和LTB4（5-脂氧合酶整體活性指標）。**除了測量這些炎性酵素在你血液中的水準，你也可以檢測這些酵素的癌細胞組織異常表達標記。異常表達就是有這些炎症介質的腫瘤生長速度比其他腫瘤更快，因此解決體內發炎問題比什麼都重要。這些檢測都是研究導向而且可能很難找到。在PGE2方面我喜歡看到水準低於400 pg/ml，至於LTB4則是低於100 pg/ml。

● **介白素-6。**目標為小於10.0 pg/mL。

● **腫瘤壞死因子-α。**目標為小於8.0 pg/mL。

這些檢測結果可用來評估炎症是否就是你需要關注的環境因子。如果不是，請繼續你在第13章辨識到的下一個因子。不過，如果你的炎症檢測結果有一兩個不正常，繼續治療時你應該服用相關的體內環境調節劑。

◈ 體內環境調節劑

一旦你從這些檢測知道哪些（如果有的話）炎症水準不正常，就可以準

確瞄準問題並服用適當的體內環境調節劑。以下是有關調節體內環境食物及保健食品的簡化版建議清單。你的醫療夥伴應該會審慎篩選去除和你服用藥劑有負交互作用的部分。在此可看到我們如何搭配特定的實驗結果來調配保健食品：

抗發炎的體內環境調節劑	
實驗檢測結果	考量
高CPR或ESR	服用較高劑量的 ω-3魚油和一些 γ 次亞麻油酸（按照實驗檢測監控給劑量）、α-生育醇（每天總劑量為800-1,200 IU）、櫻桃萃取
高纖維蛋白原	鳳梨酵素、維生素C、大蒜精
TNF α	服用較高劑量的 ω-3魚油和一些 γ 次亞麻油酸（按照實驗檢測監控給劑量）、蕁麻葉萃取、白藜蘆醇、木犀草素（luteolin）、槲皮素（以水溶性為佳）、薑黃素
PGE2（環氧化酶-2活性指標）	黃檗樹皮、鳳梨酵素、薑萃取、薑黃素、葡萄籽萃取、槲皮素（以水溶性為佳）
LTB4（5-脂氧合酶〔5-LOX〕活性指標）	服用較高劑量的 ω-3魚油和一些 γ 次亞麻油酸（按照實驗檢測監控給劑量）、乳香萃取（標準化）、花粉萃取、薑萃取、槲皮素（以水溶性為佳）
IL-6	服用較高劑量的 ω-3魚油和一些 γ 次亞麻油酸（按照實驗檢測監控給劑量）、維生素K1或K2
NF-kappaB	α-硫辛酸、薑黃素、混合生育醇

　　服用環境調節劑大約三個月之後，再驗一次血。如結果正常，你可以繼續服用基本的保健食品，包括炎症專用綜合維生素、魚油、含有十二類強力食物的健康蔬果汁，以及廣譜性保健食品以支持總體環境，但不必再服用特定環境調節劑。大約每三個月再重新檢測以確定炎性指標仍然正常。

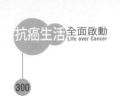

❖ 藥物治療

如果膳食補充不能調整你的發炎失衡狀況，那就應該和你的醫師討論是否調整抗發炎支持保健食品和環境調節劑的劑量，或是開可能對你有幫助的仿單標示外使用之藥品。仿單標示外使用就是在有合理臨床證據顯示安全和有效的情況下，利用已經核准藥物治療藥廠尚未向食物藥物管理局申請的適應症。只要患者已被充分告知，且對可能的藥效和風險有所瞭解並已經同意，醫師就可以把藥用在仿單並未標示的狀況。除了非類固醇的消炎藥物如布洛芬，在抗發炎藥物當中最有效的是用於降膽固醇的史他汀類（statin）藥物，如落之定（lovastatin，又譯洛伐他汀）和弗伐他汀（fluvastatin）。最近對史他汀的試驗發現它可以降低CRP、TNF-α 和NF-kappaB。[57]因為環氧化酶-2具有炎性，你可能想像得到環氧化酶-2抑制劑也可以消炎，而希樂葆確實可以。就增加心臟病風險觀之，希樂葆不像其他環氧化酶-2抑制劑（如偉克適，目前已從市場下架）般嚴重。史他汀藥劑也可能引發嚴重的副作用。

你可能會問：「為何不乾脆服用環氧化酶-2抑制劑和史他汀，那樣就不必靠調整飲食來減少發炎？」我有患者服用環氧化酶-2抑制劑，不過他的發炎水準仍然破表。雖然這些藥物可能是你消炎兵工廠中的利器，但它們卻只能治標而無法治本。真正有效的是消除炎症的病根：疾病、治療、生活方式，以及吃肉的習慣、乳製品、反式脂肪和 ω-6脂肪酸。

香儂：克服慢性發炎

在2000年的感恩節前幾天，香儂接到電腦斷層掃描報告，當時50歲的她是四個孩子的媽。她罹患的是非小細胞肺癌，這種病最近把乳癌擠下排行榜，變成美國婦女癌症致死的第一名病因。香儂在1974年戒菸之前已經抽了十年菸，感恩節對她似乎就是一個殘酷的諷刺。更嚴重的是，香儂實際上

是加州聖塔莫尼卡幸福社區的創辦人，她也是一位心理師，主要工作是鼓勵癌症患者要積極對抗癌症才能康復。

手術從她的肺部切除9公分大的腫瘤之後，香儂開始接受化療。過了兩個月，因呼吸極度困難而被送回醫院做斷層掃描，從中看到胸腔有炎性積水。更慘的是，癌細胞已經擴散到肝臟，根據她的腫瘤醫師的說法，這個現象表示她最多只能再活十二至十五個月。醫師說她可以選擇不做任何處理，因為化療可能徒增更多痛苦與使她更為虛弱的副作用，或者她可以嘗試另類醫療。香儂選擇我們而非另類醫療診所。

當香儂來到布拉克中心的時候，已經是手術後的四個月，當時她有嚴重的惡病質，症狀包括倦怠、慢性疼痛、消瘦無力、完全沒有食慾和十分虛弱。她告訴我：「我覺得很恐怖，很不想活。」她接著又告訴我，從小到大她吃的都是典型的美式食物，父母都是老菸槍，嫁的又是菸槍一個。

除了評量香儂的營養狀態、健身水準和生活品質，我開始幫她檢測體內環境，從她的惡病質歷史懷疑到她的炎症可能很嚴重。她的實驗室檢測報告確實顯示她的炎性指標有很高水準的纖維蛋白原和C-反應蛋白，雖然她已經按照處方服用了環氧化酶-2抑制劑。

光是靠食物來支持影響C-反應蛋白生化途徑的功能是一種挑戰，因此我建議她一開始每天要服用8克魚油，再根據實驗室檢測繼續調整劑量。香儂服用我們布拉克中心一直研究並在安德森癌症中心的實驗室測試得知對肺癌細胞極有抑制作用的魚油，而這種魚油所提供的 ω-3 濃度是市面上大多數魚油的兩倍。[58]我也建議她服用薑黃素、乳香和薑。雖然我們還得對這些植物有更深入的瞭解，但研究顯示它們都是可以支持正常炎性功能的植物。香儂也喝含有許多綠色和十字花科蔬菜的蔬果汁，因其中含有豐富的胡蘿蔔素、茄紅素、葉黃素、類黃酮和其他植化素。這個方案持續一週之後，香儂注意到自己有很大變化。她說：「自手術之後，我第一次覺得有胃口。」她的疼痛、不舒服和倦怠感也都解除了。後來的實驗檢測顯示在三個月內她的纖維蛋白原水準已經下降150多點，其他炎性指標也都明顯下降。

誠如我之前說過的，許多癌症患者並非死於癌症本身，而是死於它的併發症和醫療引起的副作用，惡病質是最主要的殺手。如果我們無法讓她在惡病質的威脅下倖免於死，那給她做任何抗癌治療都無濟於事。一旦她的身體足夠強壯而能忍受治療，我推薦她做一種新式的放療，稱為射頻燒灼術（radiofrequency ablation），大約需要一小時（現在則不到十分鐘），以消除她的肝臟腫瘤（它本身就是發炎的主因），這種治療會有一點副作用。接著讓她開始進行全面性的抗癌生活計畫。我們的同仁幫助她執行膳食和保健食品的改變、運動以及心靈與精神計畫。

雖然香儂很想完全不做化療，我要求她先不要把話說死。我建議我們先一起努力重建她失去的肌肉和體重並讓她強壯起來。一旦膳食、健身、心靈和精神等之交互影響以及飲用蔬果汁等把香儂從炎症的深淵拉回來並讓她開始儲存體力，她就可以在布拉克中心接受預計七個週期的化療。她反應良好。一年之後，例行的斷層掃描顯示在她腦部有三個小腫瘤。一種新式的放療把它們去除。香儂比她初次診斷的預期多活了三年多，在退出抗癌戰場之前她和病魔纏鬥了好幾個回合。

香儂的故事證明在你體內的生化環境有可能從一個滋養和支持癌細胞生長的狀態轉變成不利於惡性腫瘤甚至能抵抗它的環境。撲滅炎症的火焰是這個過程最重要的一步。

我們對於自然的介入作用如何影響體內環境因素仍有許多未知。我們會緊緊跟隨著這個領域最先進的科學研究步伐，同時自己也持續做更深入的研究計畫。

16　免疫監視：架設免疫路障

　　這樣的事經常發生。我和一名新來的患者坐在診療室，他（或她）說：「布拉克醫師，我很擔心化療或放療會有副作用。我要盡量想辦法讓自己好起來，但我比較喜歡用自然的方法治療癌症，比如說讓我的免疫力增強。你能幫我嗎？」

　　我當然能體諒這種對「自然」或「另類」癌症療法的渴望，但我會告訴患者實情：的確有一些令人感興趣的實驗性研究做法，但完全自然的基礎免疫療法對癌症而言目前仍是夢想多於現實。

　　透過膳食、保健食品或其他方法增強免疫力而讓癌症根除的觀念是有些另類醫療社群宣揚的一個普遍而惱人的迷思，但它有致命的瑕疵。首先，免疫系統並非唯一也不是影響癌症最重要的因素，它只是眾多因素之一。另外，和一般人的想法相反，免疫系統不會自動認出癌細胞的潛在威脅。反之，因癌細胞和正常細胞如此相似，使得免疫系統經常不會把它們標記為危險分子。而且，癌細胞總是有辦法適應或設法擾亂免疫系統，例如惡性腫瘤細胞利用分子偽裝就和正常細胞難以分辨。[1]事實上，在體內待得越久的腫瘤細胞越能逃脫免疫系統的監視（就是身體對癌症訊號、病毒和細菌的監視系統）。因為癌細胞被診斷出來之前大多已在體內生長多年，許多另類醫療甚至是實驗性的免疫療法最好的結果就是無效，而且還可能耽誤到有效的醫療。尤其是所謂的非免疫原癌症，例如乳癌、肺癌、攝護腺癌和大腸直腸癌，都能逃脫免疫系統監視的例行作業。

　　即使免疫系統可以認出癌細胞是危險的入侵者，癌細胞也不一定就劫數

難逃。例如,免疫原癌症(包括腎臟癌、膀胱癌以及黑色素瘤等)會被免疫系統迅速認出是外來者。結果,它們對免疫療法常有反應,那樣會增加免疫系統的癌症標靶細胞,並引導它們對抗癌症。單靠自我照護技術仍然無法讓例行的監視強化到足以克服免疫原癌症。要想做到這樣必須靠更多有力的醫療。例如,介白素-2以及干擾素-α能活化免疫系統,它們常被用來治療末期的黑色素瘤及腎臟癌。配製卡介苗可啟動免疫系統而成功對抗膀胱癌。[2]但必須是:你的免疫系統可以幫你抗癌,而且它必須有外援。

如果你已確診有免疫原癌症(如腎臟癌及黑色素瘤),手術之後的主要療法可能是免疫基礎療法。若再用整合方案來支持你的自然防禦可能是多餘的。但是因為免疫系統包含多種成分,採用單一策略很難喚起所有免疫系統的啟動。涵蓋營養、運動和心靈技巧的整合計畫就可以做到。例如,免疫原癌症分泌細胞激素和攝護腺素(像荷爾蒙般的物質)會讓鄰近的自然殺手細胞活性關閉。[3]整合計畫可以束縛這些物質,使免疫系統比較能夠攻擊癌細胞。

總而言之,對大多數癌症而言,目前單靠基於免疫的療法(無論是醫藥或自然方式)想要治好都還不夠力。多年來不斷看到許多不用常規療法而依賴另類免疫療法的患者,因為出了問題而跑來找我,我相信有很多人讓自己冒了不必要的風險。有些一開始只是手術就可以輕易解決的初期乳癌,但因患者拒絕這種常規西醫療法而讓癌細胞擴散,最後也讓自己必須面對有性命威脅的惡性腫瘤。如果你迴避常規西醫療法而誤信操控免疫系統就可以消除癌症,我相信你會讓自己陷入極大風險。通常,如果你的癌症很容易接近,那最好用西醫療法處理,而唯有那樣才能利用免疫系統的資源。如同我在第26章談到的,更為積極的免疫策略的確扮演很重要角色,但迄今它們大多是為了讓緩解期增長和永續而非讓腫瘤縮小或消除。單靠增強免疫力的另類療法通常都無法消除腫瘤,更別談末期或轉移性癌症。

你的免疫系統及癌症的挑戰

這並不是說你不能派你的免疫系統上戰場對抗癌症。本章要說明的是在西醫療法期間和療程結束後你對免疫系統可以有哪些務實的期待。以下所列即可用來幫你面對癌症挑戰的一些事：

挑戰	免疫功能改善之影響
減少腫瘤生長和擴散	一旦從血液和淋巴系統找到脫逃的癌細胞而進入緩解期，就可以增強免疫力以避免癌症轉移或復發。 提高自然殺手細胞活性有助於消除微轉移並掃蕩手術、化療及放療沒有清除乾淨的癌細胞。 轉換巨噬細胞使其更有殺癌能力而非癌細胞的支持者，並提升免疫系統對癌細胞的辨識能力以抑制腫瘤惡化。
縮小腫瘤並增進療效	健康的自然殺手細胞、巨噬細胞和／或T細胞可減少手術之後腫瘤立即轉移的漏洞。
耐受西醫療法	健康的白血球細胞以及（特別是）嗜中性球（neutrophil）計數可減少機會性感染，降低生病（包括流感、感冒以及呼吸道、尿道和胃腸道感染）風險。
優化日常生活功能	T細胞可能引發治療後疲勞症候群。細胞激素療法如介白素-2或干擾素可能導致憂鬱。可利用抗癌生活心靈策略做為這方面的支持。
降低致命併發症的風險	強健的免疫系統可降低致命性併發症（如肺炎或敗血症）的風險。

❖ 減少腫瘤生長和擴散

免疫系統的四種細胞可以抑制癌細胞生長和擴散：

● **自然殺手細胞**擅長殺死癌細胞。當自然殺手細胞碰到有細胞帶著它們無法辨識為體內正常成分的蛋白質（叫做抗原），就認定這些細胞是外來者而加以破壞。自然殺手細胞有一種特殊能力可清除血液中的轉移性癌

細胞，因此在避免癌症復發和擴散方面扮演重要角色。[4]事實上，存活時間的長短可根據自然殺手細胞的活性來預測，特別是罹患肺癌、乳癌、膀胱癌和直腸癌的患者。不幸的是，有半數之多的轉移性癌症患者體內的自然殺手細胞可能受到抑制，導致完全康復的機會有所折損。[5]自然殺手細胞活性低的原因很多，可能是因為化療和手術而受到抑制、重複感染使許多癌症患者飽受折磨、飲食欠佳（尤其是缺乏蛋白質、過胖和缺乏關鍵性的維生素及礦物質）、情緒低落和惡病質。接觸到有毒的化合物、慢性疲勞症候群和缺少體能活動也可能破壞自然殺手細胞的活性。

● **巨噬細胞**的功能就是「吞噬細胞」。當它們偵測到外來的抗原就會殺死癌細胞。有些巨噬細胞會在血液中巡視並協助免疫系統對抗癌細胞；有些則駐紮在腫瘤內，並在其中分泌一種物質以開啟免疫系統功能並破壞腫瘤，特別是腫瘤發育初期，這就是小腫瘤變成大麻煩之前就被消除的一種方式。[6]不過在腫瘤中的巨噬細胞也可能變成背叛者而大量生產炎性分子並刺激血管新生、腫瘤生長和轉移。利與害的平衡可能決定於巨噬細胞駐紮在腫瘤的部位（背叛者比較常見於缺少血管的部位），且可能和膳食有關。[7]

● **兩種T淋巴細胞**根據以接力方式傳來的指令，得知體內有哪些外來的抗原體之後，便協調其他免疫細胞之回應。有一種叫做輔助型T細胞的便發出警報給T殺手細胞、巨噬細胞和自然殺手細胞去殺死癌細胞。T殺手細胞就促發程序性細胞死亡（細胞凋亡）而消除癌細胞，不過有些腫瘤會分泌一種物質讓這種細胞殺傷力受挫。[8]

免疫系統包括兩種模式。[9]在第一種模式（Th1或稱抗癌模式），T細胞會下指令給巨噬細胞、T殺手細胞和自然殺手細胞去攻擊癌細胞，並傳出訊息讓它們知道要尋找哪一種抗原體。[10]在第二種模式（Th2），T細胞和另一組細胞（B細胞）的溝通更頻繁，從而產生抗體。這個作用對防止細菌感

染和測定過敏反應很有幫助。不過，Th2模式的免疫系統對癌細胞的殺傷力很有限。腫瘤細胞有它們的自衛能力，並且能把免疫系統轉變成只生產少量對癌細胞有殺傷力的Th1細胞，而生產較多能夠抑制抗癌防衛能力的Th2細胞。這種Th1/Th2失調的現象會加速癌症惡化。我們的工作就是把失調現象調整回來，以促進免疫系統生產較多Th1細胞以戰勝惡性腫瘤細胞。當細胞接觸到大量的炎性攝護腺素PGE2時，Th2模式也會被啟動。

因為免疫監視對於偵測和消滅個別的癌細胞比消除大型腫瘤更為拿手，當手術、放療或化療將大型腫瘤移除之後，大部分的善後工作就交給免疫系統。[11]除了消除在血液中流竄試圖找尋落腳處而形成轉移性腫瘤的癌細胞，免疫系統也可以幫你消除微轉移和癌細胞的巢穴（可能有癌細胞跑回來作祟）。抗癌生活計畫可以讓你的免疫監視更有威力，雖然我們在這個領域還得繼續做更深入的研究。

❖ 縮小腫瘤並增進療效

手術，特別是麻醉，會抑制免疫系統的活性。[12]實驗室研究和初步臨床試驗顯示，在手術期間，當自然殺手細胞和T細胞的活性恢復時，可以利用免疫系統興奮劑和干擾素-α來清除手術殘留之微轉移，並殺死在手術過程逃到血液的癌細胞。[13]不過，這個技術仍然處於實驗階段，而且你的手術不太可能會採用它。然而，盡量做好手術前的準備，確定你的免疫系統是健康的，並善用本章所提供的建議，手術之後你應該很快就恢復過來，而且還能降低手術時癌細胞逃跑的可能性。

❖ 耐受西醫療法

嗜中性球（或稱嗜中性白血球、中性粒細胞）在免疫系統中負責搜尋、吞噬和消滅脫逃的細菌等工作。當嗜中性球計數太低（稱為嗜中性白血球數低下，通常因化療所致），可能會有致命的細菌感染，甚至細菌激增。其症狀包括發燒、畏寒、發抖、喉嚨或口腔潰瘍、嘴部有白色斑塊、咳嗽、呼吸

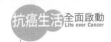
避免在嗜中性白血球太少時受到感染	
避免	
● 魚和其他動物性食品沒有煮熟 ● 果汁未殺菌 ● 生的蜂蜜 ● 買散裝食物 ● 接觸到感冒或有感染的人 ● 可能會有割傷、刮傷或擦傷等狀況 ● 孩童最近有施打活病毒疫苗而在之後三週內可能有病毒脫落者	● 超市的開放性食物 ● 生鮮水果與蔬菜，尤其是生菜沙拉吧 ● 清洗貓沙 ● 在你屋內插在有水（靜止）容器的活植物或鮮花 ● 擠痘子 ● 自己用指甲抓癢
做法	
● 只吃洗淨、全熟的水果與蔬菜 ● 一回家就立刻把容易腐壞的食物送進冰箱 ● 仔細查看包裝上的使用期限標示，不購買過期食物 ● 勤洗手，不用指甲抓皮膚 ● 每天好好照顧自己的口腔及牙齒，使用軟毛牙刷 ● 如有口腔黏膜炎（口腔發炎），只用有處方的漱口水而不用市面販售的 ● 請教你的醫師以確定你是否需要在某些情況下戴口罩，如在醫院中行走或搭飛機時	● 保持肛門和會陰部的清潔；婦女如廁後擦屁股要從前面擦到後面 ● 如大便乾燥，則在膳食中加入纖維質食物，燉爛一點以免排便時肌肉用力過度而拉傷直腸 ● 做愛時使用水溶性潤滑劑 ● 週期性做深呼吸，並用力咳，把肺部清乾淨 ● 請家人或你的Ａ團隊成員幫你清除貓沙和狗的排遺 ● 讓自己有足夠的休息

短促、耳痛、腹瀉、鼻塞、白帶增加或下部搔癢、小便有灼熱感、頻尿、尿濁，以及受傷或傷口部位發炎等。如果你有上述任何症狀，尤其是在白血球計數低下的時候，請馬上和你的醫師聯絡。換句話說，如果你能設法維持健康狀況的白血球計數，就能降低感染風險，嚴重的感染可能需要住院。營養不良、發炎和血清血蛋白低下會使癌症患者在化療期間比較容易有嗜中性白血球計數太低的現象，因此你可以遵循抗癌生活計畫來降低這個風險。[14]特

別是化療期間造成的血蛋白低下（顯示在你的實驗室檢測報告），請遵循第6章有關以營養調理來提升血蛋白的說明。本章在「自我照護計畫」的部分也能幫你保持身體的營養狀況，並避免發炎過度而增加免疫功能的負擔。

❖ 優化日常生活功能

很多癌症患者不但在治療期間有倦怠問題，且治療之後很長一段時間依然如此。原因很多，免疫系統則是關鍵。例如，在緩解期仍持續有倦怠問題的患者，其血液中T細胞水準比其他患者高。[15]此外，干擾素或介白素-2療法不僅會導致嚴重倦怠，也會引起憂鬱症。[16]如果你在化療期間感覺自己的情緒有變化，就要找醫師談。同時也應該複習第11章有關憂鬱的段落，尤其是認知重建與思想中斷的部分。

❖ 降低致命併發症的風險

老化、營養不良、多元治療，以及一再出現嗜中性白血球水準太低的情況，會讓你更容易受到像肺炎或敗血症等嚴重感染。當白血球計數明顯下降又高燒達攝氏38.3度（華氏101度）或更高，此時即有生命危險。如果你真的有敗血症，就該住院並立即靜脈注射抗生素，如此可救你一命。這種情況已沒時間再拖延：如果你有這種發病誘因，那有發燒跡象的第一時間就該打電話給醫師，或到最近的急診室。這不是你可以自我照護的事。當你從上述任何情況恢復之後，必須根據自身需要遵循「醫療支持膳食」或「高強度營養支持膳食」調養身體，直到你恢復到危機前的狀態。

化療之後不久，你的免疫細胞可能還是低於標準，此時服用抗感染的中藥和保健食品是對的，尤其是，當你有接觸過已經受感染的人。但有幾點要注意：如果你有白血症或淋巴癌，那服用刺激免疫系統的藥品是有爭議的。有些人擔心這些藥可能刺激到癌症的根源，目前我反對這種說法；你可以上LOC網站查看最新資料。不要以紫錐花來治療超過數週的感冒（此種療法還有待確定）；因為它可能會降低免疫細胞的產量，雖然實驗數據

310

對此仍無一致性的支持。[17]比較好的選擇是穿心蓮（kan jang, *andrographis paniculata*）；有七個隨機試驗的分析結果顯示此藥可用來治療上呼吸道感染，而且可能有預防作用。它含有一種活性化合物能增加白血球和介白素-2的產量。[18]另有一種藥草——狹花天竺葵（*Pelargonium sidoides*），臨床研究顯示它能減低支氣管炎及膿毒性咽喉炎的病情並縮短發病時間。[19]這些研究仍算初步，但都很令人振奮。

要面對上面所述的癌症挑戰，我推薦的就是以下要介紹的一個免疫支持計畫。不過，請記住，你的免疫系統並非封閉的孤島。過量的自由基、慢性發炎、打亂生活步調和晝夜節律，以及慢性壓力都可能抑制你的免疫功能。

自我照護計畫

若想為你的免疫監視啟動自我照護計畫，得先確定自己已經遵循抗癌生活在第一領域所建議的一切，包括膳食或綠色蔬果飲料必須含有健康的十二類強力食物。然後，在你的膳食和生活當中對下列幾點需有所改進。

❖ 消除破壞免疫監視的元凶

首先讓我們看看免疫受到抑制的常見根源和肇因，也就是破壞免疫監視的元凶。

破壞免疫監視的元凶	
● 抽菸	● 營養不良
● 喝酒	● 不健康的膳食脂肪
● 情緒困擾	● 乳製品
● 不健康的消瘦	● 鐵質豐富的食物
● 久坐的生活方式	

請根據上表找出你生活中有哪些破壞免疫系統的主要根源。

不抽菸。如果你不抽菸，那你已經贏在起跑點。如果你抽菸，就必須停止。抽菸或吸大麻會阻礙巨噬細胞的活性。[20]

　　避免飲酒過量。酒精會使自然殺手細胞行動遲緩，減少它們的免疫蛋白兵工廠（用來殺死癌細胞的化學彈藥）。雖然偶而來杯紅酒可以增加自然殺手細胞的活性，但我勸你還是不要常喝。習慣性飲酒會破壞巨噬細胞的活性並降低T細胞（包括輔助型T細胞）的數量，使免疫途徑所生產的Th2細胞比抗癌的Th1細胞還要多。[21]

　　盡量減少情緒困擾。情緒壓力會妨礙自然殺手細胞的活性。有許多情況會抑制免疫系統功能，例如缺少社會支持、因癌症嚴重打亂自己的生活而感到焦慮、憂鬱、冷漠、昏睡，甚至失業等。[22]壓力也會讓你不想吃東西和不想動、失眠、抽菸和喝酒過量、吸毒以致成癮，這些都會讓免疫功能受損。因此，要特別勤於應用心靈策略，例如放鬆技巧。甚至像幽默療法那麼簡單的事都能強化你的自然殺手細胞；有一個針對健康成人的研究，發現那些觀賞搞笑節目的人比觀賞旅遊節目的人有較高的自然殺手細胞活性。觀賞者笑得越多，他們的自然殺手細胞活性也越強。[23]

❖ 健身方法的調整

　　避免不健康的消瘦。體重減輕，不管有意或無意，都會減少自然殺手細胞的數量與活性；如果你像減重計畫一樣去做必要鍛鍊的任何一項，二者都可能恢復。[24]溜溜球效應（譯註：由耶魯大學Kelly D. Brownell博士提出：減肥者為達到快速減肥的目的而採取食用超低熱量的食物或極端節食的方法，導致體重快速下降與迅速反彈的變化）的節食方法也會降低自然殺手細胞的活性。

　　要有活力。沒有體能活動也會降低你的自然殺手細胞活性，並弱化T細胞的功能。例如，2001年發表的一份研究顯示老年男性有運動者不像久坐者那樣有輔助型T細胞老化的現象，而且自然殺手細胞的數量也比較多。走路、跑步和其他運動都可以強化自然殺手細胞的活性。[25]雖然我已經提過許

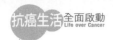

多不能運動過度的理由，這裡還要再加一個：運動過度或突然改變運動模式會抑制你的免疫系統功能。[26]請遵循第8章的指引以逐步漸進方式做到健康的健身水準、保持一貫的做法，包括瑜伽或氣功。

❖ 調整膳食攝取

減少膳食脂肪。遵循低脂抗癌生活膳食：高脂膳食會減低自然殺手細胞殺癌的威力。盡量減少飽和性脂肪的攝取量：攝取大量的飽和脂肪和「不好的」膽固醇，或低密度脂蛋白（高脂和蔬果較少的膳食所致），會使T細胞的功能變差。[27]就是這些低密度脂蛋白與壓力荷爾蒙相互呼應，會使巨噬細胞背叛而變成支持腫瘤。選擇有正確的 ω-3/ω-6 比值的健康脂肪，可食用核桃、亞麻籽或芥花油，同時減少 ω-6的食用（存在其他大多數的植物油）：食用太多 ω-6會增加炎性攝護腺素的產生，使腫瘤有裝備可以對抗自然殺手細胞的攻擊，並啟動Th2免疫反應，使免疫系統喪失抗癌能力。[28]參見第5章有關日常的健康脂肪攝取計畫。

減少或杜絕乳製品。酪蛋白是一種牛奶蛋白質，它可以犧牲殺癌的Th1反應而將輔助型T細胞的平衡轉向Th2反應。[29]如同我之前說過，癌末患者應該減少或完全不吃乳製品；參見第6章根據你所屬階段的照護而做的建議。從植物或魚類攝取你需要的蛋白質，那樣你的免疫系統才會健康。和酪蛋白相反的是，來自牛奶的乳清蛋白會增加自然殺手細胞的活性，而且還能讓癌症患者從化療或放療的免疫抑制效應恢復到正常狀態。[30]但是因為牛奶的其他成分對體內環境的其他面向有害，所以你應該從營養來補充而非從乳製品得到乳清蛋白。[31]

減少鐵的攝取。攝取太多鐵質對你的免疫系統不利。鐵在血液中的濃度高會壓抑T細胞的數量和活性，那會喪失殺癌的免疫反應並降低能殺癌的Th1細胞的數量和活性。鐵也會提高氧化壓力，那會抑制免疫系統。[32]因此我建議不要吃紅肉；像抗癌生活核心膳食所建議的蔬食可以控制鐵的攝取量。

將高纖和低脂食物納入膳食。針對乳癌患者的研究顯示，患者如能採取高全穀類、豆類、蔬菜、水果和一點魚的膳食，則其輔助性T細胞與抑制性T細胞的比例較高，那手術、化療或放療殘留的癌細胞則可望清除，自然殺手細胞的活性也會增加。[33] 以每天吃12份植化素豐富的蔬菜和水果為目標。胡蘿蔔素豐富的蔬菜似乎是維持T細胞功能健全特別好的途徑。

利用可強化免疫力的辛香料和調味料。大蒜會將免疫途徑轉向抗癌T細胞產量較多的途徑。[34] 我向想要提高免疫防禦功能的患者推薦每天攝取相當於一到三瓣蒜頭的大蒜精。

◈ 營養補充

我也建議服用綜合維生素、礦物質及專為癌症患者設計的輔助因子配方來儲存重要的微營養素。[35] 尋找含有維生素E、C和B$_6$、鋅、鎂和硒的綜合維生素；也服用魚油、類胡蘿蔔素和藥用蘑菇萃取。很多癌症患者缺少這些營養；營養不良會犧牲抗癌的Th1途徑而將輔助型T細胞的平衡轉到Th2的途徑。輔酶Q10，通常是刺激免疫系統的一種酵素，會增加血液中T淋巴細胞的水準。

因為有很多美國人 ω-3不足，而且 ω-6/ω-3比例不符健康標準，服用魚油可解決這些問題。研究顯示它能提高癌末患者輔助型T細胞對抑制型T細胞的比例。[36] 因為手術之後 ω-3不足的問題可能更為嚴重，我建議在手術前後數週每天以補充營養的形式服用6克魚油，只有在手術前後一週停止服用以免增加出血風險。[37] 對魚油的一點聲明：有幾個研究發現高劑量的魚油會抑制健康民眾的自然殺手細胞活性。同時服用維生素E和魚油可消除這個問題。這就是為什麼當我給魚油補充劑的同時時都會加上維生素E。對癌末患者的研究發現此種做法對他們的免疫功能有良好影響。[38]

有一個簡易方法可以讓你有堅實的免疫基礎，那就是喝含有第5章提到十二類強力食物的綠色蔬果飲料，或把這些成分納入你的日常飲食當中。

有很多時候透過上述方法還是不能把免疫功能完全矯正過來。因此，我

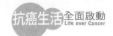

鼓勵使用複合式免疫支持配方。增強免疫力的配方應該含有微營養素和植物萃取精華，以低至中劑量的藥劑去強化主要的免疫細胞。以下是針對複合式免疫支持配方的建議。

對免疫支持的複合式保健食品之建議	
營養食品	可改善的免疫功能
維生素C：1,000-2,000毫克	自然殺手細胞的細胞毒性；[39] 巨噬細胞活性和T細胞的功能 [40]
鋅：10-25毫克	自然殺手細胞活性、巨噬細胞和中性粒細胞的吞噬作用、淋巴細胞的形成以及T細胞的功能 [41]
硒：50-200微克	自然殺手細胞活性 [42]
黃耆粉：從5:1濃縮液萃取的精華（粉狀）1,000-2,000毫克	自然殺手細胞活性、T細胞的功能、T細胞的活性 [43]
女貞粉：從5:1濃縮液萃取的精華（粉狀）500-1,500毫克	巨噬細胞功能 [44]
姬松茸萃取：500-1,000毫克	自然殺手細胞活性、巨噬細胞的功能 [45]
香菇菌絲體萃取：200-500毫克	巨噬細胞功能、T細胞活性 [46]
靈芝（含標準量的三萜類及多醣體）：1,000-3,000毫克	自然殺手細胞活性，T細胞、嗜中性粒細胞及巨噬細胞的功能 [47]
PSP，雲芝濃縮標準化萃取：400-1,200毫克	T細胞、嗜中性粒細胞和巨噬細胞的功能 [48]
CS-4，冬蟲夏草濃縮標準化萃取：500-1,000毫克	T細胞功能 [49]

　　你要尋找的複合式保健食品需含有上述支持免疫系統的藥草，盡可能含有多種，或至少含有一兩種。務必和你的整合醫療人員一起挑選藥劑和劑

量，而且服用藥丸的數量越少越好。

　　特定的保健食品是否真有調整免疫失調的功效？我們對此究竟有多少瞭
解？在一項針對30名服用靈芝精華萃取（每天三次，每次1,800毫克）達12
週的癌末患者研究中，結果顯示他們體內的自然殺手細胞活性明顯增加。
[50]這是很了不起的，因為癌末患者通常都有自然殺手細胞活性快速下降的問
題。這個例子說明了為何我會把菇菌類和免疫配方納入患者的食療方案。

醫療夥伴

　　因為許多癌症患者在化療或其他治療期間有免疫受到抑制的經驗，明智
的做法就是密切和你的醫師和／或整合醫療人員一起克服免疫力不足的問
題。如果問題在檢測報告中已明顯呈現，通常都需要藥物治療。

◈ 免疫功能檢測

　　一旦你準備好開始免疫支持自我照護方案，下一步就是客製化你該努力
的方向。在布拉克中心，我們用一個免疫指標面板幫助我們判斷患者在哪些
方面不正常。有了持續的監控和評估，我們就能提供正確的保健食品和劑量
（如果無法做實驗室檢測，請回到第13章複習「判斷你的環境破壞因子」
那一段）。在做免疫功能檢測當中，你應該向你的醫療夥伴請教下列問題：

1. **全血球計數（CBC）**。如果你正在接受化療，或你的醫師關心你對抗感
   染的能力，他（或她）會幫你預約CBC測量你的紅血球和白血球。經
   過強烈的化療之後，白血球計數（WBC）低於3,000是很常見的；白血
   球水準較低會增加風險，如果低於1,800，特別是在發燒狀態，就醫是
   必要而緊急的。任何高於9,000的情形即顯示有急性感染。注意：如果
   你有用到優保津（Neupogen或稱菲格司亭）或倍血添（Neulasta）注射
   劑，可以預期的是你的白血球計數已經高到超過10,000。千萬別把它和
   感染搞混了。

2. **為免疫分型**（immunophenotyping）**而做的流式細胞分析法**（flow cytometry）。這項檢測可用來測量不同類型的T細胞。一般輔助型T細胞的正常範圍是每立方毫米有400-3,040個細胞，免疫抑制的患者常低於400。一般抑制性T細胞的正常範圍是每立方毫米有220-865個細胞；任何高出這個範圍的就是有潛在的免疫抑制。一般T細胞總量的正常範圍是每立方毫米有930-3,250個細胞；如果低於這個範圍，那你的整體免疫反應可能已經受損。任何需重複做的檢測都得在同一間實驗室進行，那樣所有檢測用的血液才會是當天同一時間抽出來的，因為在同一天不同時間測量的T細胞計數就可能有變化。

3. **自然殺手細胞對癌細胞的殺傷力**。這項分析可以估算自然殺手細胞殺死癌細胞的能力。結果是以自然殺手細胞能夠破壞癌細胞的百分比呈現。沒有癌症的健康民眾，其自然殺手細胞活性範圍是從43%到100%，癌症患者的自然殺手細胞活性可能只有2%到8%。通常自然殺手細胞活性的正常範圍是每立方毫米75-300個細胞；低於這個數字，你的抗癌部隊就沒有足夠的軍火，而且常因彈藥耗盡而無法幫你。如果這些檢測值都正常，或在服用複合式支持保健食品之後已經正常化，接著你就可以進行生化環境的其他面向（你從第13章挑選出來的）。不過，檢測結果若有一兩個不正常，就得繼續服用相關的環境調節劑。

◈ 體內環境調節劑

一旦你從這些檢測得知哪一個（如果有的話）免疫狀況不正常，就可以對準該問題服用正確的環境調節劑。以下是有關調節體內環境食物及保健食品的簡化版建議清單。你的醫療夥伴應該會仔細篩檢以免讓你吃到和你服用的藥物產生負交互作用的東西。

免疫防禦之環境調節劑	
實驗室檢測結果	可考慮食用
白血球計數低／嗜中性粒細胞水準低	烷基甘油（Alkylglycerols）[51]
自然殺手細胞活性低	六磷酸肌醇（Inositol hexaphosphate）、[52]褪黑激素、[53]藥用菇類萃取（參見第393頁）、紫錐花、[54]人參、[55]老蒜頭[56]
T細胞計數低	維生素E[57]、鋅[58]、精胺酸（乳癌患者除外，有人認為它可能會刺激惡性腫瘤細胞）[59]

　　服用複合式免疫監視支持保健食品和相關的環境調節劑大約三個月之後，就應該再驗血檢測。如果原來不正常的都已經正常化，就可繼續服用廣譜性整體環境配方和你的基本支持配方（包括健康的十二類強力食物或綠色蔬果汁）、濃縮魚油以及綜合性癌症支持。這對環境的各種面向都有幫助，同時你也可以不必再吃特定的環境調節劑。為了確定你的免疫指標是否仍然符合期望值，大約每三個月需重新檢測一次。

◈ 藥物治療

　　如果膳食補充不能矯正你的免疫失調，就得和你的醫師討論是否有必要增加免疫防禦支持保健食品和環境調節劑之劑量，或是否需要開處方藥。我和中心的同仁們已經知道有兩種處方藥確實能增強免疫功能。通常，這些藥劑最好在手術、放療或化療之後（也就是免疫功能最可能受到抑制之時）立刻使用。再提醒一次，請你的醫師確定這些藥物是否適合你。

　　泰胃美（Tagamet，成分為cimetidine），一種抗潰瘍的藥，已經被證實有促進殺癌細胞Th1路徑之功效。有一個針對大腸癌末期和其他胃腸道癌患者的臨床試驗，結果顯示在手術之後服用泰胃美能恢復自然殺手細胞的活

性。泰胃美也有支持淋巴細胞滲透到大腸腫瘤的能力，有可能是利用腫瘤產生的化學物質來克服免疫抑制效應。其他研究顯示，服用泰胃美的胃癌患者三年存活率比其他患者高，而連同5-FU化療（大腸癌的標準治療藥物之一）服用泰胃美的大腸癌患者則比其他患者有更高的十年存活率。[60]

環氧化酶-2抑制劑（如希樂葆）是關節炎的處方。誠如前面提到的，免疫原的癌症（如腎臟癌、膀胱癌和黑色素瘤皮膚癌）會分泌攝護腺素（一種像荷爾蒙的物質）而能關閉自然殺手細胞的活性。但這些對你都沒有損失：因為攝護腺素是環氧化酶-2的系統製造出來的，環氧化酶-2抑制劑能使攝護腺素停止生產，而讓免疫系統恢復運轉。這就是為何天然的和藥廠製造出來的環氧化酶-2抑制劑（最知名的就是希樂葆）一直被研究用來治療黑色素瘤皮膚癌、腎臟癌和膀胱癌。[61]我相信環氧化酶-2抑制劑能保護並強化干擾素或介白素（它能活化自然殺手細胞）之抗癌免疫活性的證據已經相當強而有力，因此你應該和你的醫療夥伴討論把這些藥劑加到你的抗癌兵工廠。希樂葆因為有潛在的心血管效應，其延伸用途可能不太明智，特別是當你有此種風險，這點你的醫師會和你討論。

葛瑞格：整合免疫醫療

像他的父親和他的祖父一樣，葛瑞格在美國科羅拉多州養牛，經常每天工作16到18小時，每週工作七天。他每天吃兩次紅肉和很多牛奶、起士和甜點，而且從十幾歲就開始抽菸。他的家族也有人得過膀胱癌。在1990夏天，葛瑞格注意到自己的肚子有一個硬塊並開始出現血尿。直到那時他才去看醫師。超音波檢查發現葛瑞格的腎臟已經像哈密瓜那麼大。他得的是遺傳性乳突樣腎細胞癌，而且已經是第三期：腎臟癌已經擴散到局部淋巴和脂肪組織。接下來那一週他就動手術把那個腎臟切除了。

手術後不久，葛瑞格回想道：「只剩皮包骨，大家都很擔心我的體重再下滑，所以我的手碰到什麼就吃什麼，包括奶昔、冰淇淋和牛排。我們並不

知道自己正在餵癌細胞長大。」

　　九個月之後，葛瑞格在自己頸部發現有淋巴結腫大。他已經有第四期的轉移性腎臟癌，也有黃疸。醫師告訴他癌細胞顯然已經擴散到肝臟。「醫師告訴我應該安排後事，」葛瑞格回憶道：「因為我只剩六個月可活。」但葛瑞格不願意接受這個臨終的判決。在護理師的協助下，他的父親曾經因同樣的病症跑來找我，儘管醫師告訴他只能再活幾個月，他仍然不死心地找到我們診所，結果他多活了七年多。他回憶第一次見面時我說過的話：「你說任何事都有可能，而且你不會放棄我。聽你這麼說，我覺得自己可以擊敗它。你是第一個告訴我們即使到這個地步也總是還有機會的醫師。」

　　腎臟癌，就像我之前提過的，是一種免疫原的癌症，也就是免疫細胞認得出它是由外來細胞組成的那一種癌症。我們立即以干擾素-α展開對葛瑞格的治療。當時是1990年，醫界普遍用它來治療腎臟癌，因為它能活化免疫系統。[62]在第一領域的介入措施，我們也建議他每天冥想靜坐和禱告，以降低可能抑制免疫系統的壓力荷爾蒙，並在室內健身腳踏車上運動20分鐘，以增加T細胞和自然殺手細胞活性。[63]他採用抗癌生活飲食，並特別減少不健康的脂肪攝取：典型的美式膳食含有高脂食物，易於將免疫系統推向只生產抗感染的Th2細胞而不生產殺癌的Th1細胞的途徑。（在抗癌生活膳食中的全穀類和升糖指數低的植物性蛋白質也會降低血糖──腎臟癌的另一個重要環境因子。）

　　因為腎臟癌是免疫原的癌症，我相信讓葛瑞格復原的最佳方法就是以干擾素療法來支持他的免疫系統。為了增加他的Th1細胞數量（能殺死癌細胞的那一種輔助型T1細胞），則有必要刺激免疫系統在犧牲Th2細胞的情況下生產這類細胞。因此我讓葛瑞格服用傳統的中藥──黃耆（之後在2003年的一個研究證實黃耆可以強化Th1細胞的功能）並服用有免疫支持性的菇類，如椎茸和舞茸（或稱灰樹花）。我也建議另加維生素C，1993年的一個研究顯示它能增加自然殺手細胞的活性。[64]

　　葛瑞格體內生化環境的改變可能有助於提升干擾素療法的效用。他從癌

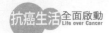

症獲得完全的緩解，並繼續將抗癌生活系統永遠深植在自己的生活當中。走筆至此，離葛瑞格告訴我他只有六個月可活之時已過了十八年。他和家族曾經放養牛隻的地方，現在已經變成有機農場。葛瑞格當初來找我時，他的冷凍櫃還有800磅的紅肉，最後則一點一點地全部進到其寵物貓的五臟廟。

17 血液循環與癌症：
太濃太稀都會出問題

在1990年代初期，當我擔住芝加哥區域醫院的癌症中心副主任時，深切感覺到有一個問題經常打擊臥床的患者：血栓症。當時，化療是最讓人受不了的一關，因此患者會在醫療期間住院，並躺在床上接受注射。

早在那個時候我就相信確診罹癌使人更有理由要鍛練身體。當我介紹運動給患者時，總會帶一位同事隨行。這樣就有人協助化療患者做每天例行的一部分運動，即使他們不能起床（參見第9章關於臥床者或輪椅族也能做的運動）。我也要確定他們每天都有人幫忙按摩以改善血液循環。雖有相當難度，我還是慢慢設法讓廚房的員工提供更健康的膳食——更多水果、蔬菜、植物性蛋白質和全穀類並減少高脂和加工食品。

然後，我開始注意到一些事情。我的患者比同單位的其他患者較少出現和醫療相關的副作用及併發症。特別是，我的患者較少發生致命性血栓。血栓通常在腿部形成，但是會脫落並可能跑到肺部，停留在血管中而有潛在的致命危機。這種現象叫做肺動脈栓塞。因為這個事實，所以我會請物理治療師到診療單位幫我的患者做運動，即使臥床者也一樣要做，而且我還努力介紹比較健康的膳食。

在美國，每年因血栓致死的有24萬人，包括在醫院內死亡的10%。在癌症患者當中，有相當高比例的患者因有高凝傾向（黏性血液）而演變成血栓症，以及因低凝或血液無法凝結而導致出血併發症。癌症患者形成血栓症

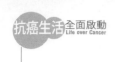

機率比一般人高約25%，血栓再發機率為一般人的3到5倍；為了避免血栓症或栓塞而服用標準抗凝血劑治療期間，大出血機率為一般人的兩倍。事實上，即使在服用抗凝血劑期間，還是有六分之一的癌症患者血栓再發。[1]

情況就是那麼糟糕，凝血失衡並不會就此止步。凝血失常會促發癌細胞轉移和生長。[2]換句話說，血液的黏稠度是使癌細胞受到良好招待或處於不利情況的生化環境最關鍵的影響因素。本章要說明的是：在降低致命性血栓風險的同時，如何讓你體內環境的這個面向盡可能變成對癌細胞不利。

凝血失衡和癌症的挑戰

當你處於健康狀態，血液就不會太濃也不會太稀。如果它變得太黏稠，就是處於高凝狀態。得了癌症就可能發生這樣的事：腫瘤使得會形成血栓的血小板過於活躍，它們會刺激身體產生纖維蛋白，使血細胞密接在一起而變成有「黏性」。反之，如果你的血液過於液態或「太稀」，它就是處於「低凝」狀態。當你的血小板太少、肝功能失常或（以藥物或營養方式）服用抗凝血劑之時，這種狀況就可能發生。血小板太少或血液缺少「黏性」可能導致微血管滲漏或全面性出血。高凝和低凝都是壞消息。第一種狀況會讓血栓症和栓塞的風險升高，而且還會助長腫瘤惡化和轉移。第二種狀況會導致出血失控。對癌症患者而言，這些狀況都特別危險，因為它們會影響到癌症的好幾個面向。

讓你處於高凝險境的關鍵是你體內的血小板。正常的凝血活性最重要的就是血小板被一種叫做促凝血質的生化物質激發之後開始凝血。這些永遠狡猾的癌細胞會分泌促凝血質，並用它來綁架你的凝血功能。在癌症患者體內，被激發的血小板凝聚在癌細胞周圍，使得癌細胞就像加了防護罩一樣而阻抗自然殺手細胞的活動。[3]它們也會從既有的癌細胞群落挖一條通道進入淋巴系統或血管，讓惡性腫瘤細胞由此遷移他處。被激發的血小板也能讓惡性腫瘤細胞從血管遷移到某一個器官而形成一個新的群落。最後，被激發

的血小板分泌出支持血管新生的物質，新血管的形成能供給腫瘤成長所需養分。[4]我將要討論許多有關解除血小板活性（避免上述事件發生最要緊的事）的營養途徑。

挑戰	與凝血失衡之關聯
減少腫瘤生長和擴散	被激發的血小板釋出生長因子而刺激腫瘤生長、血管新生和腫瘤轉移。它們也開了通道使癌細胞旅行到遠處。在西醫治療期間和之後，被激發的血小板會阻礙身體抑制微轉移的天然「掃除」作業。
縮小腫瘤並增進療效	高凝使化療藥劑無法到達腫瘤部位而降低療效，也可能使腫瘤對多種藥劑產生阻抗性。
耐受西醫療法	如果化療讓你的血小板計數降到安全門檻之下，則出血和大出血的風險將會上揚，此時需停止化療。其他標準療法也可能導致高凝，讓你處於深靜脈血栓之風險，此時也必須停止醫療。
優化日常生活功能	高凝狀態會形成令人痛苦的深靜脈血栓，讓你活動受限，並有組織受損之威脅。
降低致命併發症的風險	高凝狀態會讓肺動脈栓塞風險提高。血小板計數低下的案例很少見，通常是與治療相關的骨髓抑制所引起的，可能導致致命的出血。

❖ 減少腫瘤生長和擴散

腫瘤能使血小板變得過度活躍，但其效應有兩方面。就像腫瘤會讓血小板活性增加一樣，過度活躍的血小板（就是高凝）似乎也會讓腫瘤更惡化。理由是被激發的血小板釋出刺激腫瘤生長的因子，包括VEGF——癌症新藥「癌思停」（一種注射劑）的標靶；這些因子會激發腫瘤生長，以及促進血管新生和腫瘤轉移的其他步驟。結果，血小板被激發而導致腫瘤轉移增加和癌症惡化。[5]例如，一個2002年的研究，發現血液黏稠高度準確預知許多癌症類型的末期患者只能存活三年；血液黏稠性（根據纖維蛋白之測量值）最高者，其死亡機率是黏稠性最低者的四倍；癌細胞較為活躍的患者，其血液

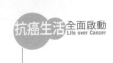

黏稠度比緩解期的患者更高。[6]同一年的另一個研究發現,血液黏性較高的乳癌患者,乳癌致死風險增加了130倍。反之,讓高凝逆轉似乎能改善癌症的預後。早在1960年代,研究者就已發現血小板計數下降(意即血小板比較不活躍)有抑制腫瘤轉移之效應。腫瘤生長速度最快及存活最短的轉移性乳癌患者,其血小板和纖維蛋白之水準都比較高。[7]因為對於被激發的血小板如何助長癌細胞擴散已經有更多的瞭解,研究者現在把凝固性過高的血液視為攜帶癌細胞的主要標靶。

❖ 縮小腫瘤並增進療效

自1970年代腫瘤科醫師就已知道有高凝問題的癌症患者對化療的反應較差。[8]他們在治療之後腫瘤並沒怎麼縮小,其存活率也比較低。例如,1995年有一個研究發現,血液較黏的肺癌患者其治療反應較低。[9]根據那一年的另一個研究,在化療之前肺癌患者纖維蛋白水準較高者其存活率顯著較低,且其治療反應也降低。白血病患者也是一樣,血液黏稠已經被連結到化療反應不良。反之亦然:血液黏性降低可連結到醫療反應較好的卵巢癌患者,以及存活率較高的轉移性黑色素瘤患者。[10]

根據這些研究,以及更多同樣結論的研究,主流腫瘤學現在正在調查哪些藥物可以抑制血小板,希望藉此改善存活率。跡象令人振奮。急性前骨髓性細胞白血病的患者在化療前先使用稀釋血液的藥劑——肝磷脂(heparin)——肝磷脂來抗凝血,結果有較高的緩解率。接受肝磷脂的患者當中,86%進入緩解期,其他患者只有49%。肝磷脂也能改善小細胞肺炎患者的存活率。[11]不過,像所有的藥物一樣,它也有副作用,例如拖延正常凝血時間,或引起內部出血等。本章將提供你絕對安全的自然方法來降低血小板的活性。

❖ 耐受西醫療法

血液「稀薄」(血小板計數低)會使你容易瘀傷或過度出血。後者在化

療或手術過程有實在的風險。想知道你的血液是否稀薄，請回答下列問題：

● 你的任何近親是否有過出血問題，如經常流鼻血、經期過長或曾因受傷而流血過多？

● 你是否容易瘀傷、胃腸道出血（或有黑色大便）、血尿或關節瘀血？

● 你是否曾服用有血液稀釋效應強烈的藥物，如阿斯匹靈、布洛芬、肝磷脂或華法林（warfarin，藥品名為可邁丁）？

● 你是否正在服用有血液稀釋效應的保健食品或中藥，尤其是高劑量的，例如維生素E、維生素C、薑、大蒜、銀杏、魚油或菊科植物？

● 你在手術或牙科手術過程中是否曾大量出血？

　　如果你的回答有任何一個問題為「是」，在手術或化療之前務必告訴你的醫師。即使你個人或家族史並無血小板計數低的記錄，癌症和癌症治療可能讓你有這種狀況。它們是：

● 手術

● 化療

● 缺乏維生素K

● 肺癌

● 胃癌

● 白血病

● 攝護腺癌

● 抗凝血劑

● 胰臟癌

● 輸血反應

● 肺部轉移

● 急性感染和敗血症

　　如因血小板計數低且同時出血而導致下列現象，應告訴你的醫師：

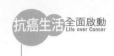

血液稀薄症狀	
● 頭痛 ● 有紅色或黑色大便 ● 莫名的瘀青 ● 流鼻血 ● 尿液混濁或血尿	● 陰道出血 ● 背部或腹部嚴重疼痛，可能有血液流到該部位所致 ● 吐血 ● 咳血

✥ 優化日常生活功能

異常的血栓或出血對你的生活品質有負面影響。如果出血而致尿道栓塞，那會讓你感到相當不舒服。血液流到糞便導致貧血和倦怠。血液黏稠會導致深靜脈血栓，即血栓在腿部靜脈深處形成，那會讓人很不舒服且有潛在危險。如果血塊崩落可能讓受衝擊的部位受傷，結果重挫復原之路。如果你有下列任何一種深靜脈血栓症狀，請立即和你的醫師聯繫。

深靜脈血栓的症狀
● 腳、小腿、膝蓋後面、大腿或腳踝會疼痛、觸痛或腫脹（最近並無腳踝扭傷或摔倒情況） ● 腿部有經常性或間歇性疼痛 ● 伸腳時小腿不舒服 ● 腿部紅色、觸痛、摸起來發熱，或不尋常的緊繃和堅硬 ● 柔軟的靜脈明顯突出腿部

✥ 降低致命併發症的風險

如有血塊停駐在肺部，那就是肺靜脈血栓；這種狀況可能致命，因此需要立即就醫。症狀包括呼吸急促和胸痛。身為癌症患者，異常凝血對你風險較大：大約八十分之一的患者有這種血栓。[12]當血塊跑到腦部而碰撞到腦部

組織可能會引起中風或腦部受損事件。下列幾種癌症和異常凝血、血栓症以及栓塞有密切關係：

血栓症風險極高的癌症
● 胰臟癌
● 肺癌
● 卵巢癌
● 子宮內膜癌
● 腦癌
● 急性前骨髓性細胞白血病
● 骨髓增殖性癌症（如慢性骨隨性白血病）

一旦你有血栓症，癌症復發的風險就很高。下面是額外的風險因素：

血栓症的風險因素
● 手術，尤其是手術後接下來那幾天
● 在胸部植入化療用的皮下注射器
● 化療期間
● 接受荷爾蒙療法，知名的有泰莫西芬
● 家族有血栓病史
● 長時間不動，如搭飛機、坐火車或坐車旅行，或臥床
● 體重過重
● 裝有避孕器
● 深靜脈血栓
● 任何手臂麻痺

有些沒有癌症的人也許可以透過生活方式和膳食的改變來修復凝血失衡問題。癌症患者則會面對比較困難的挑戰，因為癌症治療會引起凝血失衡，光靠這些改變可能不夠。這就是為什麼抗癌生活策略也需根據你的實驗室檢測結果來讓你服用保健食品及體內環境調節劑。

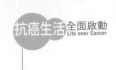
服用稀釋血液的保健食品需注意的事項

1. 如果你在化療或西醫治療期間，服用能稀釋血液的任何東西（例如有些中藥或阿斯匹靈），務必提醒你的醫師。如果你的血液變得太稀，你會有出血、出血過久或二者都有的危險。[13]

2. 如果你有上述任何一種血液太稀的症狀或風險、即將動手術、正在做抗凝療法，或血小板計數低於60,000，那中藥或保健食品可能導致有危險性的血液稀釋。除非有專家指導且有血液反應監測，為安全起見，我建議你不要吃魚油、以植物為主的必需脂肪酸、維生素E和C、大蒜、銀杏、薑、人參、綠茶、菊科植物和其他會稀釋血液的補充品。同時也要注意能消炎的中藥。

3. 很多稀釋血液的保健食品和抗凝藥物（如華法林和肝磷脂）也會交互作用。雖然並不常見，這可能會釀成問題。如果你正在服用有處方的抗凝血劑，當你為了讓血液變濃或為了消炎而開始服用任何保健食品之前，要先諮詢專家，如知識淵博的營養師、營養學家、中醫師、全人醫療護理師、藥師或整合醫師。[14]

4. 有很多正在做化療的患者都需要留意血小板減少的風險；血小板異常低下可能傷害手術傷口的正常止血能力。在布拉克中心，如有化療患者血小板計數低於60,000（正常值是150,000到440,000），那醫療同仁會提醒他們暫時停用會稀釋血液的保健食品。要做化療的患者必須定期抽血檢測血小板計數，以確定他們的血小板不會太少而且血液也不會太稀。

5. 在手術前的5到7天，你應該停用稀釋血液的保健食品。如果你已經排好急診手術時間，要事先把你服用的保健食品清單給外科醫師，使他可以為任何可能的出血異常預做準備。[15]讓你的外科醫師和麻醉師知道之後就毋需擔心，因為他們會做必要的調整。

自我照護計畫

要開始進行凝血正常化的自我照護計畫之前，必先確定你有遵循抗癌生活計畫中有關膳食、健身和心靈健康的建議，包括十二類強力健康食物。然後再加上這些改善措施。

◈ 消除血栓元凶

抽菸是血栓最主要的元凶。它會刺激血小板凝結、增加血栓、血液中的

纖維蛋白、凝血酵素及其他凝血因子之水準。抽菸者的血液血小板計數較高。[16]如果你得了癌症，抽菸會帶來不良影響（最起碼可以這麼說），但最重要的是：血小板是激發腫瘤生長因子和血管新生因子的主要來源。不要抽菸，而且要遠離二手菸。

❖ 健身方法之調整

久坐對血液凝固系統有害。運動會增進血液循環，並使血液更有流動性。當你走動時，腿部肌肉的收縮會迫使血液回到心臟，但是如長時間坐著不動，血液流動就緩慢下來。因此訓練有素的運動員的血液黏滯性通常不像久坐者那麼高。[17]臥床就是你的敵人。更不用說，你在癌症恢復期間有時（例如接下來的手術或其他侵入性作業，或長時間住院期間）會被困在床上。理想上，醫院的工作人員會教你如何避免深靜脈血栓的技巧，例如定時做伸展和腿部運動，以及給你穿緊身衣來幫你預防栓塞。如果沒有，千萬別羞於開口求見醫院的物理治療師。

如果你已經能下床走動，要當心「經濟艙症候群」（也就是坐或躺在同一地方達數小時之久，就像搭飛機時）會提升深靜脈血栓風險（2008年發表的一篇評論證實這個問題發生在各種方式的旅行，不只是搭飛機）[18]。如果你有這種情況，每隔一到兩個小時要站起來，並在飛機或船艙走道來回或上下走動，或在開車時休息片刻以伸展雙腿。如果你坐著或躺著，要不時移動身體並做腿部運動，例如用腳畫圓圈並做小腿抬舉動作。而且，每小時伸伸雙腿，並讓腳趾向下點再向上往後壓，如此重複數次，對腿部肌肉伸展及血液循環會有幫助。穿比較寬鬆的衣服，不要穿太緊的鞋子。不要喝酒（因為那會讓你脫水）但要多喝水和果汁。

❖ 改善膳食攝取

降低脂肪攝取量。脂肪攝取總量對血液凝結有極大影響，它會增加血栓因子之水準。因此血液濃稠是飲食需要清淡少油的另一個理由，要做到這點

就不要吃含有高飽和脂肪和膽固醇的食物，例如乳製品、肉類、奶油、蛋黃、人造奶油、椰子油、棕櫚油、酥油、部分氫化脂肪、氫化脂肪、棉花籽油和豬油。同時也要注意你吃的是哪一種油：當 ω-3 脂肪酸產生代謝變化之後會含有抗凝血化合物，至於 ω-6 則傾向於含有促凝血化合物，如血栓素A2。[19]

減少乳製品。攝取太多乳製品會加速凝血，可能是因為血脂肪提高；乳製品使你對血栓因子敏感。如同我之前基於其他理由而說的話，要減少或不吃乳製品和牛奶產品，特別是那些飽和脂肪高的食物，如奶油、全脂牛奶、起士、冰淇淋和酸奶油。[20]

避免高蛋白飲食。很多人喜歡的高蛋白飲食也會導致高凝，顯然是因為纖維蛋白水準提高所致。有一個探討膳食差異對人身健康有何影響的研究，對採取低脂、有益心臟健康膳食的患者和採取高蛋白膳食的患者做了比較，一年後發現，後者的心臟健康較差（動脈堵塞增加）且纖維蛋白水準增加14%。[21]請遵循抗癌生活核心膳食對蛋白質攝取之建議。抗癌生活膳食可被調整為素食，甚至純素食，我相信這是吃出健康的方法。不過，素食者的膳食必須審慎設計，而血栓是為何這麼做的理由之一：如果你完全不吃動物性食品，你就有牛磺酸不足的風險。牛磺酸是動物性食物含有的一種胺基酸，它對正常的血液凝結極為重要。低水準的維生素 B_{12} 能增加高半胱胺酸（homocysteine），也會提高血液黏性。素食者應該確定自己有正常水準的維生素 B_{12}。如果你採取絕對純素的膳食，含有維生素和牛磺酸的保健食品可幫你避免或矯正凝血失衡問題。[22]

選擇能降低血小板凝結的食物。飲食中有豐富的全穀類、高纖食物、豆科植物、蔬菜和水果，會減少血栓因子和降低血小板的凝結。蔬菜和藥草有許多植化素具有血液稀釋效應。例如，類黃酮素（如花青素、大豆異黃酮和兒茶素）能稀釋血液；以及果膠（蘋果和柑橘類中的可溶性纖維）顯然可減少纖維蛋白的生產。香豆素（coumarin）可抑制維生素K（一種有力的促凝血物質）。番茄中的植化素（沒人知道究竟是哪幾種）會抑制血小板凝結：

每天喝一杯番茄汁的患者，連續三週之後，其血小板的黏性比沒喝的患者明顯較低。在2004年發表的一份研究，發現遵循健康飲食者（即以全穀類、豆科植物、橄欖油、水果和蔬菜為主要食物）之凝血因子水準比標準高脂低纖飲食者低。[23]

當你要從核心膳食清單中選擇水果、蔬菜和藥草時，如有血液太黏的問題，則選那些抗凝血植化素豐富的種類。[24] 你也可以從含有十二類強力食物的綠色蔬果汁當中獲得這些植化素。

下列食物含有豐富的香豆素；每天任選一種，吃二到三份：

- 紅蘿蔔
- 茴香
- 洋蔥
- 芹菜
- 洋香菜
- 番茄或番茄製品

這些食物含有豐富的果膠或類黃酮化合物，因此每天任選一種，吃一到二份：

- 蘋果
- 石榴
- 紅葡萄
- 柑橘類
- 覆盆子
- 酸櫻桃
- 新鮮鳳梨

從這些 ω-3 的來源任選一種，每天吃一份：

- 芥花油
- 亞麻籽油
- 南瓜子
- 亞麻籽粉
- 胡桃
- 核桃油

下列飲料含有豐富的香豆素和類黃酮，能使血小板活力降低，通常每天只需一份：

- 洋甘菊茶
- 紫葡萄汁
- 甘草根茶*
- 紅苜蓿草茶
- 石榴汁
- 番茄汁

*不能長期每天吃，有高血壓或積水者也不能每天吃。

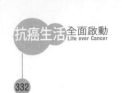

每天在食物中加點可降低化血小板活力的香料和調味品：

● 覆盆子八角　　　　　　　　　● 葫蘆巴（Fenugreek）

● 阿魏膠（Asafetida，一種印度香料）　● 新鮮大蒜*

● 丁香　　　　　　　　　　　　● 薑

● 咖哩粉　　　　　　　　　　　● 薑黃

● 茴香

*壓碎並靜置10分鐘之後再吃。

　　如果你必須讓血液變得更稀，就和你的醫療團隊一起努力，使血液達到最佳凝血率。很多食物能夠稀釋血液。另外一些（如綠葉蔬菜類）含有維生素K則對血液稀釋有反作用（尤其是可邁丁，一種抗凝血劑）。穩定的膳食模式加上均衡和規律性攝取不同的食物對你而言非常重要。喝綠色飲料要特別小心，其中很可能維生素K含量太高。有血液稀釋特性（參見接下來的內容）和消炎功效的保健食品可能會發生交互作用。你還是可以食用綠色蔬菜和綠色飲料，只要每天持續並有醫師定期監測。

　　服用保健食品。魚油（含有EPA和DHA）或海洋性植物油（含有DHA）之補充能降低纖維蛋白水準。魚油對抗凝膳食有增效作用，不過，一般而言保健食品並非健康膳食的替代品：低脂膳食者若沒有補充足夠的魚油則對血液的黏性只有些微改善，而高脂膳食者即使補充豐富的魚油還是無法發揮保健食品的效益。[25]其他種類的健康脂肪似乎無法發揮預期效益。例如，有一個研究讓男性患者服用高劑量的魚油（14克）或等量的橄欖油，三週之後，後者的纖維蛋白水準沒有改變，而前者平均減少了13%。停止服用魚油三週之後，纖維蛋白又回到先前的水準。[26]這就是為什麼我建議你要把高品質魚油或以海洋性植物為基礎的ω-3保健食品納入你每天規律性服用的清單。

　　每天服用多種維生素、礦物質和為癌症患者設計的輔助因子（有互補作

用）配方。微量營養素包括維生素B₆、C和E能抑制血小板凝結和降低血液的黏性。[27]

除了上述步驟，我建議使用含有微量營養素和植物萃取的綜合性支持保健食品，以及低至中劑量可支持正常凝血的藥劑。以下是針對綜合性支持保健食品的成分建議。

你要尋找的綜合性保健食品需含有上述支持血液循環的中藥和植化素，盡可能種類越多越好，或至少含有一兩種。務必和你的整合醫療人員一起挑選藥劑和劑量，而且服用藥丸的數量越少越好。

支持血液循環的綜合保健食品建議

保健食品和劑量	對血液黏性的功效
紅酒萃取（95%多酚類）：50-100毫克	多酚沒食子酸（polyphenol gallic acid）能抑制血小板的活性。[28]
葡萄籽萃取（聚合前花青素）：50-100毫克	可降低血小板和纖維蛋白的交互作用並降低血小板聚集與凝結。[29]
綠茶之兒茶素：250-750毫克	綠茶多酚（EGCG）能抑制凝血酵素引起的血小板聚集凝結。[30]
銀杏葉萃取：80-120毫克	降低血小板聚集凝結。[31]
老薑：標準化，1,000-1,500毫克	抑制血小板聚集凝結。[32]
大蒜精標準化萃取：11,000-15,000微克	透過多種生化途徑抑制血小板聚集凝結。[33]
混合式生育三烯酚：200-400毫克	減少血脂肪。[34]
白藜蘆醇：20-40毫克	即使對阿斯匹靈沒反應的患者也能有抑制血小板聚集凝結之功效。[35]

醫療夥伴

一旦建立了自我照護的基礎，下一步就是取得有關你體內生化環境凝血

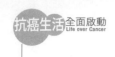

狀態的資訊。實驗室檢測可以評量你的血液黏性初始水準，一旦啟動控制步驟就開始監控這些水準。

❖ 測量凝血能力受損狀況

在布拉克中心，我們為患者檢測有關血液黏稠度以幫我們判斷問題之所在，因而得以提供正確的保健食品和劑量之調整（如果無法做實驗室檢測，請回到第13章，複習有關「判斷你的環境受損狀況」部分）。在凝血檢測當中，你應該問你的醫療團隊下列幾項結果：

1. **凝血酶原片段1.2**，高凝狀態的一般性和早期指標。正常值範圍是0.4到1.6 nmol/L，依性別而定。

2. **纖維蛋白原**，它會產生纖維蛋白並促進血小板凝結。正常值範圍是200到400 mg/dL。

3. **高半胱胺酸**，它會增加凝血。對於「健康的」同型半胱胺酸的範圍其實並無意見一致的認定。即使已經有人採用12-16 μ mol/L 為上限，有些證據顯示這並不合適。我比較喜歡採用4-10 μ mol/L，數字較低較佳。

如果檢測顯示你的凝血沒有問題，而且你過去也沒有這種病史，就可以換到你在第13章辨識出來的體內環境的下一個面向。若檢測結果並無改善，你的下一步就是要用環境調節劑。

❖ 體內環境調節劑

一旦你從這些檢測得知哪些（如果有的話）凝血檢測異常，就可以較準確對症下藥而服用適當的環境調節劑。以下是有關調節體內環境食物及保健食品的簡化版建議清單。你的醫療夥伴應該會小心篩選以免讓你吃到和你服用的藥物會產生負交互作用的東西。下頁有我們如何根據特定實驗結果給患者保健食品的一些實例。

服用相關的體內環境調節劑約三個月之後再驗血檢測。如果原來異常的

項目檢測結果都已正常化，就繼續服用基本支持配方，包括特地為癌症患者準備的綜合性支持、濃縮魚油、含有健康的十二類強力食物或綠色蔬果汁，以及可支持全身環境的廣譜性保健食品，但不必再吃特定的體內環境調節劑。為了確定你的凝血狀況是否正常，大約每三個月需重新檢驗一次。

凝血環境調節劑	
實驗室檢測結果	可考慮的食物
纖維蛋白原升高	**保健食品**：大蒜精[36]、鳳梨酵素[37]、維生素C[38]
血栓素A2升高	**保健食品**：老薑粹取[39]、薑黃素[40]
高半胱胺酸升高	**保健食品**：葉酸[41]、維生素B$_{12}$[42]、甜菜鹼（TMG）[43]（可能升高低密度膽固醇水準）、維生素B$_6$[44]
前列腺環素（PGI2）升高	**保健食品**：老薑萃取[45]、鎂[46]、聚合前花青素（OPCs，葡萄籽萃取或松樹皮萃取）[47]
凝血酶原片段1.2升高	**保健食品**：納豆激酶、鳳梨酵素、木瓜酵素、綜合性酵素產品

❖ 藥物治療

　　如果膳食補充不能矯正你的凝血失調，就得和你的醫師討論是否需要增加血液循環支持保健食品和體內環境調節劑之劑量，或是否需要開處方藥。例如，阿昔單抗（abciximab，商品名為ReoPro）是一種單株抗體、能稀釋血液的新藥，它能抑制血小板凝結以及（根據動物細胞培養實驗）阻止血管新生和轉移。[48]可邁丁（華法林），最早的抗凝血劑，能減緩小細胞肺癌惡化，可能是因為它有抑制腫瘤轉移之功效。可邁丁經常無安全顧慮地被用來對抗深靜脈血栓，並有實例顯示它能延長這類患者的存活時間。[49]根據2003年的一個研究，伊諾肝素（enoxaparin，商品名為Lovenox，一種較新型的肝磷脂注射液）也能降低深靜脈血栓的風險，出血風險較低，也能減緩肺癌

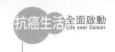
的惡化。[50]如果這些測量顯示高凝問題沒有矯正過來,你和你的醫療團隊也要判斷血液黏稠的原因。有可能是持續性發炎或氧化壓力所致,這兩點你可以透過前兩章的「醫療夥伴」那一段說明來評估。胰島素阻抗、高水準的低密度脂蛋白、腎上腺皮質醇和/或腎上腺素受損,甚至牙周病等都可能增加血小板凝結,這些問題都很容易評估。

如前面所提到的,在血液太濃和太稀之間有一個微妙的平衡關係。如果處置不當,抗凝療法會導致出血過度,因此血小板計數過低或、腦癌、最近要動手術或其他侵入性手術的患者對此要特別當心。[51]基於這些理由,我比較喜歡採用天然的替代方案,如魚油、大蒜和維生素E等。

香儂:第二個問題

我在第15章討論過如何處理香儂體內的炎性環境。她還有血栓問題。在她第一次化療進行不久之後,就開始感覺到胸部不舒服,且有呼吸短促問題。她有肺靜脈血栓,因血栓跑到肺部並停在那裡而造成可能致命的血管堵塞問題。這種情況發生在她的炎症指標正要下降但尚未到達正常水準的時候。當時她正要開始做化療,那也會提高血栓風險。由於炎症和高凝有關,我相信如果花更多時間消炎,則香儂的血栓應該不會脫落。因為她做過肺部切除手術,剩下的肺如果也出了問題就很危險。我們確信她必須立刻住院接受溶栓及血液稀釋藥物。她的確很快就脫離險境,且沒有更多血栓。雖然仍有待臨床研究證實,她後來正常的血栓模式可能是保健食品計畫發揮功效。

比爾:血液過於黏稠

當醫師發現比爾的攝護腺特定抗原水準高達8.12 ng/ml(正常值應低於4.1)時,他是一個50歲的工程主管。細胞切片檢查證實比爾有攝護腺癌,而且惡性腫瘤已經跑到攝護腺之外,顯示它已經進入末期。比爾拒絕動手術

和其他西醫療法，因此開始尋求另類醫療。

他在2003年來到布拉克中心。雖然我們要他重新考慮接受西醫療法，比爾堅持第一次見面所說的：以改變膳食和生活方式來控制病情。因為他完全瞭解自己的取捨及選擇可能發生的後果，我們也就同意他想要的這個策略。我們告訴他，第一優先做的就是加強他的抗癌防禦，並將他的體內生化環境轉變成不利癌細胞生長的狀態。我們檢討他的完整計畫，內容包括食療、中藥和營養補充，以及運動和身心健康（包括情緒及社會支持）的計畫。我對他說明了實驗室詳細檢測及臨床監測的重要性，以及癌症對他的替代療法如果沒有反應，他就應該以開放的態度接受更積極甚至侵入性的療法。

首先就是評量比爾的營養狀況。即使比爾一直很活躍——舉重、騎腳踏車、走路、露營和水肺潛水運動樣樣都來，但體重仍然超標。他的總膽固醇是正常的，不過高密度脂蛋白「優良」膽固醇太低。在確診罹癌之後，比爾採用過度嚴謹的生機飲食，所以我要營養師幫他調整，使其蛋白質和卡路里攝取量比較符合醫學主張。我建議他遵循抗癌生活的營養計畫，並讓他開始進行保健食品計畫，包括以濃縮魚油強化 ω-3 的攝取，增加綜合性強力食物的攝取，以及一份植化素豐富的濃縮綠色蔬菜飲料（相當於每天吃12份或將近700克的蔬菜）。

評量他的體內環境顯示因氧化作用、發炎及凝血等問題而受到傷害。他的低密度脂蛋白和纖維蛋白水準都在正常值的最高端（所謂「正常」指的就是一般健康者測到的數字，對癌症患者則太高）。他的高凝指標之一，叫做凝血酶原片段1.2，飆到30.3 nmol/L（成年男性的正常水準低於1.1）。要解決這些體內環境問題，我讓比爾服用廣譜性抗氧化劑（一種高效的酵素配方，有助於支持正常凝血），稍後，接著服用希樂葆（消炎性環氧化酶 2 抑制劑）。最後，我推薦一種含有免疫支持的靈芝標準化萃取，以及高劑量的抗氧化綠茶萃取。比爾也喝茄紅素成分高的濃縮番茄汁。茄紅素對正常的血小板功能和攝護腺的健康有顯著貢獻。

　　在他初診之後的兩個月,比爾的凝血酶原片段掉到1.5,這已經接近正常。他的攝護腺特定抗原(PSA)也從8.12掉到接近正常的4.2,表示他的攝護腺癌已有較好的控制。不過有些例外,他經常做的PSA檢測一直都比正常值稍高。在他積極投入膳食、保健食品和改變生活型態計畫的武裝保護下,比爾到目前為止都是以自己的主張抗癌。沒有「觀察式等待」,即所謂以非手術、非放療及非化療對付攝護腺癌的做法。這就是他抗攝護腺癌戰爭的全部,也就是我所說的「積極參與」。對於有癌末徵兆及PSA水準那麼高(這個數字可能飆到兩倍甚至三倍高)的患者,我不建議這種低侵入性的療法,不過比爾選擇了這種主動積極且侵入性較低的方法,而且至今仍然有效。

18 糖血症：
破除癌症的糖癮

　　腫瘤非常愛吃血糖，它們消化血糖的速率是正常組織的10到50倍。正子斷層掃描（偵測血糖的消耗）顯示癌細胞累積葡萄糖的速率越快，腫瘤的惡化也越快，也就是它的侵略性和轉移的可能性更大。[1]那麼，莫非血糖高的人（如糖尿病患者）在一開始就比較容易罹癌，且一旦罹癌就迅速惡化？

　　這個問題對許多癌症而言，答案是肯定的。糖尿病患者較易罹患的癌症包括結腸癌、乳癌、攝護腺癌、肝癌及胰臟癌。例如，有一個研究顯示：糖尿病男性患者得致命性胰臟癌的風險是非糖尿病男性患者的5倍。[2]而一旦罹癌，其前景更為堪憂。結腸癌二到三期的糖尿病患者平均只存活6年，有同樣癌症的非糖尿病患者則為11.3年。但是因血糖失常而增加癌症風險、促發腫瘤生長和影響存活的病不只是糖尿病，得了所謂的前驅糖尿病（血糖高但還沒高到糖尿病的標準）或代謝症候群（第二型糖尿病，或習稱之成年型糖尿病之前驅狀況）的患者血糖也高得異常。又因為「胰島素阻抗」使得他們有胰島素水準較高的傾向——胰島素是傳輸葡萄糖到肌肉、腦部和其他組織的分子，有胰島素阻抗者，葡萄糖到細胞的入口被堵住。當身體有這種狀況，血液中的胰島素和血糖就會增加，雖想克服這種阻抗但卻白忙一場。不幸的是，胰島素會促進癌細胞生長：胰島素水準最高的女性乳癌初期患者，其腫瘤轉移的可能性是胰島素水準最低者的兩倍，死於乳癌的可能性則為三倍；這是2002年的一個研究發現。而在攝護腺癌患者當中，高胰島素水準

和代謝症候群都連結到較早期死亡，這是2005年發表於《歐洲癌症期刊》（*European Journal of Cancer*）的一份研究發現。[3]

　　動物的研究通常比較容易看到因果關係，其結果強烈支持這些有關人類的研究。有研究者將惡化的乳房組織注射到分別餵食三種不同食物的老鼠體內（血糖水準分別為低、中、高）；兩個月後比較其死亡率，結果血糖低和正常者是血糖高者的一半。若以極端群組比較其死亡率，血糖最高者是血糖最低者的12倍，67%對5%。[4]

血糖失衡與癌症的挑戰

　　如果你有糖尿病，不管是第一型（因生產胰島素的胰臟細胞受損所致）或第二型（身體細胞對胰島素有阻抗，導致血液中的血糖水準增高），你應該已經知道控制血糖的重要性。即使沒有糖尿病，血糖或胰島素稍微升高都可能危害健康並助長惡性腫瘤。但因為血糖不穩定、胰島素阻抗以及前驅糖尿病和第二型糖尿病快速增加，也因為這些狀況總是沒有明顯症狀，許多癌症患者甚至不知道自己有這些問題。這種無感或無知可能是最危險的。

挑戰	血糖失衡的後果
減少腫瘤生長和擴散	胰島素和血糖水準高會刺激多種癌細胞的生長。
縮小腫瘤並增進療效	類胰島素生長因子1會阻礙泰莫西芬的部分藥效，而且可能讓癌細胞對放療和化療產生阻抗。
耐受西醫療法	糖尿病患者和血糖高但不到糖尿病水準的人都有較高風險的手術併發症以及來自特殊化療藥劑的毒素。
優化日常生活功能	血糖過多會讓憂鬱症惡化。
減低致命併發症的風險	惡病質患者的肌肉對胰島素活性會有阻抗，結果無法存取日常生活所需的能量，此乃肌肉消瘦的原因之一。

❖ 減少腫瘤生長和擴散

癌細胞對血糖依賴的程度比正常細胞還要大。它們增殖的速度越快，癌細胞消化掉的血糖就越多。這種貪求無饜的愛吃甜食和侵略性增加有強烈的關聯性。此外，目前已經有證據顯示高水準的血糖可以活化與腫瘤惡化有關的分子標靶（它們叫做PKC，NF-kappaB和*ras*基因家族）。[5]這些效應可以說明高血糖不只關係到多種癌症（包括乳癌、肺癌和血癌）的預後較差，如前所述，也關係到攝護腺癌患者的死亡率較高：在2001年發表的一份研究，發現經過血糖挑戰測試而得知血糖水準高的男性患者比血糖正常的男性更有可能死於本身的疾病。[6]在2008年的一份研究中，觀察到有糖尿病的結腸癌患者，其血糖以藥物控制得當者比那些血糖控制不良者較少變成癌末患者，他們的腫瘤也比較不會惡化。[7]

除了直接提供腫瘤成長及轉移的能量之外，高血糖水準也是胰島素及其近親類胰島素生長因子-1（IGF-1）產生的開關。[8]如我前面提到，胰島素對乳癌、攝護腺癌和結腸癌來說都是特別強力的生長刺激物。大家早已知道太胖的婦女如果得了乳癌其預後比苗條的婦女差；現在有科學家懷疑胰島素和IGF-1水準高可能就是原因。IGF-1似乎可以比胰島素餵養更多類型的腫瘤，它可以刺激癌細胞的生長，包括攝護腺癌、結腸癌、肺癌、胰臟癌和乳癌等，它也能促進血管新生和腫瘤轉移。[9]

❖ 縮小腫瘤並增進療效

高水準的胰島素和IGF-1似乎會阻礙某些抗癌藥物的活性，特別是那些細胞凋亡或程序性細胞死亡所引發的作用。此外，也有人觀察到IGF-1會幫助癌細胞（尤其是乳癌）抵抗化療藥物和放療的致命作用。[10]

讓我們更仔細看一下化療的效應。含有雌激素受體（因此它受到雌激素的刺激才會生長）的乳癌細胞會受到IGF-1的刺激。泰莫西芬（為乳癌患者荷爾蒙療法的藥物之一）會抑制雌激素的生長效應，這樣能使腫瘤縮小或

至少讓它穩定。不過有一群乳癌患者對泰莫西芬反應不良，即停經後之糖尿病女性患者帶有高水準的胰島素和IGF-1，這點顯示胰島素和IGF-1可能多少可以克服或補償泰莫西芬的抗癌效應。[11]那就是說，雖然泰莫西芬使雌激素不會助長乳癌，胰島素和IGF-1卻給了更多的彌補作用。根據2001年發表在《美國國家癌症研究院期刊》（_Journal of the National Cancer Institute_）的一篇報告，更令人憂心的可能是，當癌症患者有望獲得新的分子標靶療法之時，有些案例卻顯示IGF-1會干擾賀癌平的作用。[12]顯然，想要讓西醫療法功效更佳的乳癌患者必須願意幫自己一個大忙，那就是讓血糖、胰島素和IGF-1水準都保持在健康的範圍。初步研究顯示這點對其他癌症也有幫助。

❖ 耐受西醫療法

許多癌症患者重複經歷多次手術，那對糖尿病患者可能是個大問題：持續性高血糖效應之一就是血管異常。這些血液循環系統異常可能讓手術變得很複雜。手術期間，血糖可能出現暫時性尖峰（即使並非糖尿病患者），那會增加感染，並使手術較難恢復。（這個血糖尖峰似乎來自手術所引起的高水準炎性生化及壓力化學，這是體內各種環境因子彼此息息相關的實證。）[13]糖尿病的另一個問題是某些化療藥劑的副作用風險顯著較高：帶有糖尿病和其他心臟疾病風險因子的患者，當他們為了轉移性乳癌而注射速溶泛艾霉素（epirubicin，阿黴素的一種相關產品）和紫杉醇（Taxol）時，心臟比較可能中毒。[14]

❖ 優化日常生活功能

膳食中糖分過多會讓憂鬱症更嚴重，而且有憂鬱症的人通常都有胰島素阻抗。雖然證據仍不夠成熟，且傳統醫學團體對於糖和憂鬱症可能有關聯的想法已嘲笑多年，但這個論點已經找到證據。例如，根據2002年發表於《憂鬱與焦慮》（_Depression and Anxiety_）期刊的一份研究，在六個國家調查到的重度憂鬱症罹患率幾乎可完美對比到人均食糖消費量；以及許多調查

者發現憂鬱症和胰島素阻抗有關聯。2006年在《分子精神醫學》（*Molecular Psychiatry*）發表的一份研究，發現在芬蘭有胰島素阻抗的年輕男性罹患憂鬱症的可能性是胰島素水準正常男性的3倍。再者，憂鬱症治療成功似乎也能改善胰島素阻抗。[15]

　　然而反過來說是否也能成立？也就是說，胰島素阻抗的治療是否能減輕憂鬱症？有令人感興趣的證據顯示，胰島素正常化可以正常化大腦對神經傳導物質血清素的使用，這點對於心智和情緒的健康有很大的作用。如同在心靈那一段的討論，癌症患者得了憂鬱症並不是沒道理的。[16]不過，如果你真有憂鬱症，除了從心靈的觀點去治療，我建議你去做檢測以確定是否有胰島素阻抗，並根據本章建議的步驟去控制你的血糖。

❖ 減低致命的併發症風險

　　胰島素阻抗是惡病質的特徵之一，肌肉消瘦症候群在胃腸道癌和肺癌患者非常明顯。惡病質患者即使能吃東西（通常不能，因為他們往往和食慾差有關聯），他們的體重還是不會增加，部分原因是因為肌肉細胞不讓胰島素發揮功能。[17]因此，要讓有惡病質的癌症患者體重增加的方法之一（除了控制體內的炎症之外，如第16章之討論）就是控制有可能致命的胰島素阻抗。

　　抗癌生活用來控制你的血糖、胰島素和IGF-1以及減低你可能有的胰島素阻抗的策略，和設法讓你其他環境因子不利於癌細胞的策略相似，也是要從膳食及改變生活方式做起，還要服用廣譜性保健食品，然後則是支持體內環境的保健食品。

自我照護計畫

　　先確定你已經遵循抗癌生活計畫對膳食、健身和心靈健康的建議，包括十二類強力健康食物或綠色蔬果飲料，並在執行下列步驟之前把它們納入日常的生活方案。請注意：如果你有糖尿病並已經用藥物控制血糖，在開始執

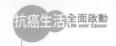

行自我照護計畫及服用附加的保健食品之前，得先諮詢你的醫療團隊。因為如果沒有小心監測，這些可能會改變你對藥物的需求或引發低血糖反應。

❖ 消除血糖元凶

血糖尖峰、胰島素阻抗、胰島素過量和IGF-1的產出都是典型的生活方式和營養因素所造成的結果。

血糖元凶
● 過重和肥胖 ● 偶而吃大餐 ● 睡眠不好 ● 心理壓力 ● 升糖指數高的食物 ● 造成炎症的膳食

少量多餐。以少量多餐取代每天三次大餐會讓你的血糖水準比較能夠維持穩定，因為大餐會快速增加血糖和胰島素產量。而且，因為肥胖讓你比較容易血糖失衡和有胰島素阻抗，食量要對才能讓你的體重達到預期目標。[18] 從短期看來，飲食過量會讓你的血糖增加；從長遠觀之，增加脂肪組織會破壞血糖的調節。你可以回到第5章參考有關健康飲食份量的建議。而且不要不吃早餐。不吃早餐的人可能因為生物補償效應或因為血糖水準下跌（這樣會讓他們更有饑餓感；當吃得太飽時，血糖就快速衝高），而導致產生胰島素阻抗或身材肥胖的可能性增加了35%到50%。

改善睡眠。睡眠剝奪會關聯到胰島素阻抗增加和糖尿病。例如，2008年發表在《睡眠》（Sleep）期刊的一份研究，發現每晚睡眠不到5小時的男性罹患糖尿病的可能性比平均睡眠7到8小時的男性多了50%（那些睡眠超過9小時的也比較可能得糖尿病）。[19]睡眠不足之後，身體就會有較高濃度

的腎上腺皮質醇和炎性生化物質（叫做細胞激素），有些細胞激素顯然會引發胰島素阻抗。[20]

減低心理壓力。壓力（來自腎上腺皮質醇濃度提高）會引發胰島素阻抗並因而提高血糖水準。它也會讓你的身體迅速累積腹部脂肪，那是胰島素阻抗強烈的風險因子。[21]如果你是那種一有壓力就想吃餅乾或甜甜圈的人，要小心精緻碳水化合物對胰島素阻抗的貢獻。要戰勝壓力和胰島素的關聯性，請執行第11章對抗癌生活心靈計畫的建議。

◈ 調整健身方法

不愛動讓你更容易產生胰島素阻抗及血糖失衡。過重也是一樣。[22]如果你過重，請遵循第5章的膳食綱要以及第9章的健身方案，並努力讓你的體重恢復正常。因為久坐的生活方式是導致胰島素阻抗最主要的原因，我建議你參加輕度和中度的有氧運動來改善你的血糖控制和胰島素靈敏度，這樣長期下來就可以降低你的胰島素水準。每天30分鐘是必要的目標。

◈ 改善膳食攝取

避免精緻碳水化合物。以高纖低升糖指數之食物取代精緻碳水化合物。高纖膳食已經顯示可以降低血液之胰島素水準和避免許多問題，否則就會有胰島素阻抗。事實上，2004年發表在《糖尿病照護》（*Diabetes Care*）期刊的一份研究發現大量食用全穀類的人出現胰島素阻抗的可能性較低。[23]堅持採用抗癌生活膳食，它能減少或排除造成血糖尖峰、增加胰島素產量或IGF-1水準的食物，例如含有精製麵粉和糖分（市售烘烤食品、含糖甜點、蘇打水、蜂蜜、蔗糖、楓葉糖漿和過量的果汁）。[24]飢餓的上班族在午後無精打采時為何想伸手去拿水果棒、餅乾、糕餅或含糖飲料的原因：這些點心滿載著葡萄糖的衝擊力，使得血糖水準飆高。這可能會讓你暫時充滿活力，但也會嚴重破壞你維持血糖水準穩定及防止胰島素阻抗的努力。

血糖尖峰越強且時間持續越久，吞食血糖的癌細胞就越高興。甚至有些

複雜的碳水化合物也可能造成血糖尖峰；它們包括白米、馬鈴薯和香蕉。升糖指數及其相關變數——血糖負荷，都是辨別食物是否有造成血糖尖峰傾向的測量項目。雖然你可從網路（例如www.mendosa.com/gilists.htm）查到食物的升糖指數清單，但都得小心使用，因為有些升糖指數低的食物（如全脂牛奶）是抗癌的問題食物。此外，抗癌生活膳食的食物組合也具有控制升糖指數的意義。

雖然膳食脂肪不會像單純的碳水化合物那樣立即提高血糖和胰島素水準，但長期下來高脂膳食（尤其是飽和性脂肪）會增加胰島素阻抗風險。最早在2007年發表的一份研究顯示當巨噬細胞（一種免疫細胞）停駐在促炎性環境時會觸發胰島素阻抗。[25] ω-6高過 ω-3的膳食只需短時間就可能會促發胰島素阻抗的問題，也許是因為它們讓那些會觸發胰島素阻抗的炎性化學物質產量增加之故。[26]因此你應該避免或至少減少食用花生四烯酸和飽和脂肪含量高的食物，包括牛肉、雞肉、豬肉、豬油、羊肉、牛奶、起士、冰淇淋和蛋黃；飽和脂肪含量高的植物油，如椰子油、棕櫚油和酥油；以及亞麻酸含量高的植物油，如大豆、玉米和調和「植物油」。

膳食中單元不飽和脂肪含量高的（如橄欖油）通常可以提高胰島素的敏感性。[27]請以第5章的膳食建議做為每日食量以及如何獲取單元不飽和脂肪之指引。

以健康方法備食。準備食物的方法可能影響食物的血糖效應。整顆蘋果造成的血糖尖峰最小。蘋果泥會造成中度尖峰，而蘋果汁的尖峰最大。同樣的，完整穀粒比碎穀粒的血糖級數低，接著是粗麵粉和細麵粉。因此要以處理最少的完整食物為主要選擇（因為處理過程會減少纖維含量，因而提高升糖指數），並以蛋白質和高纖食物搭配碳水化合物，這樣就可以避免血糖和胰島素升高。

在膳食中添加香料。使用香料和調味用的藥草已被證實可以降低血糖：肉桂、葫蘆巴、洋蔥、大蒜、韭菜、大蔥、月桂葉以及丁香（買整葉的藥草或未磨碎的香料效果最大）。[28]

◈ 服用保健食品

如果這些步驟仍無法降低血糖及提高胰島素的敏感度，我建議增加能標靶胰島素阻抗、高血糖和IGF-1的保健食品，透過各種途徑解決問題。要添加的支持性保健食品應該含有微量營養素和植物萃取，並以低至中劑量服用。[29]這裡所建議的成分和我們在診所使用的複合式支持保健食品一樣。

針對血糖的複合式支持保健食品建議

營養食品和劑量	對血糖途徑的影響
肉桂（標準化水溶性萃取）：200-400毫克	降低血糖水準[30]
咖啡豆萃取（標準化）：50 100毫克	改善葡萄糖耐受度[31]
小藥鹼複方：200-400毫克（下列任何食物之組合：伏牛花果、奧瑞岡葡萄、北美黃連）	降低血糖水準[32]
聖羅勒（Holy basil）：400-800毫克	降低血糖水準和腎上腺皮質醇水準[33]
茄紅素：50-10毫克	降低結腸癌患者的IGF-1水準[34]
視黃醇（預成型的維生素A）：3,000 IU	抑制IGF-1之活性[35]
維生素D：600-800 IU	抑制IGF-1之活性[36]

　　盡可能找到含有多種，或至少含有一兩種上述藥草和植化素的血糖支持複合保健食品。你應該設定一種已經臨床檢驗通過的肉桂保健食品，因為有些長期吃普通肉桂的結果會刺激口腔。[37]務必和你的整合醫療人員一起選擇藥劑和劑量，並讓你吃的藥丸數量減到最少。

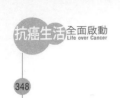

醫療夥伴

一旦有了自我照護的基礎，下一步就是判斷哪些特定面向的葡萄糖代謝及胰島素的利用出了狀況。實驗室檢測可以評估你的血糖初始水準，然後在採取控制策略之初就開始監測那些水準。如果你已經服用控制糖尿病的藥，在使用降血糖保健食品時要和你的醫療夥伴密切合作，以避免血糖過低。

❖ 測量血糖

在布拉克中心，我們用一個血糖指標面板來幫我們判斷患者有哪些方面水準過高。利用持續的監測和重複評量，我們能夠提供適當的保健食品和調整劑量（如果無法做實驗室檢測，請回到第13章並複習「判斷你的環境破壞因子」）。在血糖受損的檢測當中，你應該向你的醫療夥伴請教下列問題：

1. **空腹血糖**測量當你至少有8小時或（最好是）隔夜沒吃東西的情況下血糖水準是多少。你要的水準是介於79到99 mg/dL隔夜空腹（若非空腹，可接受的水準是介於70到125 mg/dL）。隔夜空腹之水準為100-125 mg/dL表示空腹血糖受損（前驅糖尿病）。若不只一個檢測項目出現超過125 mg/dL即表示有糖尿病。

2. **口服葡萄糖耐量試驗**測量喝了含有75克葡萄糖的溶液前後的血糖。在喝完後的一小時及兩小時測量。在一小時，水準低於200 mg/dL者為正常。在兩小時，水準低於140 mg/dL者為正常；140-200 mg/dL就構成葡萄糖耐量受損，而超過200 mg/dL就是糖尿病。

3. **空腹胰島素水準**可做為胰島素阻抗指數。在隔夜空腹之後，水準應該為5-20 micro-unit/mL，不過這些水準可能因實驗室之不同而有差異。

4. **血清IGF-1水準**因年齡及性別而異；你的醫療團隊會幫你解釋檢測結果。

這些檢測結果可以幫你評估血糖調節受損是否就是你需關注的體內環境

因素。如果不是，就可以進到你在第13章判斷出來的下一個因素。如果你的血糖功能檢測有一個或更多項目異常，接下來你就應該服用相關的環境調節劑。

❖ 體內環境調節劑

一旦你從這些檢測得知（如果有的話）血糖功能檢測異常的項目，就可以較為準確地針對問題服用適當的環境調節劑。以下是有關調節體內環境食物及保健食品的簡化版建議清單。你的醫療夥伴應該會小心篩選以免讓你吃到和你服用的藥物產生負交互作用的東西。

血糖環境調節劑

實驗檢測結果	可考慮食用
空腹血糖或口服葡萄糖耐量升高	**保健食品**：西洋參[38]、咖啡豆萃取、聖羅勒萃取、苦瓜萃取[39]
空腹胰島素升高	**保健食品**：生物活性鉻[40]、魚油（EPA/DHA）[41]
類胰島素生長因子-1（IGF-1）升高	**保健食品**：茄紅素、視黃醇（預成型維生素A）、維生素D[42]

服用相關的環境調節劑約三個月，再驗血檢測。如果原來異常的檢測結果都已經正常化，就可繼續服用基本支持配方，包括特地為癌症而做的綜合性支持、濃縮魚油、含有健康的十二類強力健康食物或綠色蔬果汁以及可支持全身的廣譜性保健食品以支持環境的各種面向，但不必再吃特定的環境調節劑。大約每三個月需重新檢驗一次，以確保你的血糖狀況維持正常。因為保健食品的研究不像藥劑那麼透徹，它的效果我們比較不能預測。建議你繼續嘗試，對於那些已被列在治療糖尿病藥物的也要小心監測。也可以請你的醫師檢測上升的腎上腺皮質醇，那可能增加胰島素阻抗和血糖水準。膳食中

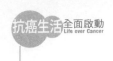

缺少抗氧化食品可能讓血糖受損的不良影響更為嚴重。

❖ 藥物治療

如果膳食補充不能矯正你的血糖失調，就得和你的醫師討論是否有必要增加血液循環支持保健食品和環境調節劑之劑量，或是否需要開處方藥。降血糖劑庫魯化錠（Glucophage，成分為 metformin）已經被核准用來治胰島素阻抗，[43] 能降低肝臟釋放血糖的能力，所以對那些因這個機制而血糖失衡的患者可能有幫助。糖尿病藥愛妥糖錠（Actos，成分為 pioglitazone）和梵帝雅膜衣錠（Avandia，成分為 rosiglitazone）除了能控制血糖，初步證據也顯示有抗癌功能。但要注意這些藥物也會增加鬱血性心臟衰竭和心臟病的機會，而且已經因患者的心臟病風險而收到美國食品暨藥物管理局給的「黑盒子」警示標誌。[44] 在降低 IGF-1 的藥物當中有鈣穩錠（Evista，成分為 raloxifene），已經被核准用來治療骨質疏鬆而且也能抑制腫瘤生長，還有叫做芬維 A 胺（fenretinide）的合成維生素 A 可能也有效。[45] 再一次提醒，用這些藥之前都應該和你的醫師討論。

喬：血糖控制

喬·霍修，我在第 5 章介紹過他，第一次到我辦公室是 1987 年 10 月，也就是他確診有攝護腺癌但無法手術之後不久。他被告知癌細胞已經穿破腺囊而且顯然已經侵入淋巴和骨頭。當時他是一名 63 歲的木匠，而且有美滿的婚姻生活。第一次看到喬的時候他相當胖，而且有高血壓。他表示自己一輩子吃的都是標準美式食物——高脂多糖。我和喬一起看他的醫療選項。第一個選項就是手術閹割，那樣做會減少性荷爾蒙睪固酮（testosterone，它會助長攝護腺癌）。像很多男人一樣，喬無法接受這種做法。第二個選項就是荷爾蒙療法，也是要切除腫瘤的睪酮燃料，但他不想忍受這種療法的副作用（特別是熱潮、肌肉消瘦以及性功能失調）和其對生活品質的影響。喬提到

第三個選項——觀察式等待。我表明這種選擇比較常用在更早期的患者,而且我對此並沒有完全把握。不過,這是喬的選擇。他知道我覺得還有很多做法可以嘗試用來延緩癌細胞再擴散,而他也瞭解拒絕其他療法很可能讓他的癌症失控。不過,喬選了這條路,也接受一切風險。

我向喬說明整合策略不但可以讓他在自我照護方面發揮積極作用,而且(我希望)對療效也有影響。以血液檢測來評量他的狀況和體內環境,結果顯示有兩個環境因子失衡:他有慢性輕微炎症及血糖調節不良,有一項血糖水準高於210,表示他有糖尿病。首先我們為了平息他的炎症惡火而追蹤他的膳食、保健食品和生活方式的改變。我對他說明控制血糖的重要性,尤其是攝護腺癌患者:糖尿病第二型會縮短存活時間。[46]因為喬想盡量少用侵入性療法,我要他拋棄觀察式等待的定見而遵循我所說的「積極參與」。因此喬採用了抗癌生活的整合計畫來降低壓力、改善健康、在鍛練肌肉的同時減肥、將膳食變成天然食物,並服用保健食品補充營養。一切方法的設計除了為他當時有的炎症,主要都是為了改善他的血糖水準和糖尿病。

喬堅持不折不扣地遵循抗癌生活的整合計畫。就像我在第5章提過的,他看完病回到家,聞到妻子正在烹煮誘人的牛肉大餐。他並沒有等到第二天才啟動新的生活計畫,當下就直接走進廚房對著妻子大叫:「親愛的,把牛肉扔掉!我們要開始吃素了!」過了數週,喬之前高達210的糖尿病血糖水準已經掉到正常範圍。他瘦了18公斤左右。接下來四年,喬還是很認真地遵循我們的抗癌生活計畫,而且他的全身健康狀況也改善了;不過,他的攝護腺雖然穩定但仍有隱憂。

到了1991年(喬67歲時),他的攝護腺特異抗原(PSA)已經超過兩倍,高達681,而且骨骼掃描顯示惡性腫瘤已經出現在他的臀部和脊柱。得知轉移性攝護腺癌的患者平均存活時間只有兩年半,喬同意開始每個月注射亮丙瑞林(leuprolide,商品名為Lupron),這種藥可阻止促癌性睪丸激素的分泌。[47]許多患者像喬這種狀況早就開始治療。喬告訴我他拒絕回顧過去。一旦開始注射亮丙瑞林,他就有良好反應;不到十個月,他的脊柱受損已經

消失,而在1995年之前他的骨骼掃描已經完全乾淨。不像許多攝護腺癌患者,喬並沒有對荷爾蒙產生抗藥性;他對醫療的反應特別好。(我們讓喬繼續做好幾個療法以降低他出現荷爾蒙阻抗的機會。在第24章我們會討論消除阻抗的療法。)

喬面對的挑戰並未就此停止。雖然他控制了糖尿病並且在我們的整合計畫中健壯地度過十年歲月,到了1997喬開始走路常滑倒,而且也胖了大約4.5公斤。因為體重不斷增加,加上老化,也可能因為注射亮丙瑞林(2006年的一個研究發現它會減少胰島素阻抗),喬的葡萄糖水準已經回到糖尿病的範圍。我覺得降低血糖和胰島素水準對於長期控制他的攝護腺癌應該很重要,因此我修改了他的策略性計畫,並讓他開始用口服性糖尿病藥劑。我也幫他調整抗癌生活的膳食計畫,加了保健食品 α 硫辛酸、鉻和肌肽,[48]以支持健康的碳水化合物代謝作用。我們再度讓他的血糖恢復正常,而且很快就能控制他的糖尿病。雖然這麼好的結果一定不是單一因素造成的,我相信喬之所以成功控制血糖,能利用抗癌生活的膳食、我們給他的個別化保健食品計畫、膳食和生活方式的改變,以及冥想靜坐等都是讓他在轉移性攝護腺癌的冷酷預後下仍能繼續存活多年的重要原因。喬在2008年慶祝他的84歲生日,距離他確診罹患無法手術的攝護腺癌已過了二十一個年頭,也是他確診有骨骼轉移的十七年之後。他是非常令人印象深刻的一個病人,而他這種癌症經荷爾蒙療法之後存活十年的機率頂多也只是25%。[49]自確診罹患不治之癌症之後多活的這些年對喬而言顯然不只是生物學上的勝利,那是充滿幸福生活的歲月,也是他和家人及摯友非常寶貴的光陰。

壓力化學：
創造更健康的生理節律

人體內的資源之多可能超乎你的想像，而且你還能用它們產生動力。心靈技巧那幾章旨在說明如何減少你生活中的壓力源。但是因為體內的生化作用，即使原始的壓力源已經消除，還是會有壓力反應；有時需要更強的藥物才能控制生理上的壓力。

身體會分泌壓力荷爾蒙，它使我們對壓力源產生化學性、物理性、營養性和心理性的反應。這些功能使我們的祖先在碰到掠食者或其他威脅時能夠迅速反應，並立即產生一股力量。現在，它們也一樣派上用場，比方說，當一輛車突然轉彎、衝到我們路上，或一隻狂吠的狗突然撲向你的時候。一旦危險過去，我們的壓力荷爾蒙就回復正常水準，至少應該就是這樣的反應。但如果壓力時間很長，則反應也一樣長。

長期升高壓力荷爾蒙會產生一種令人憂心但卻讓癌細胞歡欣的環境。當你的壓力機器卡在高位，持續接觸到壓力荷爾蒙會嚴重傷身，並擾亂攸關性命的營養、酵素、荷爾蒙、抗體和免疫細胞等之儲備，而它們對你身體的復原都是不可或缺的。例如，長期升高的壓力荷爾蒙腎上腺素水準會導致血糖水準及血栓因子增加，那種情況（如前幾章所述）有利於癌細胞的生長及擴散。[1]如有血栓碰撞到肺部或腦部就可能致命。另一個壓力荷爾蒙——腎上腺皮質醇，若長期處於高水準，胰島素就很難把葡萄糖送進你的組織；其嚴重性和胰島素阻抗相當，如你所知，會刺激腫瘤生長。[2]皮質醇也會抑制某

些免疫系統的活性，並促使支持腫瘤生長和擴散的生化物質增加。一般而言，高水準的皮質醇和腎上腺素會使病情更快惡化、更快復發，也會使自然殺手細胞功能變差，並縮短存活時間。[3]

荷爾蒙水準在一天當中上下起伏。皮質醇水準正常在一大早上升，持續上升數小時之久，給你所需精力以開始新的一天；然後，在接近中午就開始下降，到下午四點半就差不多變成早上高點水準之半。褪黑激素（一種荷爾蒙）能幫你控制慢性壓力造成的某些後果，其水準之起伏幾乎是皮質醇的鏡像，也就是在傍晚上升，在晨曦開始下降；通常在清晨最低，在晚上睡覺前升到頂點。脫氫異雄固酮（DHEA）荷爾蒙，或稱為「荷爾蒙之母」（因為它是其他荷爾蒙的組成構件），其水準升降則遵循自己的週期。科學家相信DHEA可以抑制壓力荷爾蒙腎上腺素和正腎上腺素的過量生產而改善睡眠、情緒、記憶、精力水準和壓力彈性（或韌性）。[4]

不幸的是，癌末患者經常有低水準的DHEA和褪黑激素，以及高水準的腎上腺皮質醇。[5]不過影響生化環境的其實不只這些荷爾蒙的絕對水準：它們錯綜複雜的生理節奏也對你有影響。荷爾蒙在一天24小時當中上下起伏的生理週期會因諸多因子的破壞而產生不正常或不穩定的物質。其破壞因子有食慾不佳、不愛活動、睡眠不好、長期處於悲傷情緒、罹癌以及西醫對癌症的療法（它會改變身體的壓力反應機制）。如果這些荷爾蒙週期混亂，你的睡眠覺醒週期也一樣混亂。而這種混亂會影響到許多問題，包括西醫的標準癌症療法成效較差、手術恢復所需時間較長，以及傷口癒合較慢等。它也可能導致倦怠、憂鬱、失眠症、記憶力差及注意力無法集中，而且還會影響你內在環境的其他面向。[6]例如，如果你長期失眠，身體就失去調節血糖水準的能力。這些適應不良的模式最令人感到沮喪的就是：雖然它們是慢性壓力造成的結果，但即使壓力源已被移除，其殘留生化效應仍然有作用。

本章就是要幫你辨識適應不良的壓力模式、保持健康的壓力荷爾蒙週期並讓你的睡—醒週期維持在良好的狀態。

挑戰	壓力有障礙的後果
減少腫瘤生長和擴散	壓力化學（夜晚皮質醇高及褪黑激素低）的改變及睡眠覺醒週期混亂可能加速病情惡化、較快復發、自然殺手細胞功能較差以及存活籌碼較少。
縮小腫瘤並增進療效	睡—醒週期混亂導致治療效果較差。
耐受西醫療法	皮質醇水準異常和睡—醒週期混亂可能導致手術恢復所需時間較長、傷口癒合較慢及醫療耐受性減低。
優化日常生活功能	適應不良的壓力模式會引起倦怠、憂鬱、失眠、記憶力差及注意力難以集中、排便不規則，對壓力源的反應能力變弱。這些衝擊會侵蝕你的意志力和精神。
減低致命併發症的風險	壓力荷爾蒙耗竭和日常生理節奏失序導致褪黑激素沒有活性，且週期更不順暢，那不只會使人日漸衰弱，也會增加潛在致命性併發症（如肺炎、敗血症和血栓症）的風險。

壓力荷爾蒙和生理節奏失調及癌症之挑戰

❖ 減少腫瘤生長和擴散

回到1982年，有動物研究顯示壓力反應導致血中皮質醇上升會加速腫瘤長大。[7]當我在思考如何將這種情形應用到病人身上時，我才知道皮質醇會產生許多不良反應，任何一種都可用來解釋動物的反應，對人也是一樣。皮質醇會抑制免疫力，就像你在第16章讀到的，免疫力非常重要，因為它能清除手術、化療及或放療之後殘留的惡性腫瘤細胞。皮質醇和腎上腺素合在一起會增加血糖水準；你應該記得，很多腫瘤靠血糖維生。皮質醇也會促使胰島素阻抗，使血糖透過另一個途徑來提高水準。它顯然也激發某些腫瘤細胞生長和轉移的潛能。[8]

有研究開始顯示，這些對於癌細胞和生化環境的影響可被轉化成對癌症預後和存活率的關係。一些發現如下：

● 皮質醇晝夜節律不正常的乳癌患者，其體內的自然殺手細胞活性顯著
降低，且其存活時間比晝夜節律正常者較短，這是根據 2000 年發表於
《美國國家癌症研究院期刊》的一份研究報告。[9]

● 在夜晚，褪黑激素分泌太少已經被認為和腫瘤更惡化有關，而褪黑激素
水準較高的癌症患者則有治療效果較佳的傾向。[10]

● 轉移性結腸癌患者在晚上 11 點到早上 7 點睡眠充足者，其醫療反應較
佳、整體運作情形較好、病症較少且存活期顯著較長；至於那些睡眠／
活動節律不正常者（例如晚上大部分時間不睡覺者），在確診罹癌的兩
年內逝世的可能性是節律正常者的 5 倍。[11]

● 就五年之存活率而言，結腸直腸癌患者睡眠／活動節律正常者比不正常
者高出 50%，這是 2003 年發表在《生醫藥物治療》（*Biomedical Pharmacotherapy*）期刊的一份研究結果。[12]

● 轉移性結腸癌患者，睡眠／活動節律最差者其循環性腫瘤生長因子的水
準最高。[13]

● 正腎上腺素（一種壓力荷爾蒙）和皮質醇在一起會增加卵巢癌細胞的侵
襲能力（在實驗檢測中發現）；它也會讓癌細胞分泌更多對預後和轉移
很有影響的酵素。[14]

評估過新發表的每篇研究報告之後，我更相信皮質醇節律的變化對癌細
胞的存活會非常關鍵的影響。[15]

❖ 縮小腫瘤並增進療效

想要增進化療的反應，有一個最簡單且最有力的方法，那就是讓化療藥
劑的施用和日常的睡眠／活動節律相呼應。這種技巧叫做時辰化療（chronochemotherapy），就是選擇在癌細胞最敏感而正常細胞最不易受傷害的時
候，以程式設定特定的輸液幫浦將最大劑量的藥打進患者身體。這就是我們
在布拉克中心平常施打化療藥劑的做法。無數大量的隨機試驗已經證實這

種做法能提高存活率，例如有一篇2002發表在《國際時辰生物學》（*Chronobiology International*）以及2003年另一篇發表於《整合性癌症治療》的論文。[16]要讓時辰化療發揮作用，顯然你的睡眠／活動節律必須正常運作。2008年發表的一份研究，觀察了30名轉移性肺癌患者，對他們的心靈健康狀態和日常皮質醇節律打了分數。結果分數較低者比較可能日常節律異常，也比較不能從化療獲得效益。這顯示身心健康、生理節律和壓力荷爾蒙都與癌症患者的康復有密切關係。[17]第23章對時辰化療會有更詳細的回顧。也有許多研究發現褪黑激素的補充可改善患者對醫療的反應。[18]

❖ 耐受西醫療法

在我的醫療生涯早期，我觀察到自己覺得無助或無望的患者比較可能受到感染、治療後復原緩慢、睡眠品質較差和比較有倦怠感。此外，我也注意到較年長和身體較弱的患者通常皮質醇水準較高，尤其是手術或其他治療之後。就像科學家喜歡說的：軼事不是數據。但我的觀察卻被精確的研究證實了：皮質醇水準高和睡眠／活動節律混亂確實和很多症狀有關聯，包括手術後傷口癒合和恢復較慢、較有倦怠感、有更多疼痛以及食慾變差。[19]睡眠不好（壓力荷爾蒙節律混亂的一個徵兆）可能讓化療的副作用更嚴重；至於好品質的睡眠和正常的節律則可以讓副作用減到最少。

❖ 優化日常生活功能

長期壓力荷爾蒙太高會加重許多癌症患者的精神問題，包括苦悶、更為焦慮和憂鬱。每一種荷爾蒙都有它自己令人不愉快的特點。腎上腺素水準高和焦慮有關聯，皮質醇水準高則連結到沮喪、無助或無望的感覺。[20]就像情緒壓力會讓皮質醇升高，皮質醇升高也會帶來更多苦惱。它們也會讓注意力和記憶力減弱，讓你無法理性面對問題和做決定。就像你全都知道的，癌症要面對很多問題。[21]而不會太令人驚訝的是睡眠品質差的患者其生活品質大多比較差。[22]必須要有精力、韌性和希望才能在總是令人身心俱疲的癌症治

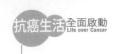

療中堅持下去。不要讓升高的皮質醇和混亂的壓力荷爾蒙節律搶走你在抗癌戰場上的最大盟友。

❖ 減低致命併發症的風險

和癌症比起來，倦怠、焦慮、睡眠不好，甚至沮喪等都是小巫見大巫，但它們卻可以釀造致命的問題。[23]當然，這種情形很少見，所以請不要跳到結論說你的慢性褪黑激素問題會讓你致命。不過我覺得有責任指出皮質醇（隱藏在小角色之後、累犯的罪魁禍首）升高會抑制免疫系統、提高致命感染的風險，也會增加胰島素阻抗。在乳癌患者當中，這些問題也曾被連結到較差的預後。此外，褪黑激素和混亂的睡眠節律會把你推到白天睡覺、體能活動減少的惡性循環當中，而導致肌肉失去適應能力和肌塊消失。若與癌末其他問題（如惡病質、食慾不振和免疫力變弱等）一起發作，就可能引發敗血症或肺炎。[24]如同我先前提過的，大部分的癌症患者並非死於癌症，而是它的併發症，包括成雙的壞事。

不過也不必絕望。我一再看到許多遵循抗癌生活膳食、健身和心靈方案的患者擺脫掉適應不良的壓力荷爾蒙節律，而他們的皮質醇和褪黑激素節律也回復到健康狀態。

傑夫：打敗惡魔

傑夫·羅施在27歲確診罹患最致命的腦瘤，一種多型性神經膠質母細胞瘤（glioblastoma multiforme，簡稱GBM）。這種病的患者在確診後平均存活時間是七到十五個月。不過傑夫一直相信他會「打敗這個惡魔」，就像他父親後來跟我說的一樣，而他就這樣踏上一個經歷過西醫療法和實驗性藥物、另類營養配方及腦瘤專家的醫療旅程。

確診罹癌之後的兩個月，傑夫來到布拉克中心。先動手術去除腦瘤，接著接受高劑量的全腦部放療，結果他喪失了右側週邊的視覺並有嚴重的認知

問題。他的短期記憶受損，他的書面和語言溝通能力及注意力也受損。而且體內一直有癌細胞殘留。馬克・雷尼克醫師（我在加州大學舊金山分校的一位同事）、亨利・弗里德曼醫師（杜克大學醫學中心的一位腦癌權威專家）和我一起幫傑夫做的第一件事就是選擇化療藥劑。經過多次諮商，傑夫選擇接受帝盟多（Temodar，成分為temozolomide）、環己亞硝脲（CCNU）、抗癌妥（Camptosar，成分為irinotecan）靜脈輸液和醫百幸（Vepesid，成分為etoposide）注射劑，在化療期間他遵循我們的建議而採用抗癌生活膳食、健身和心靈方案，傑夫的腫瘤殘餘沒有變大。我們推薦傑夫做高壓氧治療，結果讓他的記憶力、認知功能和溝通能力完全恢復。這顯然是大好消息。在我們診所治療十個月之後，傑夫已經康復到可以在三百位欣喜若狂的親友面前舉行婚禮。

傑夫的皮質醇節律檢測期包括他來到布拉克中心之初，以及因診療、手術和放療的損傷而精力耗竭的時候。一般人的皮質醇通常在一大早都很高，然後一直下降，直到晚上。但是傑夫的皮質醇水準卻是平的，也就是一整天都維持低水準，白天晚上都一樣。他的皮質醇前驅DHEA也低。因此，除了抗癌生活第一領域的計畫，我給他開了冬蟲夏草處方，以增強他的活力及精力。[25]九個月之後，傑夫開始抱怨白天疲倦、晚上睡不好，檢測結果顯示他的皮質醇水準在清晨和晚上都正常，但中午則太低。不過他的褪黑激素水準非常低。這種異常顯示有必要調整他的抗癌生活計畫。我勸他白天要做能夠多曬一點太陽的活動，並在睡覺時間服用褪黑激素。我也建議他持續服用冬蟲夏草以補充精力，並服用泛酸（pantothenic acid，維生素B$_5$）、中藥地黃（*Rehmannia glutinosa*，用來增強腎上腺素）[27]、小柴胡湯（Minor Bupleurum，一種中藥方劑，含有柴胡、人參和甘草），使他對壓力有正常反應。[28]五個月之後，傑夫睡覺時間的褪黑激素水準還是有一點低，但他的皮質醇水準已經正常。他不再覺得慵懶，而且能夠走路並保持健身的習慣。

如果你已經讀到這裡，我希望你能接收到我要你懷抱希望和可能性的訊息。不過，如果說每個人都能戰勝癌症，那是誤導。我的經驗是抗癌生活整

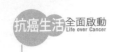

合療法可以延年益壽和增加生活品質，就像它們對傑夫的幫助，不過有時即使做到那樣還是不夠。當傑夫殘餘的腦瘤復發並使他在31歲時敗在抗癌的英勇戰場時，真是讓我們悲傷至極。他在確診罹癌之後又活了將近五年，比醫學的預期多了兩年半，而最重要的是擁有與家人相聚的優質時光，這要拜藥物干擾作用之賜，使他得以養精蓄銳。傑夫的父親──丹尼斯，一直積極和腦瘤協會合作，還有他們全家，一起推出非營利的「把握機會基金會」，成功地組織了募款步行活動，以支持這種可怕疾病的研究以尋求較佳療法。

自我照護計畫

開始進行壓力化學和晝夜節律的自我照護計畫之前，先確定你已遵循抗癌生活計畫對膳食、健身和心靈健康的建議內容。現在你可以加一些特定的調整以恢復你的晝夜節律，並讓你的壓力荷爾蒙回到正常狀態。

❖ 消除破壞壓力荷爾蒙和生理節律的元凶

要記得，你當然不是要消除所有的皮質醇產量。皮質醇是讓你有能力操縱每天的正常壓力之關鍵元素，問題在於皮質醇過量，或生產時間沒有抓準，以及它的晝夜循環失衡。下表所列就是引發皮質醇生產過量或讓你失去睡眠正常節律的元凶。

壓力元凶	
● 咖啡因	● 極度運動
● 酒精	● 低糖高脂飲食
● 工作過量和時間表混亂	● 低糖高蛋白質飲食
● 睡眠中斷	● 高比例的 ω-6/ω-3
● 吃點心和飲料的時間不對	● 飲食過量
● 不愛動	

減少咖啡因和其他刺激物。消耗太多咖啡、含咖啡因的茶、巧克力、人參和苦橙皮會擾亂你的睡眠週期、加強你的壓力反應，並讓你一直處在興奮狀態。但要慢慢減低，因為快速戒掉壞習慣會引起戒斷症候群，包括頭痛。人參，很多癌症患者因倦怠而吃它，但過量食用則會引起緊張和失眠。苦橙皮含有類似麻黃素的刺激成分，它會讓你神經過敏。[29]

避免飲酒過量。有人會喝睡前酒來放鬆自己。但酒精會擾亂褪黑激素的分泌，如果喝太多，你可能會睡著，但在夜裡可能會重複醒來好幾次。

避免工作過量。工作過量會擾亂壓力化學節律，因為它會引起焦慮並使腎上腺素和皮質醇開始分泌，因而擾亂睡覺時間的規律性。健康遠比任何工作計畫或截止日期還要重要。雖然我鼓勵患者在治療期間仍繼續正常活動，但總是有請假、把工作時間縮減成兼職，或可體諒的不方便工作的時候。

改善睡眠衛生。你需要鬧鐘把你叫醒嗎？早上起床是不是很掙扎？看電視或在無聊的會議中是否經常睡著？開車時是否覺得昏昏欲睡？如果你有兩個或更多個回答為「是」，就可能有睡眠剝奪問題。你應該回答第156頁的問題來評量自己的睡眠障礙程度。然後複習一下第8章的睡眠衛生計畫，並執行和你有關的建議。如果你已經一個多禮拜睡眠不良，就可能有暫時性壓力反應；在那種情況下，全心全力找出壓力情境，然後在壓力結束後設法恢復規律性的睡眠時間。如果你無法執行睡眠衛生計畫，對睡眠醫學有專精的心理師和治療師能診斷出你的睡眠問題並有辦法治療。[30]

讓我再補充一些和壓力化學比較有特定關係的睡眠衛生小祕方。首先，要記得：任何讓睡眠循環中斷或讓睡眠品質變差的就是觸動壓力的扳機。因此，你要避免自然的褪黑激素節律混亂，正如你記得的，褪黑激素水準在你該睡覺的時間剛好上升到頂峰。你的松果體（會分泌褪黑激素）對自然光的明暗循環非常敏感。每天定時上床、在全黑的房間睡覺，並在白天接觸陽光或全光譜的光線，特別是一大早，你就會準時分泌褪黑激素並睡得很好。早晨的光線有助於讓褪黑激素分泌節律和明暗時間相互協調。我也建議你在睡前做腹式呼吸放鬆法來幫你放鬆。

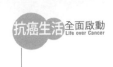
點心和飲料時間要適當。如果你需要吃宵夜，要吃得清淡一點以免攝取太多熱量。你的點心要有蛋白質和／或全穀類，其中含有色胺酸（一種胺基酸，用來合成有鎮定效果的神經化學物質血清素）。不要在睡前一小時吃東西，尤其是當你在夜裡會有胃灼熱或有胃食道逆流的情況。如果你在夜裡常起來上廁所，喝水或流體食物的時間盡量早一點，晚上八點之後就不再多喝。如果辛香料太重的食物讓你腸胃不舒服就得避免添加，尤其是晚上。

❖ 調整健身方法

研究者發現運動可以改善睡眠和晝夜節律，尤其是老年人。有人發現打太極拳和緩和的運動可以改善老人的睡眠，並讓你不會在傍晚想睡覺（這可能會把睡眠時間移到正常節律之外）。在午後到傍晚做有氧運動和肌力訓練（至少在睡前5到6小時），可以讓你的運動時間和晝夜節律同步。[31]另外，在晚上安排一點時間靜下來做冥想靜坐練習，如瑜伽。（在2004年發表於《癌症》期刊的研究，發現西藏瑜伽可以改善淋巴癌患者的睡眠品質。[32]）

不過，如果運動過度或過久，會讓你體力耗盡、肌肉變弱且皮質醇水準顯著上升。要做溫和適度的運動，如第7至9章的建議；你不需要運動過度以免造成體內系統的皮質醇過量。[33]

❖ 改善膳食攝取

避免攝取過量的動物性脂肪。高蛋白和低複合式碳水化合物的膳食（包括高動物性蛋白質的膳食）被認為和高皮質醇帶來的憂鬱症有關聯。[34]蛋白質的品質也有關係：酪蛋白（來自牛奶）會讓容易有壓力的人皮質醇升高，也增加憂鬱情緒；至於乳清蛋白就有相反的效果。以上是根據2000年的一個研究。[35]

注意碳水化合物的消耗。碳水化合物對血清素（一種和情緒改善有關的神經傳導物質）的合成非常重要，所以低碳水化合物的膳食會使你容易變得焦慮和憂鬱，因而提高皮質醇水準。所以要以複合式碳水化合物為主食。[36]

膳食對情緒健康的負面影響	
膳食	**身體的改變和影響**
低碳水化合物、高脂、高蛋白膳食	皮質醇增加，緊張和焦慮升高。
低碳水化合物、高蛋白膳食	大腦血清素過度下降、褪黑激素分泌太少，導致難以從有壓力的情況恢復過來、睡眠不好。
高脂膳食	增加紅血球凝結，降低氧的輸送而導致疲勞、昏睡以致情緒低落。
ω-6/ω-3比例高	降低細胞膜流動性而導致情緒低落。
飲食過量	褪黑激素不足導致睡眠不好。

　　確定有高比例的 ω-3/ω-6。因為飽和脂肪使細胞膜更為剛硬，而不飽和脂肪則使細胞膜更有彈性，含有較多不飽和脂肪的膳食能讓神經傳導物質更易於進出神經元。最不飽和的脂肪酸是 ω-3，它對大腦功能、情緒和壓力調適的效益最好[37]。ω-6/ω-3的比例過高，會增加憂鬱症的風險；根據許多研究，ω-3水準越低者，憂鬱的程度就越嚴重。[38] ω-3的補充對憂鬱症究竟扮演何種特定角色仍不清楚。

❖ 保健食品

　　有時候靠膳食、健身和心靈技巧仍無法完全矯正壓力化學和生理節律。除了系統性地在膳食中加入十二類有益健康的強力食物，或飲用綠色蔬果飲料、服用濃縮魚油保健食品，以及服用癌症專用的綜合維生素，我還鼓勵你使用複合式壓力荷爾蒙支持保健食品。支持保健食品應該含有微量營養素和植物萃取，並以低至中劑量服用，使正常的壓力荷爾蒙達到平衡。以下是有關複合式支持保健食品的一些建議：

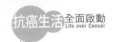

對複合式壓力荷爾蒙支持保健食品的建議	
營養食品和劑量	對壓力化學的影響
泛酸（維生素B₅）：5-20毫克	與皮質醇的分泌有密切關係。[39]
維生素C：500毫克	降低誘發壓力的皮質醇水準。[40]
中藥厚樸（*Magnolia officinalis*，厚樸樹皮）和黃檗（黃波羅）（我們鼓勵用標準化、有專利品牌的兩種植物萃取）：250-500毫克	使皮質醇水準正常化，改善DHEA水準，降低壓力誘發的症狀，包括焦慮、憂鬱、易怒和情緒不穩定。[41]
5-HTP（5烴色胺酸）：25-50毫克	在白天及活動期間，增加血清素水準，它在睡眠時負責代謝褪黑激素。[42]
西伯利亞人參（刺五加）：100-200毫克	改善身體對壓力的處理能力。[43]
茶胺酸（L-theanine）：50-100毫克	在幫你保持警戒狀態時能讓大腦化學平靜下來。[44]
紅景天：50-100毫克	增強對各種物理性、化學性和生物性壓力源的阻抗。[45]
鎂：300-350毫克	和肌肉放鬆及消除痛有關；也能增強身體對耐受運動的能力。[46]
合歡皮（*Cortex albizziae*，以5:1的濃度萃取）：500-1,000毫克	以「合歡」命名之傳統中藥，因為自古以來就用它來安神和鎮定情緒。[47]

　　盡可能找到含有多種，或至少含有一兩種上述藥草和植化素的複合式保健食品以支持壓力荷爾蒙。務必和你的整合醫療人員一起選擇藥劑和決定劑量，並讓你吃的藥丸數量減至最少。

醫療夥伴

　　一旦你建立了自我護理的基礎，下一步就是取得有關你的生理節律和壓

力荷爾蒙的資訊。實驗室檢測可以評估你壓力荷爾蒙失衡的初始水準，然後在你一啟動控制步驟時就開始監測那些水準。

◈ 測量壓力荷爾蒙和生理節律受損狀況

在布拉克中心，我們用一個壓力荷爾蒙檢測面板來幫我們判斷患者在哪些方面水準過高。利用持續的監測和重複評量，使我們能夠提供適當的保健食品和調整劑量（如果無法做實驗室檢測，請回到第13章並複習「判斷你的環境破壞因子」）。在壓力荷爾蒙和晝夜節律的檢測當中，你應該向你的醫療夥伴請教下列問題：

1. **體動記錄儀**。一種帶在手腕或手臂上的活動攜帶式監測器，用來測量休息和活動模式。體動記錄儀是用來評量壓力化學混亂最普遍的一種儀器。[48] 如果你在晚上11點到早上8點之間過度活躍，和在該清醒和活動的時候休息太久，那就是晝夜節律混亂的徵兆。精確找到哪一種荷爾蒙（皮質醇、褪黑激素或DHEA）混亂，你的醫療夥伴就可以判斷混亂的特徵模式，並推薦你該用哪些保健食品和採取哪種生活方式。

2. **測量皮質醇**。皮質醇水準可能是測量壓力最簡單的一個方法，只要做便宜又簡單的唾液檢測就能解決。皮質醇通常每天要量2到4次，以檢測它的分泌節律是否正常。早上的皮質醇水準正常範圍是13-23 nmol/L，晚上則是1-3 nmol/L。

3. **褪黑激素**。褪黑激素通常在早上8點（應為最低點）以及晚上9點（它應為最高點）測量。癌末患者量出來的結果可能剛好相反。壓力也一樣，可能改變褪黑激素的節律，酒精和香菸皆然。早上的讀數應該是1.1-3.2 pg/mL，晚上則是3.8-21.6 pg/mL。

4. **DHEA**。也是從唾液測量，當皮質醇水準升高時DHEA水準往往會降低。DHEA通常在早上量，健康的人早上的水準是14-277 pg/mL。DHEA對早晨皮質醇的正常比值介於35到435。

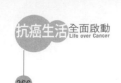

❖ 體內環境調節劑

要準確找哪一種出荷爾蒙系統混亂,你的醫療夥伴才能針對問題推薦保健食品和正確劑量、監測你的進展,並在你進入新的醫療階段和康復時幫你調整劑量。檢驗也要查出你是否落入最常見的三個混亂模式之一:

● **超適應**模式或高壓模式的特徵就是持久的高皮質醇水準,通常是對壓力事件高度敏感所造成的。結果導致正常在下午就會下降的皮質醇水準延遲下降。雖然一般都很短暫,這種模式可能導致正常的褪黑激素水準在晚上應該出現的尖峰變得較為平緩以及睡眠混亂,接著就變成顛倒的模式。

● **顛倒**模式,此種情況每天皮質醇和褪黑激素水準升降的時間會顛倒過來,其特徵就是皮質醇分泌過量,一直到晚上都維持在高水準,迫使褪黑激素水準的正常尖峰從晚上移到早上。高升的皮質醇可能讓你不覺得疲倦,即使你並沒有睡足 8 小時。兒茶酚胺激素分泌量也滯留在「高點」,DHEA 和褪黑激素水準則較為低平。

● **非適應**模式,此種情況荷爾蒙水準低且沒有晝夜節律,特徵就是皮質醇水準呈扁平狀,不是處在高位就是最低水準,同時褪黑激素的扁平狀水準則處於在低位。這些荷爾蒙的正常升降已經停止。結果總是精疲力盡、沒有力氣以及衰弱。DHEA 水準通常都很低。

適應不良模式	可考慮服用
超適應	西伯利亞人參、抗壞血酸鈉(維生素 C)、泛酸(維生素 B$_5$)、茶胺酸、紅景天萃取
顛倒	磷脂絲胺酸(Phosphatidylserine)[49]、茶胺酸、褪黑激素(睡覺時間服用,劑量視實驗檢測結果而定)[50]
非適應	人參、泛酸(維生素 B$_5$)、甘草、地黃、柴胡、印度人參(ashwagandha)、DHEA

如果檢測顯示你有超適應模式的壓力荷爾蒙活性，首先要做的就是能讓皮質醇降低的事，例如社會支持、壓力管理、音樂療法和按摩。[51,52] 茶胺酸和有鎮定作用的藥草如纈草、啤酒花（hops）、薰衣草、檸檬香油、洋甘菊和西番蓮（passionflower）都可能有幫助（這些藥草能以不同形式使用，包括膠囊、液體和標準化萃取，包裝上附有適當劑量）。[53]

如果檢測顯示你有顛倒模式的壓力荷爾蒙活性，我建議你盡量少吃動物性蛋白質以免皮質醇升高。想要讓褪黑激素正常化，務必在上面說的時間運動，並在一大早接觸到太陽光或全光譜的光線。可在離你數公尺處放一個全光譜的光箱，每天早晨照30分鐘也有幫助。

如果檢測顯示你有非適應模式的壓力荷爾蒙活性，你可能因精疲力盡而苦不堪言，此時你優先要做的就是真正能讓體力恢復的休息。[54] 讓上述所有的睡眠策略付諸實行。如果那些都沒有幫助，可嘗試以正念冥想為基礎的計畫（參見 www.lifeovercancer.com）。也可以請你的醫療夥伴幫你推薦生物回饋或催眠療法，或把你轉介到睡眠診所。[55] 為了解決身體和心理緊張的問題，可選擇能讓你鎮定下來的運動，例如瑜伽、太極拳或氣功。繼續不吃紅肉、脂肪性食物、精緻碳水化合物、咖啡因和酒精。

晝夜節律的重要性不止於此。誠如上述，癌症治療前途最看好的就是發現在特定時間施打化療藥劑，如此會有最佳藥效和排毒作用，這種方法叫做時辰化療。此外，有些研究顯示在與生物性週期的相互協調下，選擇適當時間做放療和動手術，可能讓效果增強，並對存活機會有顯著改進。

❖ 藥物治療

在抗癌生活心靈計畫的減壓療法和本章概要介紹的自然療法之間，你不需要藥物治療就有很多方法可以控制和處理壓力。但有時這些療法還是不夠。我有患者因為心理不穩定而強烈抗拒使用任何藥物控制壓力或憂鬱問題。喜歡自然療法的人普遍對藥物有這種感覺，但可能因而受到不必要的情緒煎熬，結果造成壓力荷爾蒙升高。如果你試圖用自然方法解決壓力和情緒

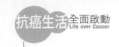

困擾但卻不能完全得到紓解，請不要猶豫，去找你的醫師嘗試西醫療法。而且，要記住，為了徹底瞭解自然保健食品的最佳利用方式，我們還需要做更多的研究。

興奮劑、鎮定劑甚至刺激性藥物都能幫助各種狀況的癌症患者。你的醫師需要和你一起判斷哪種藥對你有幫助，以及哪些藥和你正在使用的化療藥劑會不會有交互作用。鎮定劑會強化配合化療而服用的某些藥物之鎮定作用。你的醫療團隊也許會警覺到這些可能性，但你也要確定他們有你服用藥物的完整清單。例如，金絲桃和傳統的抗憂鬱藥物會有不良的交互作用。

蘭妮：克服皮質醇和失眠

蘭妮，她是家庭主婦和乳癌患者，和失眠、倦怠以及憂鬱症奮鬥多年。她在1986年確診罹癌，就做了切除手術。十三年後，另一個腫瘤出現在沒有手術的那個乳房。蘭妮在1999年到布拉克中心找我看病。她抱怨胸部和肋骨疼痛；骨骼掃描顯示在脊柱出現一個可疑的點。蘭妮做了四個週期的癌德星和阿黴素注射劑（轉移性乳癌的標準化療藥劑）而使腫瘤縮小至可掌握之大小，接著又做了四個週期的紫杉醇以便殺死殘餘的癌細胞。她也做了放療。她的醫療耐受度極佳，數個月之後的骨骼掃描顯示沒有任何疾病跡象。

在治療期間，蘭妮開始執行抗癌生活核心膳食和保健食品方案。她已經服用褪黑激素，但還是徹夜難眠，我建議提高劑量，睡覺前服用12-15毫克。即使那樣也只有一點幫助，所以蘭妮開始服用有處方的抗憂鬱藥（興奮劑）和安眠藥。她的睡眠問題仍然持續，甚至更嚴重。我幫她預約去做全套的實驗室檢測。

結果讓人大開眼界。她早晨的褪黑激素異常高而皮質醇則非常低，和健康者剛好相反。而晚上的褪黑激素水準低但皮質醇則高，有必要開失眠處方箋。蘭妮的壓力荷爾蒙節律和正常人完全相反。

此時，我建議蘭妮停止服用褪黑激素，因為它顯然沒用，而開始執行完

全的整合計畫，讓壓力荷爾蒙恢復平衡。我覺得最重要的就是她必須堅持我在抗癌生活談到的規律性健身計畫（第8章）。這包含一大早曬太陽以關掉早晨她體內褪黑激素的異常分泌，以及晨間輕快健走以幫她重新設定生理時鐘。她繼續服用安眠藥。四個月後，蘭妮的早晚褪黑激素和皮質醇水準都回到正常。事實上，她的皮質醇水準落在正常範圍的低點，顯示她控制壓力和壓力荷爾蒙的能力還有改善空間。她也不再服用褪黑激素而只偶而服用少量的安眠藥。蘭妮的失眠和倦怠大為改善，走筆至此她仍然健康無癌。

第三領域

增加治療效果

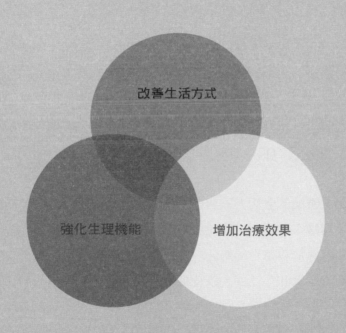

改善生活方式

強化生理機能　　增加治療效果

20 癌症治療三部曲：打擊的關鍵部位、時間和方法

前面介紹的內容（膳食、健身和心靈方案對癌症的影響會幫你抗癌，但有些特定步驟讓你的生化環境無法抑制惡性腫瘤）都很重要，也幾乎都不能百分之百消除癌症，雖然我多麼希望它不是那樣。就像你已經注意到的，那些建議都是假設你正計畫或已經做完手術、放療或化療以消除或縮小腫瘤。如果你在這些治療之前或治療期間讀這本書，那現在這一個部分就是你的開頭。

經過第一領域的生活方式調查（你吃些什麼以及你怎麼照顧自己）及第二領域的生理檢視（矯正可能促癌的生化系統受損）來寫下你的自傳之後，第三領域將聚焦於攻擊你的病灶──既存的可偵測腫瘤。目標是戰勝你的疾病、改善醫療反應和存活率，以及讓所有醫療盡可能不會有讓你元氣大傷的副作用。除了讓你的生活品質以及醫療的耐受度和反應有所改善，抗癌生活策略將會幫你改變可能形成惡性腫瘤的環境，並設法控制任何殘留癌細胞的生長。

就像我致力於研究膳食、生活方式、精神醫學和自然醫學的效益一樣，我也同樣用心於確定癌症患者可以得到腫瘤醫學最頂尖的抗腫瘤療法。你需要這些介入措施來幫你消除可見和不可見的癌細胞。這會發生在三個護理階段，首先是圍繞在手術、放療、化療和分子標靶治療而建立的攻擊階段。然後是遏止或生長控制階段，目的在於穩定或限制癌細胞生長，尤其是任何殘

留的腫瘤細胞。最後，當你獲得完全緩解，緩解維護階段就是要降低復發風險，主要是靠各種整合性癌症醫療來強化你的自然抵抗力（如你尚未獲得完全緩解，這些步驟也可能讓你生病，第28章對此會有更多討論）。也許還有第四階段——危機階段，當你在醫療急診或精神受挫之時，這個階段可能臨時發生。這點會在第21章討論。在第27章我會談到當疾病或先前的醫療讓你精力耗盡而無法實行醫師建議你做的下一個醫療計畫時，你該怎辦？

最有效的系統性疾病控制方法就是同時攻擊疾病最脆弱的每一個點。如果系統失控，讓癌細胞掌握到主控權而無法抑制它的生長，那癌症可能又再度復發，而且抗性比原先更強。這種事發生曾在一名患者身上，他確診罹患腎臟癌之後才來找我，當時他的外科醫師已經用一種最新技術——射頻燒灼術（radiofrequency ablation，會在第25章討論）——切除他的腫瘤。接下來，他的醫師說出了最美妙的話：「你沒有癌症了！」後來，他又確診有轉移性腎臟癌，且癌細胞已經擴散到肺部。你可以想像當時他是多麼震驚！醫師的熱情讓他完全沒有癌症復發的心理準備。這名患者覺得自己已經失去許多寶貴的時間；他已經將癌細胞拋諸腦後，所以不曾正視更進一步的醫療選擇。最讓他在意的就是自己從未試圖降低癌症復發的風險。

那就是為什麼布拉克中心的同仁總是勸患者一定要有後續計畫及緩解維護計畫以降低復發風險，即使手術、放療及化療都很成功。在我相信樂觀對心理和身體都有正面效果的同時，我也不會讓樂觀阻止我做必要的準備。我不要你撤退自己的守衛。即使主流腫瘤醫學非常擅長降低可見腫瘤的增長，但那只是戰場上的部分敵軍。在手術、放療及化療之後，癌細胞很少完全消失，因為惡性腫瘤細胞通常都有漏網之魚。我認為要告訴患者「沒有癌症」只能在他們做完所有的醫療護理而且可以斷定他們已經完全康復的時候。

這並不是說你聽到緩解消息時不應該太放鬆或太高興。你當然可以！但你也需要利用這個階段立即做後續治療，當看得見的癌細胞清除之後，就要開始針對任何殘留的不可見癌細胞進行掃蕩計畫，以降低你可能再見腫瘤的機會。

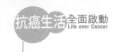
就像現在的心臟外科醫師，在做完心導管手術送走患者離開之前，一定會教他們注意膳食和運動。所以醫師在你做完癌症醫療送你出院之時，也不應該沒有任何交代，而必須讓你做點計畫，使你可以繼續留在緩解期。

腫瘤成長圖：腫瘤生命週期動態

腫瘤治療的三個階段顯示如下。

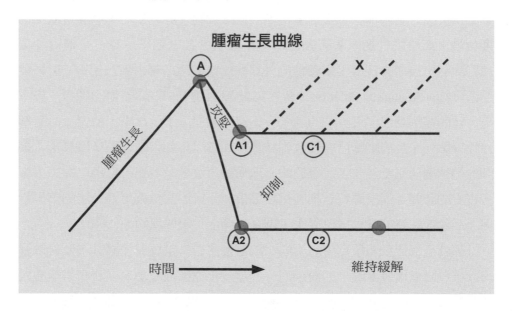

大多數癌症都是在生長曲線頂部（標示A處）或接近頂部的時候被診斷出來的，到達這一點時腫瘤已經成長和活躍相當長的時間。這個時候就是醫療攻擊階段，也是你的醫師實施各種西醫療法，諸如手術、放療、化療和分子標靶等治療以縮小或消除腫瘤的階段。被稱為細胞減積手術（cytoreduction）的步驟是想要消滅看得見的腫瘤和顯微的個別惡性腫瘤細胞。那就是生長曲線比較陡的下滑線。有效的攻擊會帶來部分緩解（圖上標示A1處）或完全緩解（圖上標示A2處）。部分緩解的情況就是X光或磁振造影（MRI）仍看得到有癌細胞的跡象。完全緩解就沒有可見癌細胞，雖然

身體可能還有殘留的不可見癌細胞。

只要任何殘留的癌細胞仍占多數（不管你有沒有看見），你可以利用能控制癌細胞生長的醫療來幫自己保持在沒有臨床疾病的狀態。這個抑制階段以上圖的扁平線 C1 或 C2 呈現。雖然可見癌細胞可能存在（C1）或殘留癌細胞可能還存在（C2），還是可以利用一些策略幫忙抑制癌細胞進一步生長，或不讓漏掉的殘留癌細胞滋生。在抑制階段要專注的事就是充分應用自然及西醫療法去抑制和控制這些癌細胞的生長，而讓你持續留在存活的那一邊。

對於那些已經完全緩解的人，要恭喜你！你將步入 C2 路徑，利用抑制階段的策略來鞏固你的成果，並使任何殘留癌細胞不再滋生。不過，要提醒一句：還是有例外，即使是完全緩解也很少和「根治」同義。回到你舊有的生活方式（可能就是這樣才會罹癌），可能會讓癌症復發。停在路徑 C2 差不多一年（正確時間視個人情況而定），你就可以從抑制階段轉換到維持緩解期，這時需要用到的策略和癌症預防相近。對於部分緩解的人，我的目標就是要讓你繼續留在路徑 C1，並希望你能邁向完全緩解，也許就在我們的復原計畫使你能夠回到細胞縮減療法的時候，或是當有新的西醫療法可用的時候。

就像發生在我的轉移性腎臟癌患者的不幸事件一樣，看似成功的攻擊階段可能不是永久的痊癒，有這個認知是非常重要的。消除原發性腫瘤對流浪的惡性腫瘤或微轉移（可能脫逃的癌細胞並已經落腳在原始腫瘤附近、附近的淋巴結或遠端器官）也許並沒有太大影響。這些細胞不會屈服於化療或放療，通常是因為它們的基因已經徹底改頭換面而能夠抵抗醫療，因此它們更加惡毒，且比原始腫瘤更難以征服。這些叛變的細胞可能在數個月或數年之後再度張牙舞爪，如在圖框右上角標示 X 處。雖然圖上只顯示部分緩解之後癌細胞數量還有可能增加，同樣狀況也可能發生在完全緩解一年之後。

我們無法確知道殘留的癌細胞是否會安靜待在體內直到患者老死或很快就再度捲土重來。那就是為何我認為要打安全牌，必須合併使用西醫的腫瘤醫療、護理的創新方法、實驗性療法（包括免疫療法和基因療法）、仿單標

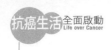

示外使用藥物、保健食品、標靶療法和生活方式及心靈方法來持續監視殘留的癌細胞。

攻擊

攻擊的目標，或細胞減積手術，就是要讓腫瘤縮小，並讓腫瘤生長曲線趨於平緩且毒素最少。我們的目標就是盡最大可能將可見癌細胞消除殆盡。從整合性腫瘤學的觀點，這就是西醫療法和自然療法可以合作增效而形成一股衝力的時候。這些自然療法，包括保健食品及營養補充劑，在使西醫療法更安全且較少癌細胞遺漏的同時，還能強化醫療的威力，因而使你耐受更多毒性藥物且比較沒有副作用。當患者無法耐受化療藥物的毒性時，醫師往往會停止用藥或減少劑量，這意味著腫瘤縮減較不顯著或被殺死的癌細胞沒那麼多。因此加了保健食品及營養補充劑之後，可使你體內的醫療毒素減少，並能改善腫瘤的反應及總生存期。當副作用減輕，你就可以做完全部療程，因而進入緩解期的機會也會增加。混合使用主流和輔助療法可以得到我在第一章描述的那些結果：我們的轉移性乳癌和攝護腺癌患者，像其他患者使用同樣的放療、荷爾蒙和化療藥劑，但其存活期的中位數通常都超過兩倍。[1]我們的結果顯示三十八個月的存活，比其他乳癌患者多了十八個月；以及六十個月的存活期中位數，比其他攝護腺癌患者研究多了三十個月。（要知道有些新藥被核可也僅是基於它們可以延長存活期兩到三個月。）

攻擊階段需要你和支持你的醫療團隊密切合作才能實現。在這個時候你和主治醫師的關係極其重要，要確定他就是讓你覺得有信心和自在的醫師。

抑制

抑制階段的目標就是讓腫瘤生長曲線盡量維持平緩，且時間越長越好。無論你體內有沒有可見的癌細胞，抑制和控制癌細胞生長都可以幫你掌握到

攻擊階段的成果。這個時候要特別積極利用膳食、營養療法和其他整合療法，我看過這些策略奏效，甚至虛弱過度而無法耐受西醫療法的患者都有成功的案例：透過積極的復原計畫，我們能夠讓患者變得夠強健而可以回來接受治療。這些策略也能幫助那些抗拒西醫療法的癌症患者：透過實驗性及仿單標示外使用的藥劑、積極的營養療法及天然藥物，我們幫助許多患者成功抑制癌細胞而能與癌症共存多年，就像對付慢性疾病一樣。

維持緩解

如果你獲得完全緩解，值得慶祝！但不要以為自己已經走出森林。因為遊手好閒而頑強的癌細胞經常逗留在患者體內，你需要一個長期計畫來對抗任何漏網之魚再度成長。你的緩解期越長，如果它真的復發，你再度擊退它的機會就越大。如果沒其他事發生，你緩解的時間越長，有突破性的新藥物就越多，必要時即可派上用場。那就是為什麼，和只專注於縮減腫瘤不一樣的是，我也鼓勵你持續監視在你體內流浪的癌細胞。遵循緩解維持計畫可以讓你獲得更多籌碼，並減少對癌細胞可能還殘留體內的憂心。

道格：生命的大轉變

我知道當壓力高到極點時，整合療法可以做的事還很多。不幸的是，因為永遠都沒有真正的痊癒，我們只好根據癌症的狀況來面對它。這種老謀深算、多面向的對手需要同樣老謀深算、面面俱到的療癒模式。你對癌症的反擊必須是徹底和終生的持久戰。

在1995年9月，剛結婚滿三週，29歲的道格突然被一個可怕的消息重擊——他有腦瘤，而且可能只有六個月可活。但是他和他的妻子都有樂觀進取的精神而能和我們中心的同仁一起走過令人精疲力盡的醫療之路。在他生病初期，在一次例行性的複診，我對道格表示他有必要在往後的生活方式上做

永久性的調整。在那一刻，道格看著我的臉，鼻對鼻，開始咆哮並哭喊著：
「我要回到過去的生活！」

「我知道你要！」我如此回應。

那使他更加大聲尖叫：「我不認為你瞭解──我要回到我的生活！」

我很平靜而肯定地告訴他，不論他是否能夠戰勝病魔，他永遠不可能回
到和過去一樣的生活，但可能會有一個全新的生活。

道格說當時自己彷彿突然被千斤重物擊中：他和他的妻子已經把這個嚴
酷考驗當做接受奧運訓練，覺得一旦得勝進入緩解，就像金牌在握一樣，事
情就會結束。然後彼此互看一眼，立刻知道他們的生活再也不可能回到從
前。現在的生活就是不一樣，而努力牽制癌症則是一輩子的功課。當我走筆
至此，道格仍然健康地活著，而且維持在無癌的生活已經是確診罹癌之後的
第十四個年頭了。

把圖拼起來：復原時間表

第三大領域的內容包括你在治療和復原的哪一個階段，或是我所稱的治
療時間表。這個時間軸反映腫瘤的生長曲線。依我的經驗，最成功的治療不
論你是否處於攻擊、生長抑制或復原的維持緩解階段都能符合。使用本章最
有效的方法，就是利用下表找出你在復原時間表的所在位置，然後先翻到相
關的那一章。

例如，如果你只是在手術之後翻閱本書，那就不必急著看第22章，因
為那一章是關於手術的準備及其直接後果。請務必記得維護健康的膳食、健
身和心靈平衡的重要性（如第4到12章的描述），以及讓內在化學環境盡可
能維持在對癌細胞不利的情況（如第13到19章的描述）：你不會想要讓醫
療對癌細胞的攻擊因不良生化環境（從發炎因子到血糖）促發腫瘤生長而慘
遭顛覆。一旦生化環境維持在不利於癌細胞的情況而幫你贏得更長的存活期
之時，你就該直接瞄準你的腫瘤（如接下來幾章的描述）而發動攻勢。

康復時間表			
臨床狀況	目標	治療和康復階段	起點
急診醫療		危險期	第21章
進行手術	準備動手術；重建和術後恢復	攻擊	第22章
進行化療	改善醫療之耐受度；重建和化療後之恢復	攻擊	第23章
進行化療	增進腫瘤縮小效率	攻擊	第24章
進行放療	增進腫瘤和細胞縮小效率；改善醫療之耐受性；放療後之恢復	攻擊	第25章
治療期間或治療後有副作用或併發症出現	利用天然藥物和策略控制症狀	攻擊、抑制	第23,25, 26章
做完西醫療法的第一年	遏止腫瘤和殘留細胞再生長	抑制	第26章
仍有可見癌細胞但無法耐受更多西醫療法	儲存力量以耐受進一步醫療（復原）	抑制	第27章
雖想繼續治療但西醫已無技可施	尋找實驗性及仿單標示外使用藥劑和其他另類療法以抑制癌症，並視之為慢性病而與之共存，以及等待突破性新藥（竭盡所能計畫）	抑制	第28章
做完西醫療法後一年或更久；沒有可見癌細胞殘留	提供一個修護和排毒計畫，幫助患者從醫療恢復過來，並降低癌症復發風險（修護和排毒計畫）	維持緩解	第29章

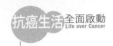

21 危險期：該打電話給醫師和掛急診的時候

　　我們同仁最感傷的事就是看到自己照顧的患者已經做完一切能抗癌的事情，而威脅患者的竟然都不是癌症。就像之前我提過的，癌症患者的死因通常不是癌症，而是癌症和治療癌症的後遺症──惡病質、肺炎、敗血症、血栓症及器官衰竭。基於這個理由，某些緊急狀況比其他每一件事，甚至比反擊癌症或維持緩解的持續性治療還要緊急而得優先處理。在第326頁提到香儂的血栓就是這種需要馬上做適當醫療才能化險為夷的危機。

　　罹癌期間有兩個類型的危機：心理和醫療。心理的危機，或臨界壓力，可能在任何時間升高，但最可能的是最初確診罹癌的震驚、生氣或憂鬱，或在後期當你正要面對新的檢查結果或預後頓挫之際。面對死亡關頭可能刺激出精神危機，我在第12章討論過心理和精神危機。醫療危機則來自疾病和醫療之後引起的嚴重併發症。

　　通常危機迫近之前都有警示訊號。一旦罹癌，有些過去留下來的症狀還沒醫好的必須立即醫治以免病情擴大。例如，發高燒可能是敗血症的反應，體重減輕可能導致明顯而快速的消瘦，而呼吸短促可能顯示有血栓跑到肺部。多注意這些警示訊號就可以避免發生危及性命的事件。

　　我在下面列了一些最常見的危險狀況。這些狀況不只發生在癌末階段；有的可能發生在確診罹癌的時候，它們甚至可能是致病原因。例如，因腸道沾黏而需緊急動手術，顯示可能罹患結腸直腸癌。如果你有下列任何症狀，

千萬不要嘗試用抗癌生活膳食或生活介入措施或用保健食品去控制它們，也不要猶豫或覺得不好意思和你的醫師聯絡或掛急診。你的醫師應該知道這些症狀，而且越早讓醫師知道越好。

對癌症患者的緊急醫療

❖ 症狀：發燒到攝氏38度（華氏101度）以上，或發燒加畏寒

可能病因：感染，特別是你正在做化療期間。

該做什麼：如高燒在攝氏38.3-39.4度（華氏101 103度）之間或更高，持續一天以上就得看醫師，尤其是發生在化療之後（發燒時要喝流質食物並多喝水）。如超過攝氏39.4度（華氏103度），請趕快到附近醫院就醫。

❖ 症狀：呼吸短促，並帶有高燒或持續發燒，加上咳嗽並有黃綠色的痰

可能病因：肺炎；肺腫瘤可能堵住氣管，使肺被封鎖的部位受到傳染。

該做什麼：去看醫師。不要等到呼吸困難無法說話或嘴唇發青，如果那樣就得立刻掛急診。

❖ 症狀：明顯呼吸短促，持續咳嗽；肋邊疼痛且吸氣時更加疼痛

可能病因：肋膜積水（肺周遭的胸腔積水）。

該做什麼：立刻去看醫師（或打電話），除非你已經看過醫師，並確定是肋膜積水引起的且已經治療。不要等到呼吸困難無法說話或嘴唇發青，如果那樣就得立刻掛急診。

❖ 症狀：腿痛，受感染部位發熱發紅、腫脹或積水

可能病因：深靜脈栓塞。

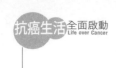

該做什麼：打電話給醫師或去掛急診。

❖ 症狀：突然呼吸短促或休息時有其他呼吸異常狀況；胸痛、腿痛（可能會腫脹、咳嗽或咳血）、心跳不規則或心跳咚咚響

可能病因：肺栓塞。

該做什麼：打電話給醫師並去掛急診。

❖ 症狀：體重快速下降（一週減輕1公斤以上或一個月減輕2公斤以上），通常連帶胃口不好和嚴重虛弱

可能病因：惡病質，因癌症引起慢性炎症和營養失衡（居次）；治療引起的厭食。

該做什麼：找專家幫忙並積極進行營養和藥理介入措施：服用高劑量魚油和其他可消炎的東西；大量增加熱量和蛋白質攝取；美可治（審訂註：一種荷爾蒙口服用藥，可促進食慾）、四氫大麻酚（含高濃縮魚油）和氧甲氫龍（審訂註：一種類固醇）；阻力訓練運動。

❖ 症狀：背部疼痛接著身體衰弱或失去知覺

可能病因：腫瘤壓迫到脊髓。

該做什麼：打電話給醫師。

❖ 症狀：咳血

可能病因：血栓、感染或腫瘤。

該做什麼：如大量失血則趕快去掛急診。否則，打電話給醫師。

❖ 症狀：嘔吐物看起來像咖啡渣

可能病因：胃、食道或十二指腸出血。

該做什麼：打電話給醫師並去掛急診。如感覺頭昏或暈眩，立刻進急診

室。

❖ 症狀：大便呈深綠色、柏油狀或黑色

可能病因：結腸出血。

該做什麼：打電話給醫師或去掛急診。如覺得頭暈或無力，立刻進急診室。

❖ 症狀：皮膚有大塊瘀傷或紫斑

可能病因：皮內出血可能是因為血小板計數低，尤其是化療之後或骨髓含太多毒素。

該做什麼：打電話給醫師。如覺得頭暈或無力，立刻進急診室。

❖ 症狀：鼻子或嘴巴出血

可能病因：可能是因為血小板計數低，尤其是化療之後或骨髓含過多毒性物質。

該做什麼：打電話給醫師。如覺得頭暈或無力，立刻進急診室。

❖ 症狀：無法排尿或排尿極度困難，也可能伴隨無法走路

可能病因：脊髓、腎臟或骨盆的突發問題。

該做什麼：打電話給醫師。如果你有腿部或臀部麻痺及虛弱的情況，立刻進急診室。

❖ 症狀：臉部、手臂及胸部突然腫脹

可能病因：縱膈腔（mediastinum，位於上胸腔）的問題導致大靜脈阻塞。

該做什麼：聯絡醫師。如果同時有呼吸短促的問題，就馬上進急診室，除非醫師很清楚你的狀況而你也能馬上聯絡上他。

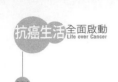

◈ **症狀：突然發作的胸痛，特別是有呼吸困難、運動耐力降低、眩暈或輕微頭痛**

可能病因：可能是心包膜出現惡性腫瘤或是心包膜滲出液。

該做什麼：立刻進急診室。

◈ **症狀：嚴重、持續數小時的腹痛；便秘或無法排氣超過三天**

可能病因：可能是腫瘤引起的腸阻塞。

該做什麼：如果越來越嚴重，就打電話給醫師。如果無法聯絡上醫師，就去急診室。

◈ **症狀：持續嘔吐或腹瀉造成脫水（明顯的肌肉無力或倦怠，排尿減少或尿液顏色變深，雙眼凹陷，嘴巴乾黏，皮膚失去彈性）**

可能病因：化療的副作用，腸阻塞或血鈣過高。

該做什麼：打電話給醫師。如果嘔吐及腹瀉的情況持續，無法攝取水分超過24小時，聯絡你的醫療團隊或去急診室。

◈ **症狀：出現新的疼痛範圍、疼痛持續無法減輕或疼痛強度改變**

可能病因：腫瘤惡化或復發。

該做什麼：打電話給醫師。

◈ **症狀：單側麻痺**

可能病因：中風或腫瘤影響到中樞神經系統。

該做什麼：打電話給醫師。

◈ **症狀：混亂、搖搖晃晃、喪失方向感、走路困難**

可能病因：轉移性腦癌。

該做什麼：打電話給醫師。

❖ 症狀：癲癇

可能病因：腦部出問題或血液離子的問題。

該做什麼：如果這是你的第一次癲癇，打電話給醫師並去掛急診。如果癲癇是單純抽搐，而你正在做抗抽搐的藥物治療，就等它復原。如再度癲癇發作，則打電話給醫師並去掛急診。

❖ 症狀：突然不省人事

可能病因：腦部或中樞神經系統出問題；過度服用止痛藥；血液中含鈣過多；體液容量明顯改變（脫水）。

該做什麼：立刻進急診室。

危機到來之前經常會有一些警示訊號。當你罹癌時，如有過去留下的一些症狀應該立即處理以免病情擴大。例如高燒可能是敗血症的反應，體重減輕可能變成明顯而快速的消瘦，以及呼吸急促可能有血栓跑到肺部。要注意這些警訊才可能避免發生致命危機。

有這些症狀也不必然都是這麼嚴重，但寧可謹慎面對這些副作用也不要錯失避免或控制危機的機會。到急診室前應該先把你服用的所有藥物和保健食品清單及劑量都備妥並交給醫師或相關醫療人員。理想上，當你開始再度服用藥劑或保健食品時，他們就能預做準備並做必要的調整。

危機期間，你可能需要暫時停止服用整合醫療方案的特定藥物或保健食品。例如，如果你突然出血或嚴重的血小板增多，可能必須停止服用稀釋血液的藥劑。危機處理通常都是短時間；一旦問題沒了或情況穩定下來應該就可以回到先前的醫療。如果你必須停止第一或第二領域任何面向的計畫，例如透過運動或中藥稀釋血液或消炎，這應該就是重新開始再做的時候。此種危機之後，重新評估自己的體內環境有哪些面向需特別注意。例如，如果你

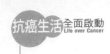

有血栓症，請回到第17章有關血栓的部分。如果你有嚴重感染，就要回到第16章有關免疫系統的部分，並趕緊努力強化你的免疫防禦工事。如果你有疼痛危機，請回到第15章有關克服炎症的部分。改善你的體內生化環境以降低未來的危機風險，並讓你更能面對有性命危險的併發症。預防絕對勝於治療！

22 手術支持計畫

在癌症療程的除癌階段即以消除更多癌細胞為目標；這是主流腫瘤醫學的重心，稱為減瘤或減積（debulking）。如果技術上無法將腫瘤全部去除，其目標就是盡力而為去消除有辦法除掉的腫瘤；達到這樣的結果就是「最佳減瘤」。有時手術確實能切除所有肉眼可見和不可見（顯微型）的癌細胞；但有時候，即使是最佳減瘤也可能有漏「癌」之虞。因此醫師會建議做過切除手術的病患再接受放射性治療或化療。這些術後的醫療作為稱為「輔助性療法」，目的就是制伏可見及不可見的腫瘤細胞使癌症不至於復發或轉移。

有效的細胞減積手術是絕對的關鍵。不幸的是，有些另類醫療排斥這些主流療法。我們曾經非常難過地看到一些堅決不接受手術、化療或放射性治療的患者到本中心來要求用藥許可。例如，曾經有兩名其他醫療單位的女性乳癌患者來找我，當時她們只接受食療而拒絕任何西醫主流療法。這兩個病例都有腫瘤大到撐破表皮且癌細胞大量擴散和轉移的現象。可悲的是，病情已如此嚴重，她們仍不願意接受適當的治療。

不過也有結局較好的故事。另有一名女性患者，她的乳房腫瘤有15公分大，來找我之前拒絕過六位腫瘤外科醫師的切除建議。當然我也認為她需要動手術，不過初次見面我刻意避而不提，只向她解釋某些輔助療法雖然值得嘗試，但我非常懷疑單純採用那些療法能讓如此大的腫瘤變小，更遑論消除癌細胞！經過四週的會診之後，我覺得自己已經獲得她的信賴，此時有必要讓她知道我所擔心的腫瘤破裂很可能就要發生並將導致癌細胞轉移。我向她解釋手術為何可以解決這個問題，並向她保證整合療法可以幫助她抗癌、

減低副作用甚至增進療效。經數次好言相勸，她終於同意動手術，結果也相當成功。只是日後的掃描結果證實了我先前的預感，她的癌細胞已經轉移到肺部。經過認真的討論之後，她同意接受化療，同時也積極接受整合醫療。安然度過這個療程之後，她過了六年的緩解期，最後終因癌症復發而不幸身亡。在確診有肺部轉移之時，她仍然一再拒絕任何新的西醫療法；不過，她存活的時間已經比典型的乳癌轉移患者長達3倍。

過去，互補性療法（以此區分另類或替代療法）把癌細胞切除留給外科醫師或腫瘤科醫師，而專注於激發病患身體對癌細胞的自然防衛能力及患者的健康維護。不久之後的今天，採用整合性方法來治療癌症（就像布拉克中心的做法）徹底消除了人們對互補性療法與西醫療法的錯誤區分，其實須分辨的只有優良或錯誤的醫術。在攻擊癌細胞的階段採取整合療法比單純用西醫療法更有效、更持久且更溫和。怎麼做呢？二者相輔相成不但可強化主流西醫療法除癌的威力，同時也可以對正常細胞加上一層保護膜。如此醫師就可以在癌細胞持續萎縮過程降低它的副作用。

對大多數患者而言，手術切除是首要療法。有些早期的癌症，包括子宮頸癌、乳癌、攝護腺癌、結腸癌及肺癌等，手術切除都可以治好。雖然沒有多少醫師論及，其實從營養、情緒和體能等方面都有方法可以改善治療結果並縮短康復時間。做過多次手術（如有癌細胞轉移須手術移除）的患者特別有此需要。而且，就像我接著要討論的，手術的好處其實不只是可以切除腫瘤。我首先要談的是手術前你可以採取的所有步驟，接著就是為了減少併發症及早日康復，在手術後你可以做的事。

手術前須擬定策略

◈ 腫瘤組織銀行

手術前你要考慮的第一件事，就是要不要對腫瘤組織取樣並保存。這樣做有三個理由，那就是可用腫瘤組織測試哪一種化療藥物對它最有殺傷力，

可以測試哪一種分子靶標是它的罩門，以及保存它就可以利用自體腫瘤幹細胞培育癌症疫苗。某些癌症的組織取樣屬於例行作業之一。例如所有的外科醫師都會對乳房腫瘤細胞取樣，把它送到病理實驗室檢測標準標記，例如雌激素受體。這個測試使他們可以判斷該腫瘤是否為雌激素敏感；如果是的話，就該用抑制雌激素的藥物，如他泰莫西芬錠或芳香環轉化酶抑制劑；也可以判斷是否為HER2/neu分子繁衍出來的腫瘤，此種情況的最佳處理方式就是採用賀癌平分子標靶治療。

我相信有關腫瘤細胞的資料很有用，且越多越好，因此我經常建議病患要求他們的外科醫師，在手術或切片檢驗時順便採新鮮樣品（須事先計畫才能以適當方法取樣，特別是作為化療測試或培育自體腫瘤幹細胞癌症疫苗之樣本）。如果你是在一個設施完備的癌症中心接受治療，你很有機會用它的實驗室檢測到和你的癌症同型的分子標記；如果你的治療單位沒辦法做，就得要求到其他實驗室去做。

化療測試需要新鮮組織。在第24章我會談到藥敏（化療藥物敏感性）測試的基本原理，或判斷何種化療藥劑最為有效。不過你得在手術前先決定是否取樣測試，以事先做適當的取樣安排。到目前為止，藥敏測試還不屬於例行作業，且通常都需要用到新鮮組織。當你因癌細胞復發而須手術時，或在化療前決定選擇藥劑時，需知道何者最能殺死你那一型的癌細胞，我發現藥敏測試特別有幫助。初始治療的化療方案通常比較能廣為接受，雖然藥敏測試在此時也一樣很有幫助。如同我說過的，保險合約總是不太願意將這個步驟納入給付範圍，不過這種情形已經開始改變。此外，根據腫瘤細胞的21種基因標記已經可以為初期乳癌進行測試，以預測化療的潛在效益；有很多保險公司已將此納入保險範圍。[1]

為了保存藥敏測試用的腫瘤組織，藥敏測試實驗室須寄給你或你的外科醫師一套腫瘤保存器材，在手術後必須連同新鮮組織迅速送回實驗室。只有少數幾間實驗室有設施可處理這種測試。對此你可上本中心網站（www.lifeovercancer.com）查詢最新資料。你的外科或腫瘤科醫師對某些藥敏測試

的參考價值也許有所懷疑，可能是因為早期有些報告顯示此種測試的臨床效益不高。不過並非所有的腫瘤組織報告都有同樣的結論。在你決定用哪一種測試之前，必須有深入的調查。我會查看有關細胞凋亡而非細胞增殖的報告。其他新的報告也給予相當肯定。[2] 本中心網站對此有更詳細的解釋。

分子標靶測試樣本。這是一個發展非常快速的領域。在你與外科醫師預約標靶治療之前，你需要和腫瘤科醫師討論怎麼做才適合你的腫瘤現況，以及該以什麼步驟採標本。實際上大多數腫瘤科醫師並不喜歡指定做標記測試，因為迄今尚無眾所公認的醫療方式。但只要你想做並事先安排（在外科醫師所在的醫院，病理科醫師會以標準作業程序將腫瘤組織樣本以石蠟包埋成石蠟塊），你就有重要的資料可用來發現是否已有尚在實驗階段或最近已經被認可的療法適用於你的腫瘤。如果你想登記參加臨床試驗，這份資料也很有幫助。你需要知道哪一個試驗對你的腫瘤較適當；也就是說，它可以把目標對準導致腫瘤生長的分子或路徑。試驗結果對於決定要補充的保健及營養食品也都有幫助。請告訴你的腫瘤科醫師或外科醫師你想要保存組織樣本以做為將來試驗之用。假如你忘了，或你在手術之後才讀到這部分，別擔心，只要你的腫瘤組織還保存在石蠟塊中（對大多數醫院而言這是病理科醫師的例行性工作），你隨時都可以做這些試驗，即使經過數個月或數年之後也一樣可以。

自體幹細胞癌症疫苗所需之組織。自體幹細胞癌症疫苗就是由你自己的癌細胞或其部分組成（如抗原，在細胞表面找到蛋白質「條碼」等）培育出來的疫苗。理論上，將這些細胞或零碎的細胞注射到患者體內，就會激發出免疫力而能掃除殘留的腫瘤細胞，而可避免腫瘤復發或可以治癒。自體幹細胞癌症疫苗已經有人研究，並已獲得國外許多醫療機構認可。[3] 對此我在第29章會有進一步的討論；即使新的疫苗研究可能很快就有新突破而研發出有效對付癌症的疫苗，不過現階段我認為它最成功的角色就是在標靶治療時可以穩定或克制癌細胞，並能掃除手術、放療或化療可能遺漏的顯微（肉眼不可見的）癌細胞。

為了保留這個選擇，你需有自己原本的腫瘤細胞以培養你專屬的疫苗。為此，在手術切除過程就得採新鮮組織樣本，並以適當保存方式立刻送到低溫冷凍保存庫存放（有些醫院自己就有這種設施）。所需樣本之大小及運送方式和器具因存放銀行而異，也因每一種癌症之差異而有所不同。遺憾的是，很多醫院都沒有為日後培育疫苗而設置冷凍保存庫，不過我相信當癌症疫苗的利用價值被證實之後，它在臨床上的使用將日益普遍。你可以到本中心網站瀏覽有低溫冷凍設施的機構，並將其使用說明傳給你的外科醫師。

◈ 恰到好處的手術時機

根據數量日增的研究報告及我個人的經驗，已經證實整合醫療所採用的新方法在攻擊癌細胞的階段也很有幫助。例如乳癌手術時間的選擇會影響到它的結果。有很好的證據顯示，依照月經週期而選擇適當的手術時機，可降低乳癌復發機率。[4] 更年期之前的婦女，如果乳房切除手術時間選在月經週期的後半段（以月經來的第一天算起，在第15至第28天），顯然就比選在前半段有較低的復發風險和較長的存活期。總而言之，以幾個大的癌症中心為對象的研究資料顯示，選擇在月經週期的後半段進行乳癌切除手術，其患者存活十年的案例增加15%。這個現象有生物學的理論根據。在經期的前半段，血液中加速乳癌細胞生長的荷爾蒙及生長因子都處於高點；惡性腫瘤細胞在切除手術過程可能被釋放到血液中，此時荷爾蒙可能激發癌細胞而導致增殖。反之，在經期後半段激發癌細胞生長的荷爾蒙處於低點，手術風險當然相對降低。新的研究結果顯示，激發腫瘤血管（亦即提供養分給腫瘤的新生血管）成長的生化激素在經期的前半段也同樣處於高點，因此選在經期後半段進行乳房腫瘤切除術的另一個好處，就是此時抑制腫瘤血管生長之生化激素比較高。[5]

是否要求外科醫師選在經期後半段動手術？這個決定涉及幾項關鍵因素。如果情況緊急，如果腫瘤很大且在快速成長階段，那就有必要和你的醫師討論斟酌。否則，把手術時間定在經期後半段只是讓你多等幾天，我

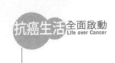

會告訴患者從好處觀之這個等待是值得的。尤其是腫瘤仍然不大（小於一公分），也未見快速成長跡象（屬於一級腫瘤，其Ki67增值指數、S期細胞比例及壞死性細胞的數量都很低），訂在經期後半段動手術當然比較有利。有

①
456

關這個領域的發展現況請查詢本中心網站。

◈ 身心靈的準備

大多數的癌症患者在確診須動手術之初，其身體狀況都可以耐受這個療法；但這樣還不夠。如果有適當的準備，你不但可以讓自己比較輕鬆度過這個艱難的階段，還能降低手術風險，並能縮短復原時間。更重要的是，假如你有必要做多次手術，以樂觀的態度面對每一次手術，可以幫你在術後避免喪失活力，並使你更能早日復原。

為手術而做的體能準備，最重要的就是改善你的營養狀況。請參見第6章在抗癌生活食療計畫中為醫療所做的膳食準備和調整；如果你營養不良，在膳食上就得採用高強度營養支持方案。即使在一兩週之後你就要手術，採用抗癌生活的身體調理建議對你仍有幫助。此外，改善你的精神和身體健康狀況可減低併發症發生風險並能加速康復。請參閱第9章的身體健康指南。

手術前要有心理準備，你應該樂於在手術前後和手術進行期間向家人、朋友、醫師和護理師等尋求精神上的支持。從你入院到出院的期間，如想知道有關手術每一步驟可能發生的狀況，也毋需猶豫向你的外科醫師請益。事先知道可能面對的狀況能消除你的焦慮；先具體想像每一個步驟，並期待它順利進行，真正經歷其境就不會有太多焦慮。我建議患者在手術前幾天就開始用各種技巧來放鬆自己，讓自己鎮定下來，例如打坐、催眠或冥想等。你可以利用放鬆、催眠或心像紀錄，或到醫療診所（例如本中心）找臨床心理

①
457

師，這些都可以幫你在心理上有所準備。有需要諮詢建議者請參閱本中心網站。在本中心我們對自己的患者通常會在手術前提供客製化的光碟。有證據顯示，在麻醉期間讓患者聽音樂有可能提高生理上的效應。也就是說，不只讓你心情好轉，身體也可能更好。[6]有一百多個研究案例顯示，手術前身心

有調適過的患者其健康情形皆大有進步，包括住院日數較少、比較沒有併發症，以及較少因為痛苦而需用服止痛劑。

❖ 強化免疫防禦功能並活化免疫機能

提到手術也需要有免疫學的概念。在手術前，免疫防禦功能極佳的患者比較不會有術後感染，比較不可能讓惡性腫瘤細胞在手術中脫逃，也比較不可能在體內轉移他處而發生腫瘤轉移。你需要做的第一步就是遵循「抗癌生活營養計畫」的基本做法，如同第5章之描述，在手術前營養計畫持續越久越好；尤其需著重在抗發炎；以及第16章提到的步驟，它們能激發自然殺手細胞以及抗發炎細胞之活動力，在手術後即可馬上發揮作用。重要的是避免食用有抗凝血作用的東西，否則就會有出血過量的問題。如果你有服用抗凝血作用的保健食品，例如維生素E、維生素C、大蒜，或抗發炎的藥草，需要進行急診手術時記得要告訴你的醫師。

利用手術來誘發免疫系統對癌細胞更有反應也是有可能的。為此，引導其他免疫細胞的樹突狀細胞（dendritic cell）必須接觸到癌細胞表面的蛋白質。[7]然後樹突狀細胞會把這個訊息傳給抗癌細胞，讓它們能辨認惡性腫瘤並發動攻擊。在手術前有很多天然因子能夠用來活化樹突狀細胞，包括 β-葡聚醣（β-Glucan，來自酵母、穀物或藥用菇類，例如椎茸、舞茸和靈芝等的澱粉狀化合物）[8]、人參（可作為抗凝血劑）和蘆薈等。莫拉司亭注射劑（Leukine, GM-CSF，審訂註：當化療藥物導致白血球計數太低時使用）也會活化樹突狀細胞。在手術前可與你的整合醫師或醫療顧問討論以確定哪一種對你最合適。

❖ 抗發炎步驟

手術後最常見的問題就是腫脹和發炎。最好一開始就事先預防或讓問題減到最小。因此，我建議你遵照第5章和15章有關膳食、健康和保健食品之使用以降低發炎的可能性。因為大部分的消炎用品，無論是成藥（如COX-2

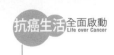

抑制劑或阿斯匹靈）或保健食品，都含有抗凝血的特性，我建議在手術前兩週就開始服用，並在手術一週前停用。魚油可以改變細胞膜的脂肪酸而降低術後腫脹和發炎的機會，建議在手術數週前就開始食用。[9]

❖ 抑制血管新生

有關癌症的鐵律之一就是：如果罹患的是原發性腫瘤，通常好幾年都不會有轉移。原因是原發性腫瘤會產生一些對於促進血管在微轉移腫瘤形成有抑制作用的化合物。一旦外科醫師將原發性腫瘤切除，就會看到轉移性腫瘤細胞賴以生存的血管開始成長。雖然會有這樣的問題，但時至今日手術切除仍被認為比讓原發性腫瘤留在原處更好。因此，我建議患者在手術前食用下列抗血管新生的藥物和保健食品。請和你的整合醫師討論，並從下表中選出你要吃的東西及決定劑量。

抑制血管新生之藥草和保健食品	
天然因子	功效
大豆異黃酮（每天 300-600 毫克）	許多有關細胞和動物試驗的報告顯示，大豆異黃酮有抗血管新生之功效。[10]因為還不清楚它對雌激素依賴性乳癌是否有偏愛，我們不建議帶有雌激素受體的乳癌、卵巢癌或子宮內膜癌患者食用。不過仍可適量食用大豆製品，如豆腐和天貝等。
取自靈芝的多醣體（每天 500-3,000 毫克）	老鼠試驗顯示，可降低血管新生並能降低腫瘤分泌能促進血管生成的 VEGF。[11]
木犀草素或稱毛地黃黃酮素（通常萃取自紫蘇葉，但是洋香菜、芹菜和辣椒都是很好的來源；每天 2-4 毫克）	能讓植入老鼠體內的腫瘤縮小 50%；可阻擋 VEGF 的作用。[12]

EGCG（每天350-700毫克）或500-1,000毫克無咖啡因綠茶萃取	可抑制老鼠體內的腫瘤血管新生。[13]
六磷酸肌醇（IP6）；從每天0.5克開始，視可接受程度逐漸增加；有研究增至每天18克。	動物實驗顯示，它可降低血管新生，並能抑制腫瘤分泌VEGF。[14]

❖ 避免負交互作用

有抗凝血作用的藥草和保健食品，若與手術無法配合，則應該在手術前5至7天停用。[15]任何有鎮定效果、能助眠的草藥和保健食品也該停止服用，因為它們會讓麻醉藥效放大。[16]這些保健食品包括纈草、卡瓦胡椒（無論如何你都不應該食用這種植物，因為有研究指出它會導致肝功能衰竭）、西番蓮（或稱受難花）、啤酒花、美洲黃岑（skullcap）、洋甘菊、肌醇（inositol，或稱肌糖）、GABA（γ-胺基丁酸）、5-HTP（5-羥基色胺酸）以及褪黑激素。有興奮作用的保健食品，例如人參，對麻醉藥可能會有反效果，因此也應該在手術前一週停用。如果你有用抗凝血或有鎮定效果的藥物或保健食品，萬一需做急救手術也毋需惶恐。只要記得告訴醫師你吃的是什麼，他們就會做適當調整。做急救手術的病患服用過抗凝血或有鎮定效果的處方藥或成藥的案例每天都有，醫師處理這個問題已經習以為常。

術後策略構想

❖ 促進傷口癒合

為了讓手術後的傷口快速癒合，只要你能吃，手術後每天都得攝取足夠的蛋白質。其做法可遵循第6章的「醫療支持膳食」（假如你無意減輕體

重,則參考高度營養支持的膳食)。此外,有些營養食品的補充也可以促進傷口癒合、減少傷口腫脹,包括胰臟酵素及植物酵素,例如鳳梨酵素(每天2至3次,每次2-3個膠囊,飯前一小時或飯後兩小時服用,如此可供應每日酵素活性單位總量的4,000-6,000 GDU或6,000-9,000 MCU)以及薑黃素(每天1,000-1,400毫克);這方面的問題你的整合醫師都可以幫你。[17]還要按照「手術前的策略」抗發炎。這樣對手術後的傷口癒合、消除腫脹和對付慢性炎症都有所幫助。

❖ 減少噁心嘔吐並增進腸道功能

手術後,患者常會噁心和嘔吐。這很難避免,但手術後針灸對你會有幫助:刺激手腕穴道顯著降低術後噁心問題。在本中心我們發現對耳穴針灸也像手腕(稱為P6)穴道針灸一樣有用。[18]手術有可能損傷腸道功能;如果你的腸胃道功能尚未恢復正常,醫師就不會讓你出院。手術後得好幾天腸道才會醒過來,等它醒了(放屁就是訊號)你才可以進食。如果你在醫院的恢復室,膳食和生活方式都很受限,可以靠多喝流質食物(每天至少6杯288cc的水)和起床到處走動來加速腸道恢復正常。薑(膠囊式,每4至6小時服用500毫克)可以消除噁心,不過它有可能增加出血現象。[19]請教你的醫療團隊以確定你是否可以吃薑。

❖ 疼痛管理

手術後必須用到止痛藥。通常是靠嗎啡。最近研究顯示,烏爾特拉姆(Ultram,成分為tramadol)也有效,而且它沒有嗎啡的免疫抑制作用;不過它有增加噁心的傾向(嗎啡會引起便秘)。[20]因為你的醫療團隊一定會幫你在風險和利益之間找到平衡點而開出你最適用的止痛藥,所以這並不是問題。如果疼痛無法緩和,那才是值得注意的事。

化療支持計畫：
降低毒性和副作用

本章我會簡要介紹許多降低化療毒性的方法。有些來自西醫療法，有些則取之於天然化合物。如果你即將做化療，你也應該遵照第6章的食療方法處理同樣症狀的建議，以及第9章有關以身體照護來改善這些症狀的建議，以及第12章有關心靈技巧增進耐受化療副作用和減少化療副作用的建議。

格里：「我不敢相信竟然有這麼好的感覺！」

格里‧基爾卡在2002年確診罹患大腸癌時只有49歲。三年後，做過兩次手術和12個週期的化療之後，他進入緩解期。但這個消息帶來的喜悅非常短暫。在2006年1月，腫瘤科醫師告訴他：「你有第四期的轉移性大腸癌，這種病的患者平均存活六個月到兩年。」格里拒絕接受這樣的預後，他決定不讓它應驗在自己身上，找對醫師就可以找到可幫他擊退癌症的療法。他找到我們中心。

雖然他對我們的照護哲學相當熱衷，但卻拒絕再做化療。癌症的惡化已經讓他變得十分虛弱，他很擔心化療的副作用。當時我向他保證會設計一個計畫來強化他的醫療耐受度、降低他的醫療毒性並增強它的療效（檢測已經辨識出格里的癌症「分子指紋」），他同意試試看。為他計畫的治療包括：以營養療法來增強活力、克服倦怠以減少化療的副作用、以心靈療法減低壓

力並以運動增強體力和健身。最重要的是，我們的化療是以時辰化療進行，也就是利用美國食品暨藥物管理局核准的攜帶式幫浦（小到可裝在腰包，它在化療時同步注射介入性營養保健食品）來施藥。

　　「真不敢相信我在時辰化療的過程居然有那麼好的感覺！」格里事後這樣對我說。「因為幫浦是可攜式的，所以我仍然活動自如。前一次化療一直被限制在醫院的病房內，相較之下這一次如此自由自在真令人高興。」之後他的每一次掃描都顯示很有進展。因為沒有副作用干擾，且他對化療的耐受度相當良好，所以不必降低藥物劑量。經過7次時辰化療的療程（比傳統化療少了5次）之後，檢測顯示格里沒有癌症跡象。走筆至此已是2009年，離他最初確診罹癌已經過了七年，他已經完全緩解，並回到工作崗位。

西醫的創新療法

　　時辰化療。根據時辰規劃的化療可以增加存活時間。理由是癌細胞在晚上或白天的特定時間對醫療較為敏感。[1]大部分化療藥劑在癌細胞比較活躍或正在分裂的時候最有效、最有殺傷力，而在健康細胞休息的時候對人體最沒有毒性。理想上，你要把化療時間設定在這個時段。為何時辰化療比非時辰化療更不會引起副作用？[2]化療藥劑是以正在分裂的癌細胞為標靶，因為惡性腫瘤細胞是分裂的惡魔。但藥劑無法分辨哪些是健康的分裂細胞，哪些是異常的分裂細胞，因此健康的細胞也常被殺死。在健康的細胞當中，分裂最快的是胃腸道細胞（它們被化療殺死會導致噁心、口腔潰瘍、潰瘍、嘔吐及其他胃腸道反應）、骨髓細胞（它們被化療殺死會導致具危險性的紅、白血球計數下降）以及毛囊細胞（它們的死亡會導致禿頭），但這些正常細胞的快速分裂只發生在每天特定時段；因為它們都有休息的時候。利用時辰化療可以在癌細胞積極分裂而正常細胞正在休息階段接受毒性藥劑，這樣正常的細胞就比較不會中鏢。如你所知，如果你的毒性反應太嚴重，你的腫瘤科醫師也許會被迫中斷化療、減少劑量或停止所有的醫療，而你的腫瘤剛好可

以藉機喘口氣，再伺機捲土重來。那是你不想要的結果。這可能就是接受時辰化療的癌症患者往往比根據標準時程注射藥劑的患者有較佳的醫療耐受力，以及較長存活期的理由之一：少了毒性的副作用，他們可以接受完整的化療方案。[3]

另一個理由就是時辰化療的每一次化療都比非時辰化療（同樣的用藥和劑量）有更大的威力。[4]那是因為每種細胞類型和每種藥劑都有自己最敏感的尖峰時段。例如，正常的直腸細胞在白天比夜晚較常分裂，因此在夜晚對直腸癌施藥就可以避免破壞正常的直腸細胞，並能殺死更多惡性腫瘤細胞。

時辰化療顯著增加患者的存活期。1999年的一份研究報告顯示，它讓卵巢癌末期患者增加五年的存活，也讓膀胱癌患者增加4倍的存活期；在歐洲的一項多中心臨床試驗發現，以時辰化療接受服樂癌注射劑（5-fluorouracil, 5-FU）的轉移性結腸直腸癌末期患者，比用標準時程接受同樣藥劑的患者的存活期的中位數多了50%。[5]在2001年發表的一份針對卵巢癌末期（第三和第四期）患者的研究，顯示時辰化療患者群的不良副作用只有標準化療患者群的一半；後者必須減低劑量或因副作用必須延遲化療的次數為時辰化療患者群的四倍。這是為何存活五年的時辰化療患者群有44%而常規療法的患者群只有11%的部分原因。[6]

時辰化療的最大好處，就是可以再重新挑戰過去已經用標準劑量注射過但患者卻無法耐受的藥劑。在2005年，布拉克中心針對我們自己的26名大腸癌患者進行研究。其中6名是第三期，其餘20名則是第四期；大多數的第四期患者在初始以傳統時間注射化療藥劑沒有藥效反應或無法耐受（因為副作用，如口腔黏膜炎、噁心和便秘太嚴重，而需進加護病房），就改用時辰化療。我們採用時辰化療時也給患者同樣的藥物，但卻無人出現嚴重的毒性反應。（採用傳統療法注射同樣的藥劑，有嚴重毒性反應的比例是24%至65%。）還有，我們那20名第四期患者存活期的中位數是二十七個月，比中位數只有十二至十八個月的紀錄還要好。[7]我要強調的是，如果你只有一些或沒有嚴重的毒性副作用反應而毋需中斷或延後化療，你就有更多機會獲

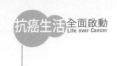

得較長的存活期。[8]

　　時辰化療最好的施藥方式得花數小時,先以最小劑量注射,再慢慢逐步增加至最大劑量,然後再慢慢降回來。在醫院可以用最佳的時間控制方式進行化療,所以如果你對特定藥物的敏感尖峰時間,比如說,是凌晨四點,那就把化療藥物的最高劑量設定在那個時辰。但最方便的還是用特製的可攜式幫浦,將施藥時間預先設定在癌細胞最容易受藥物影響而正常細胞最不受毒素破壞的時辰,就像我對格里的做法。

　　我自1990年代就開始用時辰化療,但走筆至此之際全美只有另一所中心有提供時辰化療,那是這個領域的一個先鋒,威廉・羅雪斯基(William Hrushesky)在南卡羅萊納州哥倫比亞的榮民醫院負責的部門。在歐洲至少有40所大型癌症中心提供時辰化療。多中心隨機研究(multiple randomized studies)的結果,特別針對癌末患者,比較推崇時辰化療,所以你可以考慮應用這種技巧的治療,特別是你對化療的副作用已經難以耐受的時候。[9]

❖ 劑量分割療法

　　傳統上,化療是以患者忍受極限的單一大劑量來注射。這種化療叫做單次劑量。但有許多最新研究顯示,將藥物控制在小劑量,以分割式或連續性方式在一天或數天內將全部劑量注射完畢,這種方法患者比較可以耐受,而藥效也可能較佳。耐受度高可能增加存活時間(雖然這點還需更多研究證實),就像時辰化療一樣。可請教你的腫瘤科醫師是否採用這種方法。

❖ 阿米福汀

　　我們曾經有一名罹患非小細胞肺癌的患者到中心來求醫,卻又不願再接受順鉑(可縮減腫瘤)注射液的化療藥劑:因為這種藥會使他腎臟衰竭。我們讓他採用完全抗癌生活計畫,以及西醫療法的藥物阿米福汀(又名乙基),能對抗與順鉑有關的腎臟毒素。阿米福汀是一種注射劑,之所以有療效是因為它能抗氧化而能保護正常細胞不受自由基的破壞(此乃放療或有些

化療藥劑屠殺細胞的方式）。[10]我們用化療和乙基進行醫療，他的反應非常好，腎臟功能也幾乎恢復正常。

　　阿米福汀通常用在放療的患者，但其使用價值卻仍有爭議，我認為值得進一步研究，並有更廣泛利用的可能。它能保護的細胞範圍相當廣泛，包括骨髓、消化道黏膜、口腔、腎臟、心臟、肺和唾腺。[11]結果，顯示它能降低化療對心臟、肌肉、血液細胞、腎臟和神經（包括聽力損失和周圍神經性病變）的毒素。它在對抗骨髓中來自順鉑或佳鉑帝（carboplatin）靜脈注射液（通常用於肺癌治療）的毒素特別有效。[12]最近有19個針對阿米福汀搭配化療使用的一千三百名患者的研究，發現其中有9人毒素減少。有10人無效或不確定有效。並未發現阿米福汀會保護腫瘤或介入療效。[13]不過，最近對阿米福汀在放療的評論顯示，治療可能因為阿米福汀的干擾而失敗的機率是2%。在過去，阿米福汀是以靜脈注射方式使用，那會導致一些副作用，包括低血壓、噁心和嘔吐。但皮下注射已經消除掉大部分的副作用。再提醒一次，如果你有因化療或放療而感覺虛弱，可以問你的醫療團隊，以確定阿米福汀是否對你有幫助，也要討論到微小的失敗風險。

❖ 惠爾血添及倍血添

　　惠爾血添（Neupogen，成分為filgrastim）及倍血添（Neulasta，成分為pegfilgrastim）可以降低化療之後低白血球計數的敗血症風險，因而可以避免治療計畫受到拖延。

❖ 紅血球生成素

　　紅血球生成素（erythropoetin alpha，審訂註：又名EPO，商品名為Epogen或Procrit）或長效促紅細胞生成素（darbepoetin alfa，商品名為Aranesp），可以幫助紅血球在化療週期之間恢復。最近有關這些藥劑的資料顯示，使用過量會讓患者容易有心血管併發症，而且在某些情況下可能縮短存活期。如果你的醫師有幫你開這些藥劑的處方，就應該小心監測你的血色

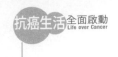

素,以確定它的劑量沒有過高。

❖ 保存生育能力

失去生育能力的前景可能是癌症治療最令人懊惱的事情。當然,男人可以把精子存到銀行,而卵巢組織、卵或胚胎的冷凍保存已經非常進步。最近以色列有醫師發現,曲普瑞林(treptorelin,商品名為Trelstar Depot)會欺騙身體,讓它以為青春期尚未開始,結果女性患者的月經在化療或放療之後可能恢復,而能成功懷孕。[14]對肺部或腹部做放療的婦女還有另一個選擇,那就是動手術將其卵巢移到身體其他部位以遠離放療的範圍。[15]如果你對上述技術感興趣,可和你的腫瘤科醫師討論,看你有哪些選擇。

使用天然藥物的進展

在1980年代中期,我開始尋找一些藥劑以減少化療的嚴酷和毒素。即使主流西醫在當時仍然沒有搭配天然化合物和藥物的理念,廣泛的研究(從試管實驗到動物、甚至人類的研究)顯示這種做法可能有效。經過多年的搜尋,我發現有研究指出,以特定的天然藥物搭配特定的西藥可以降低毒素的副作用反應,包括噁心、倦怠、失眠、頭痛、排便不舒服、神經傷害、心臟肌肉受傷和泌尿道感染等。我稱之為**合理偶合**(logical coupling)。說它**合理**,意思就是天然化合物和其他藥物搭配西醫療法應該有特定的基本原理和目的——既然如此,它能避免或盡可能消除常規化療和放療特定的副作用,使患者更能耐受醫療,且風險更小,因而能夠增加療效。否則,整合護理只是像在廚房水槽做出來的非專業產物,不管三七二十一就把保健食品和其他另類醫藥混在一起。使人更能耐受化療的天然化合物有時被稱為「細胞保護劑」,因為它們會保護正常的細胞,使其不受毒素破壞。**偶合**是整合性癌症療法最重要的策略之一,而且是布拉克中心癌症護理最主要的焦點。

在這一節,我的焦點就是能夠減輕令人生畏的化療毒性副作用、增加

你抗癌機會的天然方法。在有些案例，患者因為太害怕而拒絕接受可以延年或長壽的治療。說得更具體一點，就是針對特定的傳統西醫療法搭配特定的藥劑或技巧，可以改善或避免發生不良的副作用。例如，左旋肉鹼（L-carnitine）是存在食物中的一種天然抗氧化劑，而且人體也會分泌；它對能量的代謝非常重要。有研究者觀察到若把它當成保健食品服用，可以降低化療患者的倦怠，並能保護心臟不受阿黴素、其他蒽環類抗生素（anthracyclines）及生物醫療藥劑介白素-2的毒素傷害。[16]同樣地，靜脈注射 α 硫辛酸可以降低強力化療藥劑益樂鉑（Eloxatin，成分為oxaliplatin）、紫杉醇、順鉑及相關藥劑注射液所引起的四肢發麻刺痛之苦（周圍神經性病變）。在美國，α 硫辛酸（給糖尿病神經性病變患者服用的）只能買到口服型。我曾觀察到口服的 α 硫辛酸也能降低或避免神經性病變發生。[17]

◈ 減輕毒素

有一種傳統的中藥配方叫做「十全大補湯」，常被用在癌症治療。中國的研究顯示，這些中藥可以消除倦怠、保護免疫系統並降低許多化療藥劑的不良副作用。[18]這是眾多不同的保健食品當中你可以考慮的一種。下面所列的藥材你可以在早上和睡前各吃一次。你應該和你的整合醫師根據你的狀況對藥劑和劑量稍做調整。

- 1,500-2,300毫克的十全大補湯（參見LOC網站上有關進口中藥配方保健食品品質之討論）
- 250-900毫克的 α 硫辛酸
- 500-1,250毫克的左旋肉鹼
- 150-300毫克的紅景天（標準萃取）

有特定的合理偶合可消除特定化療藥劑的副作用。[19]它們都有科學研究根據，但尚未符合FDA核准所需的人體徹底試驗，那是一個極其昂貴的作業，真的不適用在大多數的中藥和保健食品，很難獲得專利，也因此它們

471

加工製造或核准作業之花費也不可能回收成本。基於這個理由，我願意審慎考慮紮實的科學證據，而非從隨機控制試驗得到的結果。這麼做的目的，是為了幫助患者使他們不會因為毒性副作用而延遲或停止化療。有太多的合理偶合無法在此一一列舉，理想上你的整合醫療團隊會判斷哪一種對你最有幫助。以下是化療藥劑偶合的一些實例，它們都有臨床研究的支持。

順鉑（阿樂癌）。維生素E顯然可以在沒有減低腫瘤殺傷力的情況下降低阿樂癌引起的神經、腎臟和內耳受到破壞的風險。在2006年的一個臨床試驗，對象是30個經歷6個週期的順鉑注射液化療的患者，隨機挑選16個患者每天服用兩次300毫克的維生素E，結果他們當中只有21%有神經毒素，未服用者則有68%。[20]如果你同時做放療和化療而注射阿樂癌及服樂癌藥劑，麩醯胺酸保健食品（最多每天30克）可避免減少淋巴細胞（一種免疫細胞）並能減少胃腸道症狀。[21]

紫杉醇（汰癌勝）。如上所述，已經有報告指出 α 硫辛酸可以讓紫杉醇引起的神經性疾病降到最小。麩醯胺酸、乙醯左旋肉鹼、維生素B6可以降低因周圍神經性病變而感到的虛弱和麻木。[22]

阿黴素（小紅莓）。有一種抗氧化劑叫做輔酶Q10（因癌症和治療會把它耗盡），每天可補充200-600毫克可幫忙保護心臟，使之不受藥物破壞；左旋肉鹼也有幫助（每天服用2-4克）。[23]

益樂鉑。在注射益樂鉑之前，先在靜脈注射鈣和鎂（1克），可以降低使用這些藥劑常見的神經毒素風險。α 硫辛酸和麩醯胺酸、維生素B6及乙醯左旋肉鹼也可以幫忙處理注射益樂鉑引起的神經性病變。[24]

骨髓移植。麩醯胺酸可以減少骨髓移植之前注射高劑量化療藥劑常引起的口腔黏膜炎。罹患各種小兒科癌症的兒童，每天服用兩次2-4克的麩醯胺酸口服液；有乳癌的婦女以「先漱口再吞嚥」的方式每隔四小時使用麩醯胺酸漱口液一次，每天總共24克，比起其他控制方法更能減少口腔黏膜炎的發生率。[25]

服樂癌（5-FU）。這種化療藥劑也會引起口腔黏膜炎及腸道毒素。既然

如此，在藥劑注射之前、中、後，只要口含冰塊5分鐘，就能減低口腔黏膜炎。除了口腔黏膜炎，麩醯胺酸（通常是18克）也被觀察到可以降低腸道毒素及它所引起的便秘。[26]玻尿酸藥劑也有幫助。

化療導致的肝臟受損。紫杉醇和剋癌易、阿黴素以及CMF化療處方可能導致肝臟受損。水飛薊素（silymarin），一種乳薊之萃取物，每天一次140-210毫克的劑量，有助於避免這種傷害。[27]除了考慮這些偶和藥劑，請務必查閱第6章處理化療副作用的營養小秘方。

泌尿系統問題。喝蔓越莓汁（不加糖，但可和其他水果一起打汁以增加風味）或服用濃縮蔓越莓片，可以避免泌尿道感染。藥草熊果（uva ursi，每天500-1,500毫克的葉子）也可以處理膀胱感染問題，但只有在消耗大量水果及蔬菜時每天服用6-8克碳酸氫鈉，先使尿道變成鹼性才可服用。

呼吸困難。如果用力之後突然讓你呼吸短促或呼吸困難，要請教你的內科醫師、肺臟專家或腫瘤科醫師。如果是輕微而慢性的，且可能是焦慮所致，請試第11章提到的腹式呼吸技巧。瑜伽、皮拉提斯和氣功老師也可以教你一些特定技巧，對有些呼吸困難，指壓或針灸可能有幫助。

倦怠。西伯利亞人參（刺五加），每天2-4克；左旋肉鹼（有美國專利的任一種，每天1-4克）以及紅景天（每天300毫克）都可用來治療倦怠。如果你的醫師判斷你的倦怠是貧血症造成，他或她會根據貧血症的類型和原因來幫你治療。也請你複習第14和19章有關氧化和壓力化學的部分，可從中找到保存精力的方法。

萎靡不振。你可以透過抗癌生活膳食和健身計畫來調理一般生病的感覺，經常都能附帶解決倦怠感。中藥補養用的扶正抗癌配方也可能有幫助。你應該針對這個問題請教你的整合醫師或專攻中國醫藥的中醫師（確定他們知道你正在做化療）。[28]要記得情緒悲傷會引起倦怠。

關節或肌肉疼痛（肌痛症）。麩醯胺酸（10-20克）可幫你解決用紫杉醇治療所引起的肌肉疼痛，雖然研究結果好壞都有。濃縮的酸櫻桃汁可以解除肌肉疼痛。

上呼吸道感染。化療患者可能發現自己很容易感冒，因為免疫力已經不像過去那麼強。通常一有感冒徵兆就會服用穿心蓮、紫錐花，或紫錐花、野槐蘭及野靛合併使用；還有香葉天竺葵（*Pelargonium graveolens*，產於南非稱為umcka的一種藥草）和接骨木果實（elderberry）。按照包裝上的劑量服用。加上大蒜和辣椒煮的湯能幫你消除體內各種堵塞，以及用鹽水漱口可以消除喉嚨痛。如果你有嚴重的肌肉疼痛和發燒，可能有像流感一樣的病毒感染，或如有綠色的痰，那就是細菌感染。你可以用這些藥草以解除症狀；但如果症狀持續（特別是發燒），或如果你有肺癌、轉移性肺癌或為癌末患者，打電話給你的醫師，要驗你的白血球，而且可能要做痰液培養。有咳嗽的話，尤其是慢性的，要找醫師做胸腔X光。

抗氧化劑的爭議。在化療期間使用抗氧化劑一直有爭議，因為考慮到它可能干擾到靠生產氧化自由基來殺死癌細胞的化療藥劑。不過，最近的研究顯示，大多數的化療藥劑除了氧化自由基還有多種機制可以發揮效用。在過去兩年，我曾經發表兩篇正式研究報告，在系統性的研究與回收的所有隨機控制臨床試驗中，其抗氧化劑都是和化療藥劑同時施用。[29]其中一個研究，我們檢視抗氧化劑是否可能影響到化療藥劑；另一個研究，抗氧化劑是否可以改善副作用。雖然分析結果顯示需要有更大的試驗才能完全解決爭議問題，我們發現並無任何試驗出現抗氧化劑減低化療藥效；事實上，抗氧化劑使用群通常都有較佳的存活或腫瘤縮小。我們也發現抗氧化劑的使用關聯到較低風險的神經性病變、低血液計數、腎臟受損和其他副作用。這些研究都顯示抗氧化劑不會干擾到化療藥劑。其根據就是這些評論結果，以及我們對患者（包括我們的轉移性乳癌之研究，以及我們在臨床上同時使用抗氧化劑和化療藥劑）研究得到的有利結果。但得再做更多研究才能證實這一點。如果你或你的醫師希望採取更審慎的做法，保守的策略就是在使用有可能治癒且你較能耐受的化療藥劑的同時，也使用較低劑量的抗氧化劑。不過，對於轉移性癌症患者，如能耐受完整療程就能增進療效和結果，為了降低毒素、增加耐受力並延長存活，將抗氧化劑和化療藥劑合併使用是合理的。

❖ 須避免的合併使用

要知道當你用天然化合物搭配藥劑使用時，並非什麼都可以不必擔心。有些天然化合物會影響酵素系統而分解或激化化療藥劑；那可能讓患者不是接觸太少藥劑（這樣會降低抗癌功效）就是接觸太多（那會導致更嚴重的副作用）。[30]以下是比較常見、會干擾癌症治療的自然物，因此在治療期間應該避免使用。

聖約翰草（金絲桃）是被廣泛使用的一種興奮劑，它會增加一種能分解或激化近半數的處方藥，包括某些化療藥劑的酵素（CYP4503A4）活性。因此它會改變這些藥劑的功效或毒性，特別是抗癌妥、泰嘉錠（Tykerb，成分為lapatinib）、依託泊苷（etoposide，商品名為Vepesid、Etopophos、Eposin或VP-16），以及基利克（Gleevec，成分為imatinib mesylate）。我的建議是：如果你正在做化療，要避免服用聖約翰草。[31]

葡萄柚及葡萄柚汁含有強力化合物，會影響與口服藥劑的代謝有關的酵素（審訂註：指存在肝臟的酵素），結果會增加或減少人體對藥劑的吸收。例如，葡萄柚會增加血液中的環孢菌素（cyclosporine）而可能引起副作用。環孢菌素是患者在接受器官移植（包括骨髓移植）時用來避免排斥的一種免疫抑制藥劑。其他果汁也可能會影響藥劑。如果無法找到有關交互作用的特定諮詢，你在治療期間服用口服藥物都應該避免飲用葡萄柚汁。[32]

維生素E、薑、大蒜、銀杏、人參、維生素C和魚油都有稀釋血液的功效。問題只會出在因為化療或服用血液稀釋藥劑（如華法林、肝磷脂或阿斯匹靈）而導致血小板計數太低（每微升少於6萬個細胞）的時候。這些東西與藥物合併服用可能造成血液太稀而導致出血問題。如果你的醫師幫你開了血液稀釋藥劑，要記得和醫師討論你的膳食和保健食品，以確定你不會做得太超過。[33]要特別確定在手術前一週內都不能吃這些東西，否則就有可能大量出血。如果你真的必須緊急手術，只要告訴外科醫師你曾服用的藥草，他（或她）就會幫你調整手術藥物。[34]另一方面，綠葉蔬菜及綠色飲料所含的

維生素K可以阻止華法林的血液稀釋作用，以及美國人參（西洋參）會降低它的血液稀釋效果。[35]

銅會促進新的血管在惡性腫瘤病灶形成，叫做血管新生。[36]如果你服用血管新生抑制劑，例如癌思停，你不可以攝取太多銅以免抵銷它的藥效。通常只要吃得健康就可以獲得你所需的銅。在LOC網站可以找到含銅豐富的食物清單。

葉酸會降低癌症藥物氨甲蝶呤（mexotrexate）的抗癌功效。如果你服用這種藥，務必確定你沒有服用葉酸含量超過150-200微克的任何保健食品或綜合維生素，除非你的腫瘤科醫師推薦。[37]

青蒿素（Artemisinin），一種藥草，和氧化性化療或放療合併服用會產生毒素。[38]我建議你在接受西醫療法期間不要服用這種藥草，除非有進一步的研究結果。

能幫助睡眠或有鎮定作用的藥草可能放大麻醉作用。手術前5到7天須停止服用這類藥物，包括纈草、卡瓦胡椒（任何情況你都不應該用，因為會有肝臟衰竭風險）、西番蓮、啤酒花、美洲黃岑、肌醇、γ-胺基丁酸、5-羥基色胺酸和褪黑激素。[39]不過，如果你面臨急診手術，這些並非嚴重問題；只要告訴你的醫師讓他們可做適當調整。

我的目的並非讓你對於保健食品與藥物或藥草與西藥之間的交互作用過度恐慌，因為根據2007年我們對本中心的初診患者調查他們使用的藥劑和保健食品，以及其他研究者的觀察，這種事很少發生。[40]但是因為新的事件有可能出現，尤其是當有人介紹新的化療藥劑時，所以很重要的一件事就是要請教你的腫瘤科醫師，以確定你正在服用或想要服用的任何保健食品是否有這種問題。[41]如果你的腫瘤科醫師並不熟悉保健食品與藥物交互作用的事，從整合醫學領域找一位專家，藥劑師、自然醫學專家或營養師都可以。有兩本書：《草藥的醫師參考手冊》（*The PDR for Herbal Medicines*）和《營養補充食品的醫師參考手冊》（*The PDR for Nutritional Supplements*），在

有關天然藥草和西藥的交互作用方面提供了詳細的資訊，就像自然標準處方資料庫和自然醫藥綜合資料庫（Natural Standard and Natural Medicines Comprehensive Data-base）的功能一樣。布拉克中心有專業的諮詢服務，可以幫患者評估和篩選藥劑和保健食品的交互作用。我們也會幫患者尋找並推薦有增效作用的合併使用方式。為了幫化療患者提供完善的客製化支援，我們會考慮患者的腫瘤特徵、個人化的生化條件、實驗檢測結果、化療協議、飲食習慣和其他因素。我希望上述說明能讓你對這方面比較有概念，並能督促你去找一位整合藥劑師或整合醫療專家。

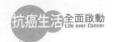

24 化療支持計畫：強化療效

在前一章我談到如何加強患者對化療的耐受力。現在我要談的是讓化療對腫瘤細胞更有殺傷力的方法。你在當地的癌症中心可能找到一些方法，但不會是全部。你可以和醫療夥伴或整合從業人員討論這裡所提供的方法。

黛安娜：把癌症當做一種慢性病

那是2004年2月，46歲的黛安娜‧可蘭基因為肚子已經持續痛了很久才去看醫師。一系列的檢驗顯示她的胰臟癌已經到了第四期，而且也轉移到肝臟。她的醫師告訴她「回家好好處理後事，你可能只有三個月可活。」

震驚讓她全身發麻，黛安娜把這個可怕的消息告訴她的丈夫。「他哭了好幾天，」事後黛安娜告訴我：「但我卻擦乾眼淚，開始忙碌起來。」黛安娜打的第一通電話就是給一位親戚，她剛好是美國一家頂尖醫院的放射科主任。不到一週，黛安娜就已經置身於醫院的診療室，一群癌症專家圍繞在她身邊，幫她評估正要開始進行的一整套檢驗。他們不只證實稍早的診斷結果，而且也一樣束手無策，表示無法幫她動手術，而化療也沒有希望。拒絕放棄的黛安娜後來告訴我們，當她來到布拉克中心，立刻知道自己已經找到了醫師，以及她正在尋找的照護理念。我對黛安娜說明了我的勵志哲學：你可以用慢性病的觀念來處理和看待你的癌症。我們不見得非要把它治癒才能讓你活著。就像我之前說過的，**大多數的患者並非死於癌症，而是死於癌症帶來的併發症**。大多數的後遺症，包括肺炎、惡病質和血栓症等都可以透過

我在健身、膳食和心靈等章的內容，讓它們緩解或一起避免。[1]

　　我們開始預約了一系列的檢驗，以鑑定黛安娜癌症的「分子指紋」，並評量她的體內生化環境。她開始執行按照她的生理和醫療需求而客製化的保健食品方案。我們改變了她的膳食，讓她開始做有氧健身計畫以重建她的肌力和肌耐力，並為她量身設計心靈修練功課。接著很快就幫她做化療。六個月之後，掃描顯示黛安娜在胰臟和肝臟的腫瘤都縮減了20%。然後，我們開始給黛安娜做時辰化療，根據她的特定方案，用預設時間的幫浦來控制她的化療時辰，這種做法讓她可以維持全時的工作和積極的家庭生活。不到兩個月，黛安娜的肝臟掃描已經沒有癌症跡象，經過一年的時辰化療，胰臟腫瘤的縮小幅度已經超過60%。此時我們就停止化療。胰臟的腫瘤繼續縮小，乃至完全沒有病症。在她被宣判可能只剩三個月壽命之後的一年，黛安娜每天都很享受自己的生活。她在女兒的婚禮跳舞，最近正準備迎接孫子的到來。她活生生地證明癌症患者真的可以把癌症當做一種慢性病而與之共存，只要定期監測，並堅持執行抗癌生活計畫。

強化化療的創新策略

❖ 時辰化療

　　如同我在前一章的討論，把化療時間設定在對健康影響最小的時候，就能減少它的副作用。在一天當中，選擇癌細胞最脆弱的時間去攻擊它們，則化療對癌細胞的殺傷力最強，也因而可以增強療效。我之前提過，在美國很少癌症中心提供時辰化療，但只要有新的中心使用，我就會在LOC網站就會公告。

❖ 持續性注射、節拍器式化療和相關療法

　　傳統上，化療藥劑的使用都是單次大劑量施打，通常患者的耐受度有多高就打多高。但如以少量多次的方式施打藥劑，甚至用可攜式幫浦連續施

打，就能降低毒性的副作用，也可以增加療效。理由就是連續性施藥可以利用到化療細胞毒素機制的一個特點，也就是在癌細胞分裂而非休息的時候去殺死它。癌細胞的分裂速度比其他細胞更快，這就是為什麼它們比較容易受到化療毒素的影響。但是癌細胞不可能都很精準地在同一時間——例如，在週二下午兩點，你預定做化療注射的時候分裂。在一天或數天當中連續注射藥劑，邏輯上可以逮到更多正在分裂的癌細胞。研究結果顯示，連續注射某些化療藥劑可以改善醫療結果，例如，用服樂癌注射劑對付結腸癌。[2]請教你的醫師，如果用連續注射的方式使用你的化療藥劑是否功效更大，或是否毒性較少。

節拍器式化療，就是每週都以少劑量注射藥劑，有些方案甚至每天注射，而非典型的每隔三四週做一次高劑量的注射。在標準化療注射間隔期間，很顯然地，提供腫瘤養分的血管會長回來。但節拍器式療法可以殺死生長迅速的血管內皮組織的細胞，讓它們沒有太多時間長回來。臨床醫師仍在探索節拍器式療法的潛力，不過我們已經知道它可以有效治療轉移性乳癌。再一次，請教你的醫師，以確定這種方式是否可以用來治療你的癌症。[3]

鑒於分割劑量的好處，製藥公司已經開始重新改造較老的化療藥劑，而以微脂質體膜重新封裝。這些脂質體膜能讓藥劑一次全部注射到患者體內，但在數天的療程中慢慢從脂質體膜釋出。有點像治療鼻塞用的延時釋放膠囊。因為藥劑慢慢滲出膜外，並在數天的療程維持活性，這種分割動作比單一大劑量更能在細胞分裂時捕捉到腫瘤細胞。阿黴素可以買到脂質體膜型（商品名為Doxil），而脂質體的長春新鹼（vincristine）和順鉑也在臨床試驗當中。這是快速進展的一個領域，但你的醫師應該可以告訴你哪些藥可以買到，以及哪一種類型的藥對你的癌症比較有療效。[4]

❖ 合併化療和抗血管新生

這是最近腫瘤醫學最大的突破。抗血管新生藥劑能避免形成腫瘤賴以生存的血管。走筆至此之際，癌思停、紓癌特（Sutent）和蕾莎瓦（Nexavar）

都已經是美國食品藥物管理局核准通過的抗血管新生藥劑。沒有一種藥是完美的。就像腫瘤在主要路徑被化療藥劑封鎖之後，就會改換第二條路徑一樣，當它們的第一條通路被抗血管新生藥劑封鎖，也還有血管生成的備用路徑。結果，癌思停（此藥劑已經被核准用在結腸癌、乳癌或肺癌的標準療法）在最新的乳癌試驗只能多延長兩個月的存活期。[5]但是血管新生仍是腫瘤醫學研究最熱門的領域，更好的新藥不斷出現。我建議你請教醫師，多加一種血管生成抑制劑對你是否比較好。請注意：癌思停的副作用包括有生命威脅的大出血，特別是對腦癌或卵巢癌患者，這是你得和醫師討論到的事，就像我在第27章會討論到的，有些天然化合物也有抑制血管新生的作用。它們的效用不可能像藥劑一樣強，但它們的風險非常低，所以也相當重要。

◈ 化療敏感度測試

在第22章，我曾建議你要求外科醫師保留一份腫瘤標本，讓你可以拿去分析，以確定它對哪一種藥劑敏感。這也反應了化療最讓人沮喪的一件事：它對有些患者極為有效，對有些患者相當有用，而對其他患者則功效很差，甚至一點作用也沒有。即使罹患同樣癌症和同一期的症狀，但患者不同其治療結果也有差異。每一種癌症都有它的獨特性；乳癌不是千篇一律的病症，結腸癌或胰臟癌也不是，任何一種癌症都不是。訣竅就是必須鑑別，可透過化療敏感度分析，以及基因和分子特徵檢視，來決定哪一種特定的化療藥劑和分子標靶藥劑對你的癌症最適用。進行這種測試的實驗室當中，布拉克中心與其中一家位於加州長灘的合理療法實驗室（Rational Therapeutics）已經合作超過二十年，其他實驗室請參見www.lifeovercancer.com。

派翠西亞：化療敏感度測試的威力

在2001年，外科醫師從派翠西亞的一個卵巢切除掉一個11公分大的腫瘤。接下來的四年多，她經歷兩次癌症復發，為此她用過七種藥劑（包括脂

質體阿黴素〔Doxil〕和健擇〔Gemzar〕）做化療。但是到2005年，她的癌症對這些藥劑都有阻抗性，而在當年夏天她來到布拉克中心時，已有多重轉移和超過2,700的癌抗原125（CA-125）腫瘤標記（CA-125是針對卵巢癌，而攝護腺特定抗原〔審訂註：專一性較高，也就是準確性較高〕則是針對攝護腺癌：為辨識腫瘤大小及範圍的一種標記）。顯然她需要採用新的策略。

我們做的第一件事就是幫她安排在當地醫院做切片檢查。我們把組織標本送到合理療法實驗室的羅伯特·奈葛尼（Robert N A gourney）醫師那裡進行檢驗。他的結論是：根據腫瘤的化療敏感度，脂質體阿黴素和健擇注射劑的合併使用會讓腫瘤有反應，雖然分別使用腫瘤都有阻抗性。我們證實了合併使用是安全的（在臨床試驗下使用）就開始用這種方式治療。同時，她的CA-125已經上升到令人暈眩的3,255。

不到兩個月，她的CA-125就降到540，病情也穩定下來。要不是做了腫瘤分析，我們不會選擇合併用藥。我們對於化療敏感度測試的精準度深感震驚和喜悅，患者也是。

雖然較老式的敏感度測試比較沒有預測價值，較新的方法卻顯示準確度大為改善。有些新的測試不是為了判斷哪種藥劑可抑制癌細胞的增殖，而是辨別哪種藥劑能促進細胞凋亡（程序性細胞死亡）。雖然過去以為殺死癌細胞就是阻止它們增殖，現在我們終於理解，鼓勵和加速腫瘤細胞的死亡週期通常比較有效。初步結果顯示，化療敏感度測試對於哪種化療藥劑最能殺死癌細胞的預測確實可以提升它的精準度。有一個針對一百位患者的研究，他們大多已經做過多種藥劑的化療，根據敏感度測試結果選擇化療藥劑，而導致腫瘤大幅縮小或消失的患者占了57%。另有一個研究在比較卵巢癌患者對化療藥劑的反應，有的患者選了敏感度較強的化療藥劑，其他患者也選了同樣的化療藥劑，但敏感度測試結果顯示他們對這種藥有阻抗性。結果前者當中90%對化療藥劑有反應，後者則只有29%有反應。[6]特別對於新開發的藥劑，化療敏感度測試讓你有優勢透過其他方法來選擇更多治療方案，尤其是

你的癌細胞對第一優先使用的化療藥劑已經有阻抗性或反應不良，而你的癌症又復發，或是你正在做第二優先或較次要的選擇之時。有必要和你的腫瘤科醫師討論這個可能性。

合理的偶合可以提高細胞殺傷力

有兩個主要方式會降低化療和放療的功效：第一，當癌細胞的某一部分對化療藥劑或放療的細胞殺傷力已經有天生的阻抗性；以及第二，當癌細胞開始產生阻抗性的時候。很多常見的實體腫瘤接觸到細胞毒性藥劑的最初反應相當不錯，結果腫瘤就縮小了，但再復發的時候卻都具有阻抗性。事情的發生就是脆弱的腫瘤細胞已經被化療或放療殺死，但一小部分具有阻抗性的細胞存活下來。由於脆弱的細胞被消除之後，清出許多空間讓具有阻抗性的細胞繁衍滋生，自我複製了數十億個腫瘤細胞，而且每一個都具有阻抗性。這就是為什麼癌症經常復發，而且復發的癌細胞都比較不容易治療。癌細胞獲得對藥劑的阻抗性仍然是癌症真正治癒的最大障礙。

我所說的**治療偶合**就是試圖強化傳統西醫療效的搭配藥劑，經常讓惡性腫瘤細胞對療效比較敏感。**反抗軍鬥士**能降低它對藥效的阻抗性。二者都會使患者顯著有較佳療效，而且我相信這點有助於說明為何許多患者之前沒有療效的臨床實驗計畫後來都變成反應良好。以下是我和同事在布拉克中心發現最有功效的一些自然療法偶合的實例。

黃耆：一種中藥，具有抗氧化及加強免疫力的特性，黃耆通常用來加到化療藥劑當中，如順鉑和佳鉑帝。有一篇2006年發表的報告，分析了34個含有黃耆中藥配方的臨床試驗，發現接受黃耆的患者在化療反應方面34%有改善，並降低了33%的死亡風險。[7]

維生素C：大多數有關維生素C和癌症的研究聚焦於把維生素C當做化療的一種替代品使用，而非一種合理的偶合。我不建議把維生素C用來當做經過驗證的化療替代品，但是配合西醫療法服用維生素C真的有效。在一個

針對30名乳癌末期患者的臨床試驗，在化療期間服用維生素C的患者其藥效反應是未服用者的兩倍，腫瘤也縮小許多。[8]

二十二碳六烯酸（DHA）：發現於魚油，有助於克服癌細胞對化療的阻抗性。在一個研究當中，胸部組織DHA水準較高的乳癌患者對化療的反應速率比水準低者較佳。有一篇2008年的評論，以及前人研究報告，已經顯示DHA可以透過各種可能的機制（包括可能讓藥物更容易進入癌細胞）克服癌細胞對藥物的阻抗性。有研究者目前正在研究一種新藥，試圖將DHA附在紫杉醇分子；初步藥劑試驗發表於2008年的一篇報告。[9]

茶胺酸：有一個動物研究發現，將茶胺酸（紅茶和綠茶所含的一種成分）注入已經植入卵巢癌腫瘤細胞並已經用阿黴素化療的老鼠身上，結果腫瘤細胞的生長速度下降；顯然茶胺酸抑制了阿黴素在腫瘤細胞中的分解。不過，它在正常細胞中不會增加化療藥劑的濃度。茶胺酸顯然也有鎮定及降低血壓的效應。[10]

黑加侖油（black currant oil）：有許多實驗研究已經顯示合併使用 γ 次亞麻油酸（黑加侖油的一種成分）可以改善化療功效。它能增進剋癌易注射劑殺傷癌細胞的活性，部分原因可能是它能抑制HER2/neu蛋白質（賀癌平的標靶）。[11]

水飛薊素（silymarin，審訂註：臨床上最常使用的保肝劑）：萃取自乳薊，水飛薊素至少含有兩種可以抵銷藥劑阻抗性的化合物。實驗研究顯示水飛薊素可降低對阿黴素和順鉑（兩種婦科腫瘤常用的藥劑）的化療阻抗性。水飛薊賓（silybin），水飛薊素的另一種成分，可強化順鉑對卵巢癌的順鉑阻抗細胞以及阿黴素對乳癌的阿黴素阻抗細胞所產生的抗增生效應。一份2008年的研究觀察到水飛薊素能恢復卵巢癌細胞對紫杉醇的敏感性。[12]

槲皮素：槲皮素顯然可以讓阿黴素對有多種藥劑阻抗性的乳癌細胞更為致命。它也能讓癌細胞對抗癌藥劑癌康定（Hycamtin）和健擇更為敏感。[13]

褪黑激素：被研究最透徹的自然醫療補充劑，能誘發睡眠的荷爾蒙褪黑激素分泌自松果體，也是一種有力的抗氧化劑，它也有一部分抗癌的特性。

義大利科學家對癌末患者的一系列研究，將褪黑激素搭配標準化療或放療使用，明顯改善了存活期。例如，轉移性肺癌第四期的患者接受標準化療加上褪黑激素（在睡前口服20毫克），其腫瘤縮小速率和整體存活期比單做標準化療者顯著提高。後者當中沒人活過兩年的研究期，而褪黑激素群有將近40%。接受褪黑激素治療的患者之副作用也比較少。對實體腫瘤末期（如轉移性乳癌、胃腸道癌和頭頸部癌）的患者搭配標準化療而使用褪黑激素也能改善醫療反應。根據2000年義大利科學家的報告，用褪黑激素搭配介白素 -2（又名白介質-2）治療非霍杰金氏淋巴瘤、霍杰金氏淋巴瘤、多發性骨髓瘤以及白血病，會提高腫瘤的反應。最近，他們的報告又顯示，褪黑激素和西醫療法合併使用於血癌、乳癌及結腸直腸癌會改善醫療結果：例如，轉移性結腸直腸癌患者除了使用化療藥劑抗癌妥靜脈注射劑之外又服用褪黑激素，其中有86%的患者腫瘤明顯縮小或停止生長，而只單純接受抗癌妥的患者有此療效的只有44%。還有，褪黑激素使義大利的科學家能夠用較低劑量的劇毒藥劑（如介白素 -2和抗癌妥）而藥效完全不打折扣。雖然效果顯著，在美國很少人用褪黑激素或對它進行癌症醫療研究。[14]

基於上述研究發現，我建議我的患者使用已經被證實在西醫療法中有癌症殺傷力的廣譜性配方之藥劑。它應該合併服用下列成分的一部分或全部：

● 3克80% ω-3的魚油

● 1,000-2,000毫克的黑加侖油，此為重要化合物如 γ 次亞麻油酸的來源

● 1,000-3,000毫克的黃耆（噴霧乾燥或冷凍乾燥萃取）

● 1,000-1,500毫克的槲皮素（水溶性）

● 250-500毫克的水飛薊素（標準乳薊萃取）

● 3-20毫克的褪黑激素（持久性或延時釋放，睡前服用）

務必和你的整合治療人員一起按照最適合你的狀況挑選藥劑和劑量。

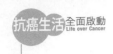
25 放療支持計畫

　　許多年以前，我有兩名口腔癌患者——比爾和唐，他們都做過腫瘤切除手術，再針對腫瘤所在部位和頸部淋巴結做了大範圍的放射治療。由於口腔和頸部是神經網絡和血管密集處，在那裡做放療會破壞唾腺，使患者失去味覺並導致吞嚥困難。比爾和唐希望他們不會那樣。

　　但他們兩個有關鍵性的差異。唐做完放療才來找我們；比爾在他家附近的醫院做放療之前及期間都來過本中心諮詢我們。唐在放療期間並未服用任何營養品或其他保健食品。比爾採用一個以全植物為主的營養補充計畫，它能抵銷放療對正常細胞所造成的氧化傷害。他也服用抗氧化劑——乙基（又稱阿米福汀，因能減低放療對正常細胞的破壞而被稱為組織保護劑）。

　　當比爾要求他的放療腫瘤科醫師使用乙基時，該醫師立刻拒絕，並表示要是有用的話他會建議使用。我給比爾一疊科學報告，大多證實像比爾這種狀況使用乙基的效用，但他的醫師竟把這些報告丟到體檢桌上，並叫罵著：「我已經告訴過你，如果真的有用，那我早就用了！」我曾對比爾提過，我關心的不是它的效用，而是可能干擾到醫療。比爾已經瞭解，但比爾認為它的效用比風險還重要。所以除了積極執行營養計畫，比爾還選擇接受乙基，並用可預先設定程式的幫浦注射。比爾做完他的放療方案，而且沒有嚴重燒傷，對他的唾腺和吞嚥能力也沒有傷害。走筆至此，比爾已經度過十幾年沒有癌症的生活。

　　唐的經歷就不一樣。他做完放療才來到我們中心，不但已經喪失唾腺的功能也無法吞嚥。放療把唾腺燒到無法修補的地步。嘗試過我們一貫做的營

養、保健食品、體能療法、亞洲健身技巧及身心療法，我們還是無法恢復他的吞嚥能力，終於其他的併發症奪走了他的性命。如果他的醫師用比較積極的方法來消除癌症治療的毒性效應，我相信唐不會受那麼多痛苦，也可能活久一點。

強化放療的創新策略

❖ 阿米福汀

　　如比爾的故事所示，這種化合物是比較強的細胞保護藥物。最初是美國陸軍為了保護可能接觸到放射線的士兵而出資開發的一個機密性計畫，它能排除化療或放療產生的自由基。臨床試驗顯示它顯著降低廣泛的放療副作用，尤其是對口腔黏膜組織的傷害（導致口腔黏膜炎、口腔炎和口乾），這些問題常見於頭頸部癌症和直腸癌。

　　阿米福汀的抗氧化效應能否保護腫瘤組織？以及正常組織是否不受放射線的傷害？這個爭議已持續多年。在2006年發表的一份涉及14個個別的試驗共1,451名患者的研究分析報告，還有2007年發表的6個試驗，結論是：雖然患者可能因為腫瘤受到保護而有2%的治療失敗率，但阿米福汀確實能保護患者，並能減少放療的副作用。如果你想用阿米福汀，你和你的醫師應該討論到這個風險。[1]這種新配方幾乎可以消除乙基成分的副作用。

❖ 高壓氧療法

　　對於各類型的放療傷害（審訂註：即造成放射性直／大腸炎或放射性膀胱炎）和疤痕，高壓氧療法（HBOT）是可以接受的一種治療。組織傷害有時是放療之後氧氣無法到達某些組織而引起的。進行高壓氧療法，你得進入高壓艙，在裡面呼吸100%的氧氣，如此氧氣就能到達受損部位。做完放療之後，這種療法對腦部非常重要，因為放療可能導致認知、記憶、語言和體能受損。如果你曾經因放療而組織受損，請諮詢你的醫師高壓氧治療對你是

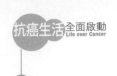

否有幫助。[2]如果你之前做過化療，務必諮詢該領域的專家，因為使用過某些化療藥劑（如阿黴素）就不能再做高壓氧療法。

❖ 高科技放療

高科技放療可以消除點狀的腫瘤，比之前的放療精準度大幅增加，例如，對腦部、肺部和肝臟部位進行傳統放療會對正常組織造成嚴重損壞，或不可能一起做放療。又如全腦部放療會對患者造成認知和身體缺陷；肺部放療會殺死許多正常組織（因為呼吸和隨之而起的胸腔上下運動會使健康的組織移動到X光照射的路徑），有時甚至造成不可逆的肺部損傷。現在我們可以做得更好。

立體定位放射手術。這是一種非常精準的放療，大多用在腦部和脊髓腫瘤。有幾種類型，包括腦瘤用的「γ刀」（審訂註：由神經外科醫師負責而非腫瘤科醫師）。治療前仔細對腦部和腫瘤做好定位繪圖（通常利用磁振造影，即MRI）之後，γ刀就以電離輻射光束（γ）很精確地瞄準腫瘤，而幾乎或完全不會傷到周遭組織。γ刀最驚人的就是它能以十分之一毫米的精準度手術治療極微小的標的物，對健康組織的傷害風險也極度降低。此外，如有必要外科醫師還可以為你封掉一兩條或更多集中的放射光束，以避免刺激到敏感部位，例如視神經。質子光束和電腦刀和γ刀一樣精準，過去無法用放射療法或手術切除的一些案例，現在都能利用這些技術完成。[3]

射頻消融術。射頻消融術在字面上的意思就是燒死腫瘤。以探測針插入罹癌部位，直接對準腫瘤核心輸入高熱量來破壞它。最早是用來對抗肝癌，現在也用在肺癌、骨癌和其他腫瘤；它可以破壞大到9公分的腫瘤，以及出現在不同部位的數個腫瘤。這項技術在1990年代問世之初，我們就開始使用。當時每做一個療程平均大概得花一小時以上。現在我們的患者四分鐘就做完這種治療，當天就可以回去，而且看似沒有病痛。這種減積技術也許不能將癌症治癒，但卻能讓患者多出許多寶貴的生存時間，不僅可以享受生活，也能嘗試新的藥劑，開始執行避免復發的計畫，或等待下一種突破性

的技術出現。腫瘤縮小讓你可以移到下一個策略，以便抑制或消除細微的病兆。要知道，並非所有的醫師都相信射頻消融術是有意義的策略，也不是所有的情況都適合用這種技術治療。[4]

呼吸調控放射療法（Gated Radiation）。照射肺癌會破壞到健康的組織，因為呼吸的移動會讓腫瘤跑出X光照射的範圍，並讓健康的組織跑進治療範圍。呼吸調控放射療法就是為了解決這個問題而做的調整，最後只讓放射線在腫瘤進入照射區時才放出X光。這種做法對肺部和其他胸腹部腫瘤（包括霍杰金氏症）的治療很有用。在一些大醫院都有這種技術，包括史丹佛大學醫院、費城的福克斯雀斯癌症中心（Fox Chase Cancer Center）、匹茲堡大學醫學中心、諾理斯卡恩癌症中心（Norris Cotton Cancer Center）以及紐約的長老會癌症中心（New York Presbyterian）。在LOC網站有最新的清單顯示提供這種技術的醫療機構。[5]

強度調控放射療法（IMRT）。強度調控放射療法，由電腦產生的影像會針對腫瘤的大小及形狀來決定劑量。放射光束被分解成數千道細微的光束，同角度射入身體，並在腫瘤所在處交會，如此對腫瘤周遭正常組織的破壞大為減少。因為能正確對準腫瘤，使IMRT能夠釋放更高劑量的放射線，且比較不會破壞到正常組織而且副作用也較少。在早期的試驗，這個療法對攝護腺癌及頭頸部腫瘤的治療結果都有改善。大的癌症中心大多有提供這種技術。[6]

中子療法。標準的放療是用X光，那是一種高能量的次原子粒子，稱為光子。不過，有些腫瘤有放射阻抗性，意即它們對光子療法不太有反應。在此情況下，中子療法就是可行的替代方案。它是用一種被稱為中子（它在細胞核內會與DNA交互作用）的次原子粒子來砲轟腫瘤。臨床試驗顯示，用中子療法對付末期攝護腺癌和無法手術的唾腺腫瘤比用光子療法更為有效：十年之後，以光子和中子合併治療攝護腺癌末期的患者，結果70%沒有癌症，單用光子療法的只有58%沒有癌症；至於無法手術的唾腺癌患者，則有56%沒有癌症，單用光子療法者只有17%沒有癌症。有些癌末患者（包括頭

頸癌和攝護腺癌）是中子療法的最佳人選，無法手術的癌症或復發的癌症患者亦然。你可以上網www.neutrontherapy.niu.edu看到目前以中子療法治療的資訊。當我走筆至此，美國境內有提供中子療法的機構包括北伊利諾大學位在伊利諾州巴達維亞的費爾米國家加速器實驗室（Fermi National accelerator Laboratory）的研究所、位在西雅圖的華盛頓大學以及位在底特律的哈珀醫院（Harper Hospital）。[7]

質子療法（審訂註：其道理就像深水炸彈，可以將最大放射劑量的釋放設定在腫瘤所在部位，以減少正常組織受到破壞。在臺灣的臺大醫院和長庚醫院都有這種儀器）。是利用一種叫做質子的次原子粒子，且已經顯示對於位在重要器官（如腦部）的小腫瘤治療非常有用。位在顱底的腫瘤，以質子療法的患者有82%五年後仍沒有症狀，而用X光治療者只有40%。如果你罹患這類稀有的癌症，可以詢問腫瘤科醫師，確定你是否適合用質子療法。美國有這種技術的醫院，包括布魯明頓的印第安納大學迴旋加速器研究機構（Indiana University Cyclotron Facility）、波士頓的麻州綜合醫院（Massachusetts General Hospital）和加州羅馬林達大學醫學中心（Loma Linda University Medical Center）。[8]我們會在www.lifeovercancer.com網站更新同時提供中子和質子療法的機構。

❖ 熱療

應用熱度的療法，醫學上叫做熱療，它可以產生像放射線一樣的效果。癌細胞對於熱度的破壞遠比正常細胞更為敏感（審訂註：其道理就是癌細胞比正常細胞更怕熱），根據這一點我們知道熱度可以讓癌細胞在化療時（尤其是鉑類抗癌藥物）變得更脆弱，且能刺激身體的抗癌防禦工事，尤其是細胞激素。利用儀器釋放出來的高溫，醫技師得以觸殺癌細胞（例如黑色素瘤及頭頸部腫瘤），此即所謂局部熱療。它也可以用來做全身治療，稱為全身熱療。做熱療時，有器官腫瘤或轉移性腫瘤的患者需進入一個高溫艙，讓體溫升高到發燒的程度（攝氏39-40度）或更高（攝氏41-42度）。熱療通常

要做6到7週，不會像放療一樣引發燒傷、組織受損和免疫抑制等副作用。全身熱療的技術在歐洲已經核准使用，而且普遍應用；在美國也有許多熱療設施，大部分只做局部熱療。可請教你的醫師，看你是否適合做熱療。你可以從國家臨床熱療協會網站（www.hyperthermia-ichs.org）找到有提供熱療的醫師。[9]

放療偶合

放療就是釋放強力的X光來殺死癌細胞。大部分患者對這種治療的耐受度相當高，而且可能不需要透過偶合來降低副作用（特別是已經遵循良好膳食和健身計畫的患者）。但這種放射線的強度比診療用的X光強好幾倍，它也會破壞到正常細胞，特別是接受緩和性放療來縮小復發性腫瘤的癌末患者。這種情況，免疫細胞（淋巴細胞）特別可能受損，使得身體更容易受到其他疾病感染。其他放療常見的副作用包括倦怠、進食問題、情緒低落、噁心、嘔吐、腫脹、頸部和喉嚨不舒服，以及皮膚病變，如發癢、起疱、韌化和發黑等。

好消息就是你可以合併運用健康的膳食、優質的營養補充、放鬆技巧和其他健康生活方式的改變來消除很多或全部的副作用。天然化合物也可能提高放療選擇性殺死癌細胞的能力，讓腫瘤被殺死，而正常細胞仍然活著。例如，那些可以稀釋血液或刺激循環的作用，可增加血液經過腫瘤的流量，而增強放療的功效：為了讓放射線能殺死癌細胞，其周遭必須有氧氣，而血液可以攜帶氧氣。我要藉此討論一些常見症狀的管理。想要知道有關症狀管理的建議，你可以回到第6章的症狀管理小秘方，及第9章的運動建議。

許多放射線偶合劑的作用就像抗氧化劑。理論上（尚無研究顯示），放療的偶合劑使用可能有問題，它是利用自由基（甚至多於化療）去殺死癌細胞，而抗氧化劑會掃蕩自由基。確實，2005年的一個研究發現，雖然服用抗氧化劑維生素E和β胡蘿蔔素的頭頸部腫瘤患者做放療時比較沒有副作

用，他們的存活率也比只服用安慰劑的還要低。這個發現引起媒體很大的關注；比較沒有被注意到的是2008年的一個後續分析，顯示該研究過高的死亡率幾乎都出現在放療期間的抽菸者，甚至排除在放療前後抽菸但治療期間停止抽菸的患者。這並不會令人太驚訝，因為早期的研究已經指出 β 胡蘿蔔素、抽菸和癌症的關聯性。[10]這當然意味著抽菸者在放療期間不應該抽菸，但研究也對腫瘤科醫師認為抗氧化劑會減輕放療功效的看法有所懷疑。雖然我覺得數據傾向於支持抗氧化劑，但我還沒看過對這個問題的充分論述。當有真正能治癒的可能性時，保守者在放療期間應該不會使用抗氧化劑，而只是考慮用在緩解養生方案或患者無法耐受治療之時。

不過，用來紓解放療副作用的保健食品和藥物並非都是抗氧化劑。有些帶有抗氧化活性的保健食品（例如兒茶素——綠茶的一種成分），除了它們的抗氧化效應之外，實質上也有抗癌活性，我覺得這些更有利用價值，特別是對有醫療耐受問題的患者。以下所列都可以用來降低放療的副作用。

麩醯胺酸。在2006年的一個臨床試驗，使用麩醯胺酸讓接受化療的頭頸癌患者有口腔黏膜炎的比率降低了80%。它讓患者的疼痛指數降低6級。麩醯胺酸是透過靜脈注射使用，這種類型在美國沒有販售，但其他研究顯示，口服型麩醯胺酸也能有效對抗其他副作用，所以值得考慮用它來降低放療的副作用。[11]

放療支持配方應該含有下列成分：

- 1,000-3,000毫克的三參湯，噴霧乾燥或冷凍乾燥萃取（含有人參和其他草藥的中藥配方）[12]（參見LOG網站對保健食品品質之討論，請找有關進口草藥配方之評論）。

- 500-1,500毫克的兒茶素（濃縮綠茶萃取，至少需含有70%的兒茶素），以便在放療期間保護唾腺、皮膚細胞和免疫系統。實驗研究顯示它也能讓癌細胞對放療的反應更加敏感。[13]

- 300-600毫克的大豆異黃酮（40%的金雀異黃酮〔genistein〕），可以

增加腫瘤細胞（但非正常細胞）對放療的敏感度，尤其是肺癌、攝護腺癌、肝癌和食道癌細胞。[14]

● 2,000-4,000毫克的維生素C（抗壞血酸），顯著改善癌細胞對放療的敏感度。[15]

● 3-6克魚油（含80%的 ω-3），會增加放療選擇性殺死癌細胞的功效。ω-3會降低氧氣不足或局部缺氧（那會讓癌細胞對放療有阻抗性）問題。[16]

● 200-400毫克的西伯利亞人參（亦稱刺五加）標準化萃取，在兩餐之間服用，對接受放療的乳癌患者能保護一般抗性和免疫系統。[17]

● 80-120毫克的銀杏葉萃取，可保護免疫系統，並可能在放療期間保護腦部組織。[18]

務必和你的整合醫師討論最適合你的藥劑和劑量。

放療的影響和你打針的部位有關。對腹部和骨盆做放療會引起腸炎，其特徵是腸子發炎和便秘。如果你有這個問題，要避免食用乳製品，並少吃全穀類、堅果類、種子類、大部分水果（不過只要煮熟、切細或設法減少纖維質就可以食用）、油膩食物、生菜、餅乾、辛辣食物、有咖啡因的飲料（咖啡、茶、可樂、巧克力、瓜拿那〔guarana〕製品）、酒和菸。在食物中對放射性腸炎有幫助的，包括老蒜精萃取（1,000-1,500毫克）、硒（200微克）、碧蘿芷（pycnogenol，葡萄籽萃取）（100-300毫克）、維生素A（5,000 IU）、左旋麩醯胺酸（10-30克，對放療造成的口腔黏膜炎也有幫助）、薑黃素（1,500毫克）、魚油（3克）以及益生菌（50億到100億高品質的活菌，其他有些列出來的產品也有益生菌或益生元）。[19]

以放射線照射胸部或乳房會導致食道發炎和吞嚥困難。治療結束問題就會消失，不過為了讓食道痊癒，可能會中斷你的治療。吃軟爛的食物會有幫助，也可以用制酸劑、麻醉劑並遵循第6章的醫療支持膳食，有幾餐可以用奶昔代替。

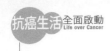

以放射線照射乳房會造成令人難受的皮膚反應：金盞花軟膏能降低反應，但蘆薈膏就沒什麼幫助。[20]

以放射線照射頭頸部和嘴部，除了常見的口腔黏膜受到刺激之外，還會引起口腔黴菌感染。在此情況下，服用麩醯胺酸（每天兩次5-10克）、綠茶中的兒茶素（EGCG；1,000毫克）和益生菌（50億到100億的活菌）可消除疼痛。[21]如果黴菌持續感染，就得找你的醫師要制黴菌素（nystatin）或氟康唑（fluconazole）。

26 醫療結束之後可以做的事：
控制和抑制腫瘤生長

「既然化療、手術或放療都已經做完，基本上你就得靠自己了。」

雖然有許多不同說法，如「我們六個月後見」或「你現在可以回歸正常生活」，但訊息都是一樣。如果你像我們在布拉克中心看到的許多患者一樣，聽到這些話讓你感覺到西醫療法做完（不管成功與否）之後自己的命運就已有定數。沒有後續計畫，你能做的似乎只有期待、禱告、希望自己有好運，或提心吊膽等待看似必然的事情發生。難道治療結束反而讓你感到焦慮和失落？

有一個更好的方法。在布拉克中心，我們無論何時第一次看到患者，都會做一個中心版的癌症治療抑制計畫，理由很單純：它能增加你保持健康和活命的機率。本章概述癌症抑制的基礎，無論可見（掃描顯示有腫瘤出現）或不可見（掃描看不見，但體內可能還有偵測不到的微轉移）。攻擊階段之後，你會進入三種情況之一。如果你仍有看得見的腫瘤細胞但已無法耐受更多醫療，那你適合用第27章描述的復原方案；它能讓你儲備精力以接受進一步治療。如果你其他都很健康，只是還有看得見的腫瘤細胞，且已做完所有的西醫療法，我推薦第28章的竭盡所能。如果你很幸運，在攻擊階段之後就沒有看得見的腫瘤細胞，做完常規療法的第一年即可遵循本章的「微腫瘤生長控制」計畫。本章旨在搭建一座橋梁，讓你可以通到第29章的長期緩解計畫。無論你處在哪一種情況，你應該堅持抗癌生活膳食、營養支持保

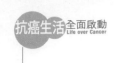
健食品、運動方案、心靈療法，以及之前幾章描述的體內環境調整步驟。當你把內在生化環境調整成不利於癌細胞生存，那任何殘餘腫瘤的增殖（如果有的話）都會比較緩慢，也比較不可能轉移他處。要記住，既然你不再接受殺死癌細胞的放療或化療，你的抑制策略必須盡可能保有充足的抗癌大砲。從整合性腫瘤醫學的觀點，這就是你應該格外積極的時期，尤其是殘餘的癌細胞如果真的開始再生，它們對化療藥劑很可能已經有阻抗性。

採取分子層級的治療

在所有最新和最先進的主流腫瘤醫學當中，標靶治療最令人興奮，且理由充分：絕對可靠的是，它們可以做到避免健康組織受到抗癌藥劑的影響。不像化療會去攻擊正在分裂的細胞，不管它們是不是惡性腫瘤，標靶治療只瞄準那些失控而加倍成長的細胞，也就是癌細胞。因此它們和天然藥物的信條是一致的：那就是我們可以用較溫和和較安全的療法干預癌細胞，又能保持身心的完整性。雖然標靶治療一樣有副作用（有些還相當明顯），但大多不像化療所引起的那麼嚴重。[1]如果你要做標靶治療，你的腫瘤科醫師會確定已經對腫瘤細胞做適當的採樣。這些標本的分析可以看出你的癌細胞是否含有分子標靶。

不過，標靶治療並非完美無缺。它們會攻擊癌細胞的生長訊號和生長路徑——但這些路徑非常多。結果，當某一個標靶藥劑阻止癌細胞利用某一條生長路徑，癌細胞可以轉換到另一條路徑或後退，就像油電複合動力車一樣，汽油用完就改用電動馬達。這就是標靶治療一般都無法大大延長存活時間的最主要原因：惡性腫瘤（已經轉到新的生長路徑）不到幾個月就回復到致命的增殖習慣。此外，存在同一個腫瘤之內的癌細胞都不一樣，有些會用這一條生長路徑，其他的則採用別條路徑。[2]

那就是為什麼我們要使用多重策略或多重標靶。如果我們阻擋的只是癌細胞增生或轉移的一條分子路徑，即使那是主要路徑，癌細胞還是會轉換到

另一條。[3]在主流腫瘤醫學，這表示需尋找有效的療法，使我們能瞄準所有的癌細胞生長路徑，可以持續或同時進行。當今的標靶治療大多仍只瞄準癌細胞的單一生長路徑，而且因為經費太高和毒性太強而無法多重標靶同時進行。但研究進展極為快速。下表中所列的標靶治療都是已經核准使用的。除了你的A團隊，我也會讓你知道哪一種標靶治療已經核准使用，以及哪一種仍在臨床試驗階段但你可能適用。請參見www.clinicaltrials.gov有關試驗資訊以及FDA核准使用的標靶治療和癌症的最新清單。

癌症的標靶分子藥劑療法

分子標記	標靶藥劑	說明
抗原CD20	百克沙（Bexxar，成分為tositumomab）	核准用於已做過化療和分子標靶藥劑的濾泡型淋巴癌患者
抗原CD20	莫須瘤（Rituxan，成分為rituximab）	核准用於B細胞非霍杰金淋巴癌和B細胞白血病
抗原CD20	澤娃靈（Zevalin，成分為ibritumomab tiuxetan）	核准用於B細胞非霍杰金淋巴癌
腎絲球過濾率（EGFR）（人類表皮生長因子受體1）	爾必得舒（Erbitux，成分為cetuximab）	核准用於轉移性大腸和直腸癌及頭頸部癌
腎絲球過濾率（EGFR）（人類表皮生長因子受體1）	得舒緩（Tarceva，成分為erlotinib）	核准用於非小細胞肺癌和胰臟癌
腎絲球過濾率（EGFR）（人類表皮生長因子受體1）	維克替比（Vectibix，成分為panitumumab）	核准用於先前已治療的結腸直腸癌

人類表皮生長因子受體2（HER2/neu）	賀癌平（Herceptin，成分為trastuzumab）	核准用於有特定基因突變的乳癌，人類表皮生長因子受體2
人類表皮生長因子受體2（HER2/neu）	泰嘉錠（Tykerb，成分為lapatinib）	核准用於肺癌及乳癌
免疫功能、血管新生	沙利竇邁（Thalidomide 審訂註：老藥新用，可讓孕婦止吐，但卻生出海豹肢的嬰兒）、瑞富美（Revlimid，成分為lenalidomide）	核准用於多發性骨髓癌，它們似乎有數個分子標靶
甲基轉移酶	委丹扎（Vidaza，成分為5-azacytidine）	核准用於骨髓發育不良症候群
哺乳動物雷帕霉素靶蛋白（mTOR）	特癌適（Torisel，成分為temsirolimus）	核准用於腎細胞癌
PDGF-r, c-Kit, bcr-Abl	基利克（Gleevec，成分為imatinib mesylate）	核准用於慢性骨髓性白血病（CML）和胃腸道基質腫瘤
PDGF-r, VEGF-r, c-Kit及其他	紓癌特（Sutent，成分為sunitinib）	核准用於腎細胞癌和胃腸道基質腫瘤
PDGF-r, VEGF-r, c-Kit, RAf	蕾莎瓦（Nexavar，成分為sorafenib）	核准用於腎細胞和肝癌
蛋白酶體抑制劑、bcl-2超量表達	萬科（Velcade，成分為bortezomib）	核准用於多發性骨髓瘤
VEGF	癌思停（Avastin，成分為bevacizumab）	核准用於非小細胞肺癌及轉移性大腸癌或乳癌

打擊多元標靶惡化路徑

直到有效的藥劑雞尾酒療法問世，我相信整合性癌症療法提供了最好的方法，讓我們可以同時打擊多元分子標靶又不會產生毒素。有些天然化合物甚至含有數百種生物活性成分，可以成功進入癌細胞打擊多元標靶。雖然，大多數受限於吸收力，若無藥物介入，光靠天然化合物仍無足夠效力治好癌症（尤其是癌末）。標靶癌細胞的生長路徑究竟只需利用一種化合物？還是需多管齊下？邏輯上應該是盡可能打中許多腫瘤特異性標靶和它們的路徑：若只阻擋癌細胞的一條生長路徑，很難長久抑制腫瘤。甚至改變生活方式都可能改變創造這些標靶的基因活性：最近有一個針對低脂素食的研究，幾乎500種基因的活性因膳食的改變而有了改變，且大多和癌症的進展有密切關係。[4] 這個發現特別讓人感興趣的就是發現到每一個腫瘤可能有數十個異常的基因。

我們在布拉克中心採用的多元標靶療法有環境支援計畫為基礎，這樣就可以讓你體內的生化環境盡可能保持在不利於癌細胞的狀態。我們靠這個基礎，用化合物同時對準癌細胞生長的數個重要路徑，用多元療法（範圍從主流癌症藥劑或放療，到天然化合物和藥草）打擊病魔。有九種作用和微腫瘤生長控制關係特別密切：

1. 讓腫瘤細胞失控而快速增殖的作用。

2. 那些會阻止腫瘤細胞以細胞凋亡（程序性自殺）方式死亡的作用；有些惡性腫瘤細胞的此種自殺路徑已經破壞。還有，放療和某些範圍的化療需倚賴細胞凋亡來產生效用，如果癌細胞會抵抗凋亡，那這些醫療就起不了效用。

3. 讓腫瘤細胞對醫療產生阻抗性的作用。化療或放療之後，許多細胞隨之死亡，其他殘留的則有阻抗性並能存活。脆弱的細胞被消除後，留下許多空間，讓有阻抗性的細胞得以增殖、自我複製數十億個腫瘤細胞，且每一個細胞都更惡毒，更有阻抗力。這就是為什麼復發的癌症通常都更

難醫治。

4. 讓癌細胞逃脫免疫系統的作用。通常免疫系統會在異常細胞增殖成腫瘤之前就把它們殺死，這點在第16章有解釋。

5. 讓腫瘤細胞長出血管而對腫瘤供應養分的作用。這種作用叫做血管新生，而抗血管新生就是要讓腫瘤細胞隨意閒置，但不讓它長出能供應養分的血管而無法增殖。

6. 讓惡性腫瘤細胞轉移或擴散的作用；那是治療失敗和癌症之所以致命的主因。有人估計，在診斷時有半數的癌症患者出現癌細胞轉移，而在癌症死亡案例中，有90％都是因為轉移性癌症而非原發性腫瘤。

7. 導致細胞之間有溝通缺陷的作用。正常細胞感覺到旁邊已有同種細胞就會停止增殖。癌細胞永遠不會感覺到這種訊息，要不然就是忽略這種訊息。

8. 讓細胞不至於分化（differentiating）或特殊化（如肌肉、肝臟或皮膚等細胞）的作用。分化會使細胞停止增殖。

9. 讓細胞永生的作用。通常，細胞在死亡之前的分裂大概不超過50次，但有一種叫做端粒酶（telomerase）的酵素會讓細胞超越這個極限。

有許多傳統癌症藥劑可以標靶這些路徑，天然化合物也可以。例如，漿果類有抗血管新生特性，那就是為什麼抗癌生活膳食把它們放在水果的重要位置。在實驗室的測試，草莓、野生藍莓、覆盆子、蔓越莓和接骨木的果實都可以抑制血管內皮生長因子（VEGF，一種常見的生長路徑），而避免血管新生。大豆的化合物金雀異黃酮也能抑制VEGF和血管新生，這可能是大豆之所以能降低罹癌率的一個原因。[6]也有初步的研究證據（LOC網站會持續更新）顯示，有些天然化合物能刺激免疫系統細胞搜尋和辨認惡性腫瘤細胞：實驗室研究發現人參含有一種活性化合物具有這種效應，蘆薈中所含的活性化合物醋孟南（acemannan）也有。[7]薑黃素（薑黃香料所含的一種活性成分）可標靶數個九大惡化路徑的成員：它能阻擋被EGFR激發的生長路

505

徑，有助於誘發細胞凋亡，並能阻擋支援轉移所需之血管新生路徑。有效的劑量是每天服用3-4克薑黃，或1,200-1,500毫克的薑黃素或超濃縮薑黃。

我不想讓你以為治療癌症需要做的只是每天用薑黃當香料。要達到上述療效的劑量（根據實驗室的腫瘤細胞生長及動物注入惡性腫瘤細胞研究）可能比你每天單純用在食物中的薑黃香料得到的薑黃素高出許多。另一方面，許多臨床研究現在都用濃縮薑黃萃取（安全劑量可高達每天12克），以及把薑黃素和其他多元標靶植物合併使用。[8]這之中有一個研究調查攝護腺癌前期的患者，結果發現初步使用薑黃素出現令人極感興趣的癌細胞發展遲緩。我的意思很單純：有些天然化合物和最先進的藥物一樣，可以標靶同樣的路徑。這就是為什麼我會用它們做為抗癌生活腫瘤抑制計畫的奠基石。

就像雞尾酒藥劑是主流腫瘤醫學熱門的研究領域一樣，合併使用抗癌化合物在整合照護也是最令人興奮的進步。透過化合物的合併使用，我們可以獲得綜效，這兩種藥劑的影響就比分開使用的效果加起來還要大，這樣二加二就等於六，甚至等於十八。如果多元藥劑在協作的形況下合併使用，每一種的劑量都可以用少一點。讓我以綠茶為例說明如何協作。綠茶萃取物對老鼠腫瘤的一種特殊病毒株的生長抑制作用很小，腫瘤減少的重量平均只有從152毫克減到147毫克。葡萄籽萃取和紅椒萃取分別使用也只有些微作用。但是綠茶萃取加葡萄籽萃取合併使用的結果使腫瘤縮小了68毫克。葡萄籽萃取加紅椒萃取讓腫瘤縮小了27毫克。[9]

這只是營養食品標靶癌症惡化路徑的一些例子。下表顯示我們在這方面努力嘗試搭配的一些成果。很容易就可以看到萬用的薑黃素和綠茶為何如此受歡迎。不過，要記得這個研究大部分還屬於臨床前研究，也就是說只做完動物實驗和實驗室培養皿的細胞生長研究，尚未做完人體實驗，雖然有些發現是根據人體試驗結果。而且以天然藥物做分子標靶才剛起步，所以未來幾年這個表的內容會持續演化。但是因為藥草和保健食品的安全性餘地很寬，我們認為想要找無毒的方法來抑制腫瘤生長的患者會使用它們是有道理的。我們會經常開發在患者的膳食中增加這些化合物用量的規範。

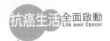

在抑制階段的抑制惡化策略能讓你一直受益，甚至在對抗殘留腫瘤方面有更多好處。在布拉克中心，我們相信這些策略可以讓患者在這場戰爭中活得比他們期待的預後還要久。

以保健食品標靶惡化路徑									
	增殖	細胞凋亡	抗性	免疫力	血管新生	轉移	溝通	分化	永生
薑黃素[10]	X	X	X	X	X	X	X	X	
綠茶多酚[11]	X	X	X	X	X	X	X	X	X
維生素D[12]	X	X	X		X	X		X	X
白藜蘆醇[13]	X	X	X	X	X	X	X	X	
葡萄籽萃取[14]	X	X			X	X			
靈芝[15]	X	X	X	X		X			X
舞茸[16]	X	X		X		X			
鞣花酸[17]	X	X	X		X	X		X	
花青素[18]	X	X	X		X	X		X	
木犀草素（毛地黃黃酮）[19]	X	X			X	X		X	

27 康復計畫：
增強體力以面對治療

你可能記得我的老朋友威廉・杜普提的故事，自從他和一位演員（也是自然飲食主義者）葛洛麗亞・史璜森結婚之後，變得非常喜歡健康飲食和生活方式，他還寫過一本暢銷書《糖藍調》。威廉七十幾歲得了轉移性攝護腺癌，並在布拉克中心接受治療。在他出院一段時間之後的某一個時期，他變得十分虛弱又憔悴，因而無法繼續服用我們的化療處方藥劑。他告訴我們的物理治療師：「最近我很討厭照鏡子，因為自己看起來好像戰俘。不知道原來的我到哪去了？」雖然他衰弱不堪，連幾步路都走不動，威廉還是找我們的體能照護同仁陪他努力鍛練身體以恢復昔日光彩，想養精蓄銳以便繼續他的抗癌治療，甚至來中心做化療期間每天足足走了3公里路。我們為他開發的方案已經變成抗癌生活復原計畫，目標就是讓他夠強壯才能夠開始或繼續接受治療。

有很多原因會讓癌症患者變得太虛弱，而無法執行必須的腫瘤攻擊和生長控制策略。有些患者，像威廉，之所以變得虛弱，是因為癌症症狀惡化和其他醫療問題。有的則可能是受到化療或放療的急性毒素傷害。對許多患者而言，惡性腫瘤既是最初生病的結果，也是讓病症更加嚴重的原因。腫瘤釋放的炎性細胞激素會觸發惡病質及藥物的副作用，而壓力和憂鬱則導致嚴重的食慾不良。化療或腫瘤惡化會引起噁心、嘔吐和便秘，使你無法從食物中攝取任何養分或可以用來控制病情的東西。放療或化療會引起嚴重的口腔黏

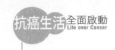
膜炎，而讓你無法進食。化療也會耗盡你身體的必需營養素，而使你變得營養不良。

瑪莉：增強體力迎戰化療

瑪莉，56歲，因膽囊癌而來到我們診所，這種病很難治。病症和治療已經破壞瑪莉的消化系統，使她極度虛弱，並得了惡病質。傳統的營養諮詢對她沒什麼幫助。當時她的體重還勉強可以接受，但有點太輕；她的肌肉已經消瘦許多，且有黃疸和倦怠問題、有腹水（或腹中有過多水分）及蛋白質存量太低的徵兆。她根本不可能在這種狀況下接受癌症治療。但不治療的話，如此虛弱的她很快就會被癌症打敗。

瑪莉因此開始執行抗癌生活復原計畫。這個計畫的目標是充分改善患者的臨床症狀，使身體進入最佳狀況而能回去治療（依瑪莉的情況，就是化療）。復原計畫開始進行不到一週，瑪莉看起來就已經好多了，她自己也覺得比較有精神。她的腹水和黃膽也完全消失；到了第二週，她的食慾和精力都有改善。瑪莉已經能夠再繼續化療。

如果你已精力耗竭而撐不下去，我要告訴你的是：復原可使你重建體能養足精力而能再做進一步的治療，並給你一個消滅殘留癌細胞的好機會。數年來我們有許多患者就是這樣又再回到能夠救命或至少能延長性命的醫療。我們的復原計畫包含六個部分，因為其中有些可能要用到處方藥，執行這個計畫最好能有醫療團隊提供專業知識及協助。

減低炎性反應

對許多癌症患者而言，要克服惡病質相當困難。導致惡病質的原因尚未明朗，但已知腫瘤分泌的癌細胞激素對此有重大影響。[1]那就是為什麼當腫瘤已經手術切除、或被化療或放療縮減到幾乎完全消失之時，惡病質就會有

所改善。胰臟癌、肺癌、大腸癌和腎臟癌最可能導致惡病質，至於乳癌和攝護腺癌就比較不可能。

　　想克服惡病質，要做的第一件事就是平息炎症的熱火（它會驅動惡病質，審訂註：炎症反應引發細胞衰竭的現象）。通常，第15章概述的自我照護計畫對此會有幫助。但因惡病質是非常嚴重的一種病，我建議要做實驗室檢驗，才能知道哪一種炎性分子升高最多，做法就像該章在醫療夥伴那一段的描述。一旦知道你需要對付的是什麼問題，你和你的整合醫療人員就可以根據它來調整你的方案。你可以從下列選擇一種，或幾種合併使用，完全看它的嚴重性而定：

● 以一種複合式補充劑支持健康的炎性反應（參見第15章，第297頁）。

● 純EPA或魚油，每天2-6克，用來幫你抑制促炎的類花生酸和細胞激素。[2]檢視成分標示以瞭解魚油膠囊的EPA含量。我建議用EPA含量至少達50%的魚油。如果你很難消化魚油，可嘗試用腸溶膠囊。

● 下列某幾種保健食物的混合：薑黃素、聖羅勒、黃芩、迷迭香、薑和蕁麻（stinging nettle）；這些可以標靶環氧化酶-2、攝護腺E2、NF-kappaB和其他炎性生化物質。[3]對大部分患者而言，每天可服用1,000-3,000毫克的薑黃素，1,000-1,500毫克的黃芩標準化萃取，10-20毫克的迷迭香萃取，100-300毫克的薑萃取，以及1,500毫克的蕁麻萃取。

● 維生素C和E可以降低NF-kappaB（它會驅動炎性反應）。[4]對大部分患者而言，每天可服用1,000-1,800毫克的維生素C和200-400毫克的維生素E。

● 布洛芬（審訂註：俗名馬蓋仙，其作用包括止痛、消炎和退燒）也能降低炎症。我建議每天服用三次，每次400毫克。你也可以服用萘普生（naproxen）（500毫克，每天兩次）。和食物一起服用，並注意胃腸道出血的早期症狀（腹部疼痛、倦怠、貧血或有黑色大便）。

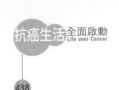

吃得飽和吃得對

讓你變得虛弱、疲倦和消瘦的原因可能是因為熱量攝取不足。為了恢復健康，要確定你每天需要多少熱量和多少蛋白質及其他營養，這其實是很複雜的事。所以我建議請你的醫療團隊推薦一位營養師幫你忙。一旦知道目標為何，你就可以按照完整而周詳的計畫來攝取蛋白質、熱量和其他營養。情況最嚴重時，醫師通常會推薦小腸配方，可用喝的或用餵食管。雖然有許多商業性的營養產品，但大多含有太多糖分、乳製品和不健康的脂肪，這些都會嚴重破壞你的體內環境，包括炎症水準提高。誠如我在第6章的解釋，我們中心的營養師已經開發一些不含促炎成分的配方。在第6章（第129頁）的奶昔食譜含有豐富的熱量、蛋白質以及微量營養素和植化素。此外，我建議你遵循第6章描述的高強度營養支援膳食，主要含有高品質濃縮蛋白質（如魚類、蛋白、大豆和乳清蛋白）的高熱量食物。

刺激你的食慾

雖然許多癌症患者因為食慾全無而停止進食，但這種情形通常是短暫的。如果你沒吃東西或吃得不夠，持續幾天之後，體重就會減輕而肌肉塊也會消失，請參考第6章「食慾不佳小提示」的建議。請特別注意吃的社會動力學，也就是透過繽紛的色彩和誘人的擺盤來製造愉悅的經驗。和其他人一起吃東西也比較能增進食慾。試著少量多餐；即使沒有食慾，想到套餐就難以忍受的人也可以吃點心。可以變化食物的組織和味道；這樣盤中物看起來會更吸引人。如果化療或生病讓你的味覺或嗅覺變差，甚至非常可口的食物都不會打動你；和你的營養師一起設法處理這個問題，也請回顧第6章有關感覺喪失或失真時的膳食適應之道。在食慾最好的時候，早餐攝取的熱量至少是一日所需的三分之一。因為缺乏食慾會讓你沒興趣做飯，最好能請他人代勞，否則可能變成一種惡性循環：因為不想吃東西，就不想煮東西；

因為不想煮東西，所以不吃東西。可在食物加點氣味誘人的香料，如龍蒿（tarragon）。還有其他可以加的東西：

- 如果你覺得肚子裡的食物像砲彈一樣，那就要嚼久一點；可服用消化酵素，如鳳梨酵素或木瓜酵素，或吃一小粒酸梅乾。[5]

- 飯前半小時或一小時做5到10分鐘的和緩運動，如走路。

- 如果憂鬱症讓你沒有食慾，要告訴你的醫師，並討論是否要看精神科醫師，可用認知行為療法或中藥。

- 如果吃的意念使你焦慮，用餐前可用些方法讓自己放鬆，如放鬆訓練、漸進式肌肉放鬆，或第11章描述的其他技巧。

- 有些傳統的藥草茶可以刺激食慾，如薑、貓薄荷、茴香、薄荷和人參等。

- 龍膽浸膏（Gentian extract）含有一種苦味的成分，對有些患者來說很有效。[6]

- 在健康食品店可以買到刺激食慾的傳統中藥配方。可找「補中益氣湯」。可服用1,000-3,000毫克的噴霧乾燥萃取。它應該含有黃耆、黨參、茯苓、白朮、當歸、升麻、柴胡、砂仁、甘草、穀芽和麥芽等。每日一錠，最好空腹服用（參見LOC網站「進口補充劑的評論」對補充劑品質之討論）。

- 如果你因長期噁心而導致食慾不振，請回顧第6、9和11章有關克服噁心的建議。如果那些對你都沒有幫助，止嘔抗吐藥可能有效。同樣的，如果口腔黏膜炎讓你吃東西或吞嚥太痛苦，請看第6和11章有關口腔黏膜炎治療的部分。

- 美可治（成分為megestrol acetate）是給有惡病質的癌症患者開的一種處方藥，可刺激食慾並能幫你增加體重。[7]一般劑量是每天400至800毫克。處方藥四氫大麻酚（dronabinol）和氧甲氫龍（oxandrolone）也可以用。

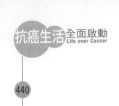
重建肌肉

肌肉含有增強免疫力的胺基酸——麩醯胺酸，它能使你體內的生化環境變得比較不利於癌細胞生存。第9章概述的計畫是重建肌肉很好的起點。如果你找不到好的物理治療師，具有醫療敏感度的教練對你會大有幫助。要做肌力訓練（舉重）和其他阻力訓練，可以幫你把瘦肌肉塊找回來。以間歇性訓練的方式做有氧恢復運動（參見第8章），可幫你增進全身的活力。魚油也有強健肌肉的效用。如果都沒幫助，最後可以求助的就是請教醫師有關合成代謝的醫藥，如氧甲氫龍。[8]

增強免疫防禦工事

缺乏蛋白質通常是食慾不振所引起的，隨之而來的營養失調會破壞免疫系統，使癌症比較容易復發，或有危急性命的感染。如果你有尖峰型高燒，就不適合做化療、手術或放療來延長你的性命。請回顧第16章有關增強免疫系統的部分。黃耆萃取（500-1,000毫克，每天服用2或3次）以及紫錐花、野槐蘭和野靛的混合藥劑（1-3錠，每天服用2或3次），這兩種在健康食品店都可以買到，對改善免疫系統很有效。[9]但是它們的實際功效還需更多研究才能確知。

從情緒壓力和倦怠中恢復

即使因為你需要專注在身體的療養，也不能再忽視你的心靈。請繼續執行第10到12章的心靈計畫，以提高情緒上的持久力。你應該繼續遵循這個抑制計畫，直到你可以重新回到日常生活的正常活動，並能耐受可以抑制腫瘤生長或攻擊腫瘤的化療和其他醫療。而且不必灰心，因為即使很小的改善都可以造成影響。多年來，我曾經治療過許多看起來極為虛弱、甚至不能給

他們做復原計畫的患者，但他們還是一點一點慢慢恢復過來，有時一次只能活動一分鐘，每天重複10到20次。這種做法已經幫過無數臥床的患者回到日常生活的活動。

28 竭盡所能：當醫師無計可施時你還能做什麼

　　我已經說過，當醫師在絕望之際對癌症患者的溝通方式經常讓我頗不以為然，例如，對患者說：「已經無能為力了！」或他們「已經別無選擇了！」這種狀況通常發生在患者做完西醫療法但沒有成功，所以掃描時還看得見殘留的癌細胞。這些訊息所表達的是：**我們已經用盡軍械庫所有的武器裝備去攻擊你的癌細胞，但它們還在那裡，我們只好退出戰場。**

　　我相信在前面幾章已經說得很清楚，如果你能保持精力並讓身體健康，總是還有其他值得嘗試的事可以做。你可以遵循第二大領域的建議，努力讓自己體內環境不利於癌細胞生長。你可以遵循第一大領域的建議，透過膳食、健身和心靈技巧，盡可能使自己更健康，以及遵循第27章的建議，讓自己更強壯，以便接受進一步或更新的治療，現在這種機會越來越多。在這一章我要說明的是，即使你的醫師認為進一步治療對你已無多大意義，為什麼仍然還有一些策略值得你再去嘗試。

　　我們布拉克中心採取的做法都是基於我們的信念，那就是任何想為自己的生命搏鬥的人，無論機率如何，只要有任何機會出現都應該讓他（或她）去嘗試。對我的患者，我一直都是堅定的現實主義者，至今從未放棄過任何人。透過各種工具和技術的使用、努力讓患者相信必須有精力和戰鬥精神才能抑制疾病，並和患者同心協力重新找回他們在身體上、營養上及情緒上的恢復能力，我已經看過很多患者如此贏回自己的健康和生活。我的「竭盡所

能」哲學說明了為什麼我們中心對於患者即使做完西醫療法仍如此積極地監視和治療他們的疾病，甚至在主流醫療發揮不了效用時仍努力尋找實驗性和另類療法。

你是否還記得我在第1章講過德洛莉絲的故事？她得過轉移性乳癌，當時80%的肝臟已充滿癌細胞；她的預後連可怕都不足以形容。但遵循抗癌生活計畫使她能夠堅持下去，活過統計數字預期年限的兩倍，關鍵是當時我們可以讓她使用賀癌平。德洛莉絲是伊利諾州試驗群組之外第一個使用這種新藥的患者。這種藥讓她能克服癌症。如果德洛莉絲沒有拒絕「我們無法幫你再做其他治療」的訊息，她可能不會活那麼久，也就沒機會接受這麼有威力的藥；它使德洛莉絲多活了四年。因為這樣的哲學思維和作為，我們看過許多像德洛莉絲的患者能平息腫瘤的肆虐，並控制殘留的癌細胞達數年之久，他們的存活時間都超過一般預期。

因此我開發了特定的策略，專門用在化療、其他攻擊階段或生長控制療效停止的時候。如果你目前剛好在這樣的處境，應該先給自己一點時間和空間來處理這麼直接的衝擊和悲傷；然後，鼓起所有的精神和力氣，把你的A團隊和醫療夥伴集合起來，再一次啟動這個艱苦的戰爭。總是有辦法讓你回到復原之路。

就在這個時間點，有些人可能懷疑讓心中浮起「錯誤的期待」究竟對不對。首先，我不相信這個期待是錯的。我，就像許多癌症專家，看過太多奇蹟似的結果。其次，雖然我尊重許多醫師的觀點，他們擔心患者也許只在追逐「無用的」醫療而不把末日餘生用在安排後事和告別親友，其實沒有理由說二者不可兼得，在做最壞打算的同時，也可以追求最好的醫療。我當然會鼓勵患者對自己的經濟能力和其他私事都該有盤算，甚至在癌症旅程之初就該如此，如果他們如此選擇，因心中的負擔早已卸下，就能專注於自己的健康問題。

瑪莉蓮：拒絕放棄

　　瑪莉蓮，53歲的家庭主婦，育有三子，在2003年的某一天，從她的醫師口中聽到那可怕的話：「沒有更多選擇了！」三年前，在一個例行性的心臟掃描中，醫師在其右肺發現一個結核，結果是癌症。（瑪莉蓮曾抽菸長達三十年，直到1998年才戒掉。）她的外科醫師看到一個3公分大的支氣管肺泡癌，把它切除後還有一個4毫米的腫瘤，顯示癌細胞已局部擴散。不過，還沒擴散到淋巴結。她的醫師讓她回家，後續追蹤計畫就是每三個月做一次檢查。

　　三年後，掃描又發現瑪莉蓮的肺部有一個1.5公分大的結核。這一次，她罹患的是無法動手術的非小細胞肺癌，而且已經擴散到兩邊的肺、橫隔膜和骨頭，並由那裡攻城掠地到脊髓，導致疼痛非常嚴重。瑪莉蓮轉述她從腫瘤科醫師聽到的話：「癌症又回來了，不能開刀，而我們已無能為力。如果你想要的話，可以試試化療，但對你並沒有多少幫助。」在2003年3月，有數個轉移出現在兩邊的肺部，肝臟一處受損，肋骨也有癌細胞，瑪莉蓮的醫師建議她接受安寧照護。

　　但是瑪莉蓮拒絕放棄。她不想到安寧病房，反而在2003年6月來到布拉克中心，違反醫師給她的建議而自己簽字出院。顯然她已經面臨幾個重大挑戰：一是她在之前10週已經瘦了十幾公斤，主要是因為疼痛讓她食慾不振而幾乎沒吃東西。因此我們立即讓她啟動復原計畫（如前一章所描述），讓她重新長出瘦肌肉，還要使她的身體恢復到能耐受進一步治療的情況。首先必須幫她做疼痛治療，才能恢復她的食慾，接著給她刺激食慾的藥劑（大麻、四氫大麻酚）和消炎藥奈普生（napproxen，商品名為Aleve）以擊退惡病質。我們教瑪莉蓮開始吃更多含蛋白質和高熱量的食物，加上高劑量的魚油和重建體能的食物（像我在第6章描述的奶昔）。讓她服用專為癌症患者設計製造的綜合維生素和一種濃縮的綠色飲料來增加微營養素、植化素和熱量的儲存。當她的疼痛消除及重建計畫發揮作用之後，瑪莉蓮的食慾就恢復

了。

　　為了幫她量身設計一套醫療方案，我們做了第二大領域的實驗室檢測。結果顯示她的葉黃素和維生素C的血清水準太低、早晚的皮質醇水準太高、晚上褪黑激素水準太低、血清纖維蛋白酶太高，以及水準像天文數字一樣高的炎性標記C-反應蛋白（15,000，正常水準低於1.2）。這些結果顯示她有嚴重的炎症及顛倒模式的壓力化學，使得她的惡病質和疼痛更加惡化。我們開始幫瑪莉蓮做積極性的消炎和壓力化學重整計畫：使用泛酸（維生素B₅）、維生素C和冷處理的乳清蛋白來改善壓力化學和蛋白質水準；採仿單標示外使用希樂葆以平息炎症的熱火；魚油和廣譜性抗氧化配方以掃蕩自由基並儲備抗氧化劑。接下來四個多月，她的C-反應蛋白像石頭落地般快速下降，到2004年3月，她的第二大領域所有項目的檢驗都正常了。她的體重甚至從54公斤增加到60公斤。瑪莉蓮的體力恢復之後，我們就立刻幫她做放療，她對此耐受力甚佳。讓她服用西伯利亞人參萃取以為放療的偶合劑（如我們在第25章的討論），因為它能幫瑪莉蓮維持能量水準並支持免疫功能。

　　瑪莉蓮已經夠強壯而能夠繼續做一種新發明的攻擊療法。我們找到很多由美國境內和境外的優秀科學家做的實驗性和另類療法。經過多次討論，且她的狀況也已經改善之後，我們決定給她每週一次佳鉑帝和健擇注射劑，以及每個月一次的卓骨祂（Zometa，成分為zoledronic acid）以治療骨骼轉移。作為化療的偶合劑，我們選擇高劑量的褪黑激素（每天20毫克），它已經被研究用來與化療合併使用於肺癌末期的患者。[1]雖然這個化療方案有可能讓她相當難受，但她唯一的副作用只是輕微的倦怠。真正的成功在2003年的12月到來，斷層掃描和骨骼掃描顯示那個6公分見方的腫瘤幾乎不見，而另一個10公分見方的也縮減了90%。她的肝臟受損部位因為太小而無法測量。接下來幾個月，瑪莉蓮的掃描持續顯示有顯著改善，她肺部的多處轉移也幾乎都乾淨了。

　　此時，我們繼續從積極性攻擊療法轉換到生長抑制計畫的開始。我們用新的標靶療法——艾瑞莎（Iressa，成分為gefitinib，遺憾的是它已從美國市

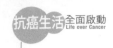

場下架，審訂註：西方人只1/10有效，所以下市；但東方人4/10有效，仍繼續上市）。我們也讓瑪莉蓮用分子支持配方，其中含有許多列在第434頁的營養食品，可用來抑制癌細胞增殖路徑。當我走筆至此，瑪莉蓮仍繼續控制她以慢性病看待的癌症，距離她被告知安寧病房是唯一選擇已經過了三年半。

科學求證的問題

我希望瑪莉蓮的故事讓你知道不是每個人都能像她一樣成功戰勝病魔，而是對每個想為自己的生命搏鬥的人，不管機率有多大，都應該把握機會嘗試。你可能聽到有人批評「竭盡所能」的醫療作法並非以隨機性控制試驗為根據。我當然相信整合醫藥，正如傳統西醫採用的醫藥，也應該循證應用。但是根據定義，如果你的腫瘤科醫師對你表示已經無技可施，它意味著西醫的軍械庫已經沒有彈藥幫你打仗。那等於默認西醫的藥劑或療法（不管是什麼理由，但通常是經濟考量）尚未做臨床實驗測試。一般的理由就是因為它們是天然化合物；由於不容易申請到專利，沒有公司能從中獲利，也就沒有公司願意花數百萬美金去申請使用許可。其他化合物已經被用了好幾個世紀，通常出現在中國或其他傳統醫藥系統，但是只做到試管實驗或動物試驗，因為直到最近它們才受到科學家的青睞和關注。我當然同意使用安全性沒保證的藥是有問題的。但當它已是眾所皆知且已經被用過數百年的天然藥品，受害風險其實很低，可能幾近於零。當西醫剩下的選項已經是零的情況下，任何比零好的應該都可以接受。諷刺的是，在數千名曾在我們中心接受治療的癌症患者當中也有數目漸增的醫師；雖然許多醫師承認拒絕對自己的患者使用「缺少證據」的療法，但是當他們自己變成患者的時候，卻也接受這些整合策略。突然間，等待多年的臨床試驗，無論有多大的價值和重要性，看起來似乎並不那麼明智。

現在讓我們回到在照護階段你可以竭盡所能去尋找更多療法的五個範

疇。它們都符合我認為需具備的三個特徵：(1)其安全性已被證實，可能是透過臨床研究，或長期的使用紀錄；(2)至少要有證據顯示它的療效，以及(3)令人滿意的成本和便利比（cost/covience ratio）。

藥物的仿單標示外使用

使用已被食品藥物管理局核准的藥劑，但卻是為了其他目的（未標示在仿單的適應症內），稱為仿單標示外使用。舉例而言，如果我為了治療癌症而幫患者開了降膽固醇的史他汀，就是一種仿單標示外使用。

我選了這個例子，主要是史他汀確實在癌症治療扮演重要角色。它們能阻礙一種酵素叫做HMG-CA還原酶，而降低數種讓癌細胞增殖和癌症惡化的必需蛋白質之產量。例如，史他汀能阻礙 ras 基因的活性，這對食道癌以及大腸癌、乳癌和其他癌症都很重要。史他汀也有其他效應，例如實驗研究顯示它能促進細胞凋亡（細胞自殺）和提高癌症對藥物治療的敏感性。[2]史他汀究竟是不是真能減緩腫瘤的生長和轉移仍有待證實，但有些實驗至今仍令人鼓舞：實驗室研究發現史他汀能抑制多種腫瘤生長，包括多發性骨髓瘤、惡性黑色素瘤、乳癌、胰臟癌和其他癌症。使用史他汀的肝癌末期患者，其存活時間為控制組的兩倍，這是日本的一個隨機試驗結果；2007年也有一個試驗顯示史他汀可以克服多發性骨髓瘤的抗藥性。[3]因此如果罹患多發性骨髓瘤又別無醫療選擇，我當然會考慮在其藥物方案加附上史他汀的處方箋，希望有助於克服藥物阻抗而啟動藥物反應。（因為史他汀會耗盡你肌肉細胞的輔酶Q10，特別是心臟，我建議有用史他汀的患者每天至少服用30毫克的coQ10，正在服用任何致心臟損傷藥劑〔如阿黴素或賀癌平〕的患者則每天至少服用200毫克。）

在生長控制階段，盡可能讓你的生化環境不利於惡性腫瘤細胞，此時仿單標示外使用之藥物可能特別有用。例如，2004年發表於《癌症》期刊的一篇研究報告顯示，合併使用糖尿病的藥物愛妥糖和環氧化酶-2抑制劑偉

448

克適（Vioxx，成分為rofecoxib），它們分別是控制血糖和炎症的藥，和每週一次低劑量的口服化療藥物，可讓癌末患者的腫瘤縮小或停止生長。[4]雖然默克（Merck）藥廠在2004年就已經讓偉克適退出市場，其他環氧化酶-2抑制劑（像希樂葆）也有同樣的機制。美國食品藥物管理局最近發出警告，表示愛妥糖可能會讓心臟衰竭更嚴重。

環氧化酶-2抑制劑是仿單標示外使用藥物的好例子。要確定某一個既存之藥物和化療合併使用是否真能造成影響，這個問題的探討得花上好幾年的時間才能做完隨機臨床試驗。在此同時，已經有充分的證據顯示癌症患者可以從環氧化酶-2的抑制獲得好處，因為環氧化酶-2產生的炎性化學物質在阻擋化療和放療的效用上扮演重要角色。這就是為什麼我勸你要和醫師討論有關仿單標示外使用藥物的選擇。你也可以上網www.lifeovercancer.com查閱仿單標示外使用策略清單，例如：

① 523

● 那曲酮（Naltrexone，一種用來克服毒品上癮的處方藥，可以幫患者戒掉海洛因和其他鴉片劑的毒癮），睡前服用極小劑量（約4.5毫克）就可以與刺激細胞複製的鴉片受體結合，活化Th1抗癌免疫細胞，並讓癌細胞凋亡。[5]

● 四硫鉬酸（Tetrathiomolybdate, TM，用來治療威爾森症）能抑制血管新生。[6]TM會讓血管新生所需的銅維持在低水準。銅水準太低會導致貧血，所以要小心監測。

● 鈣化三醇（Calcitriol），最有活性的一種維生素D，對攝護腺癌特別重要。[7]另一種形式的維生素D，α鈣化三醇（alfacalcidol），能使惡性膠質瘤（腦腫瘤）的患者獲得持久性緩解。

疫苗和免疫療法

疫苗和免疫療法比較有用的大多是抑制生長而非縮小可見腫瘤。其基本概念就是在腫瘤細胞（從你自己或從有同樣癌症的患者）取樣並培養出細胞

表面蛋白質（稱為抗原）的抗體，然後將這種抗體注入你的身體，就能攻擊你體內的惡性腫瘤細胞。其他開發的癌症疫苗含有腫瘤抗原或碎裂的腫瘤細胞，稱為腫瘤裂解物（tumor lysates）。想要瞭解癌症疫苗的作用，可以查閱最近發表的一篇研究報告，對象是預後特別差的惡性膠質腦瘤患者，他們打了由感染到新堡雞病毒（不會讓人類生病）的腫瘤細胞培養出來的新堡疫苗（Newcatle vaccine）。一年後，91%的患者都還活著（沒打疫苗的同一種癌症患者，即控制組，存活一年的只有45%），40%存活兩年（控制群只有11%），而有4%的長期存活者（控制群則為零）。[8]

癌症疫苗最成功的是治療免疫敏感性較強的癌症，例如黑色素瘤和腎臟癌。當代最先進的癌症疫苗是用於惡性黑色素瘤的疫苗；最近將這種疫苗（Melacine）和低劑量干擾素合併使用，在臨床上成效極佳。[9]你可以上美國癌症機構贊助的網站www.clinicaltrials.gov找臨床試驗的癌症疫苗。

我們給患者介紹的是德國和以色列特別有創新成就的醫師。我們對國際最先進的臨床醫療，包括使用免疫、基因、血漿交換、淋巴細胞移植和其他創新療法都保持高度興趣。你可以在LOC網站找到更多這方面的訊息。

有些患者的腫瘤已經縮小但尚未消失，或仍有惡性腫瘤留在體內，免疫療法在響應前線的攻擊策略方面都非常有用。對於這些狀況，有時只需強化你的免疫反應就可以讓癌症進入緩解。例如，免疫調節器BCG是膀胱癌治療的中流砥柱，但要做的準備很簡單，只需把會加速免疫系統反應的細菌打碎；我們在布拉克中心也做細菌疫苗的調查研究。[10]還有很多針對免疫輔助劑的研究，[11]它們是活化免疫反應的細胞生長因子（如環氧化酶-2）。有殘留癌細胞的患者，這些方法會導致腫瘤縮小。進入緩解期的患者，這些策略都可以轉化成強力而持續的抗腫瘤免疫反應，因而能夠避免癌症復發。

分子標靶療法

分子標靶療法，如第26章的討論，把目標瞄準惡性腫瘤用來增殖的特

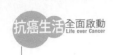

定生長路徑，但留下正常的細胞。隨著這個領域的擴大和進展，我們知道標靶療法並不是針對特定的癌症（如乳癌、肺癌或攝護腺癌），而是針對存在幾種癌細胞裡面的特定異常基因或分子。例如，賀癌平已被核准用在轉移性乳癌，而它最終可能會被發現也能增進其他同樣有HER2/neu分子過度表達傾向之癌症（如胃癌）的療效。[12]

請點閱網站www.clinicaltrial.gov去看有哪些標靶療法被列在臨床試驗，特別是已經核准用在某一種癌症的藥劑（已經顯示相當程度的安全性和有效性），有人把它拿來和另一種藥劑（也就是你用的）做功效上的比較研究。不要認為你的醫師一定有時間看到你可以用的最新臨床試驗藥劑。把你找到的帶給他看，如發現有可能適合你用的試驗藥劑，就請教他。這也是要你保存腫瘤標本的另一個原因（如第22章的討論）：一旦有新的標靶療法出現，就可以用你的標本做測試，看驅動你的腫瘤生長的分子是否可以被新的藥劑標靶。即使新藥在國內尚未被核准用來標靶你的腫瘤生長路徑，你也可能在其他國家買到。

天然分子標靶調節劑範例

標記	營養食品
COX-2	薑黃素、魚油、薑、黃芩[13]
IGF-1	茄紅素、金雀異黃酮、槲皮素[14]
MDR	迷迭香萃取、魚油、吲哚-3-甲醇[15]
VEGF	木犀草素、芹菜素（apigenin）、乳薊[16]
p53	綠茶（兒茶素EGCG）、金雀異黃酮[17]
EGFR	薑黃素、白藜蘆醇、葡萄籽萃取[18]
ras	大蒜、檸檬油精（limonene）、維生素E[19]
HER2/neu	綠茶、橄欖油[20]
PTEN	吲哚-3-甲醇、大豆異黃酮[21]

也有一些天然化合物可以標靶這些路徑。在布拉克中心，我們用天然藥劑幫患者測試可確定的各種標靶；你在表中看到的就是一些樣本。包括在你抗癌軍械庫的天然藥劑，讓你用安全的方式多元標靶一個腫瘤。如果你的腫瘤已經被分析並鑑定出主要的生長路徑，這個表仍可為你和你的專家顧問提供更多選擇。

理性又可靠的另類療法

談到「另類療法」，我指的是在美國境內尚未核准任何用途，也沒有在美國成為嚴謹的科學調查研究之焦點。在其他國家，有許多草藥已常被用在癌症的臨床治療，而有一些，例如中藥向天盞（*Scutellaria barbata*），已經有人做過臨床試驗研究。不過，屢見不鮮的是另類療法頗受患者的青睞，因為理論機制宣稱它在臨床上可能有效。如果碰到你認為可能值得嘗試的另類療法，你應該做什麼？如果你願意嘗試，你當然不會太孤單：有60%的癌症患者在某些情況下可能會轉向另類療法，通常不會讓他們的醫師知道。如有證據顯示那些藥劑是安全的，且在法律訴訟上有合理的機制，而已經在臨床或前臨床研究證實確有療效，通常我都會支持患者做這些嘗試，尤其是當西醫療法已經無能為力的時候。我強烈鼓勵那些選擇另類療法的患者繼續用主流診斷方法，如掃描和腫瘤標記水準檢測，並要請一位有專業知識的癌症專家小心監控。

如果你走這條路，要記得有些補充劑和西醫的藥劑會產生負交互作用，所以和你的醫師討論你所採用的另類醫療是很重要的。是的，有些患者會擔心他們的醫師對此並不支持，或責罵或輕視他們（更嚴重的事）；當然，當你要和醫師討論這個問題時，許多醫師總推說有事要忙。如果你決定除了西醫療法之外還想嘗試另類療法，但又不敢告訴你的醫師，試著去找一位心態比較開放的醫療從業人員，或至少和藥劑師、護理師或其他比較親切的醫療人員討論，而且務必要問他有關藥物交互作用的事。不過，說句公道話，你

一定要知道大多數的醫師都會提供你有價值的資訊，而且會讓你知道他們真誠的關切。他們的建議不應該只因私人教條而被拒絕。而你的選擇應該來自深思熟慮之後的明智決定。

和你的醫療夥伴一起閱讀有關另類療法的科學研究報告。有些經縝密的科學研究證實；有些在數十年來或數百年來已經有很多人用過。要小心的是那些還沒有太多用在人體的紀錄。網際網路可能給你很多指引，也可能讓你受騙，或更嚴重，讓你的生活陷入險境，所以不要去做你從網路發現的另類療法。有關另類療法的最新資訊有很好的資訊來源，包括支持它們的科學評估。其中之一就是美國國家癌症機構負責的網站，叫做關於補充劑和另類療法的 PDQ 癌症資訊摘要（www.cancer.gov/cancertopics/pdq/cam）。另一個不錯的資訊來源，就是由羅夫·摩斯（Ralph Moss）負責的摩斯報告（www.cancerdecisions.com）。其他比較權威的來源，請參見 LOC 網站。

528

讓我告訴你一些實例，這樣你對合理而可靠的另類療法就會有所感覺。因為不知道你真正需要什麼，我不能給你任何特定的建議，但我要把一些例子提出來，你可以把它們用來做這種評估，就算是竭盡所能的一部分練習。

- 槲寄生自 1920 年以來就被歐洲（尤其是德國）的醫師拿來使用。將它配製成藥之後叫做 Iscador，其中含有歐洲槲寄生（學名為 *Viscum album*）的酵素萃取。以肺癌、乳癌、膀胱癌和其他許多種癌症的腫瘤細胞放在實驗室培養，再以 Iscador 為藥劑並進行檢測，結果顯示它具有抗癌和抗轉移的功效。在動物實驗上，槲寄生化合物叫做凝集素（lectins），已經顯示它能殺死癌細胞、刺激抗癌免疫防禦力（特別是自然殺手細胞），並能阻礙腫瘤生長。依照 2003 年的一個評論，有 8 個控制性臨床試驗已經證實癌症患者接受由槲寄生所配製的藥之後，存活期有明顯的改善。不過，這個結論仍有爭議，部分原因是因為其中設計最佳的研究並未顯示在存活方面有任何效益。[22]

- Ukrain 為白屈菜（greater celandine herb）的衍生物與西醫的癌症藥劑三胺硫磷（thiotepa）合併而成的一種半合成藥劑。以靜脈注射方式施藥，

此藥在前蘇聯的部分地區獲得使用許可。許多臨床試驗研究報告指出，它能減緩胰臟癌的惡化而延長該患者之緩解期。例如，在2002年的一個臨床試驗，讓胰臟癌末期患者接受Ukrain注射和化療藥劑健擇，結果這些患者的平均存活時間是單純使用健擇者的兩倍。不過，2005年有一篇對這兩個研究的評論，發現其研究品質令人懷疑，且治療費用每週高達3800美金。[23] 還有，我有一名已經使用過Ukrain的患者來問診，他的副作用相當嚴重。這個例子說明了當你在評估另類療法時必須以較全面的平衡資訊為根據。

● 對西醫療法不成功的患者做高劑量維生素C的靜脈注射，已經證實在對抗各種癌症上有相當程度的功效。雖然靜脈注射維生素C（審訂註：兩度獲得諾貝爾獎的鮑林十分贊成，但目前醫界〔ASCO〕大多反對）仍有爭議，國家癌症機構的科學家已經發現使用非常高劑量的維生素C確實能殺死帶有促氧化機制的癌細胞，且對正常細胞沒有傷害。最近有一份報告是兩名患者成功使用靜脈注射維生素C搭配化療的案例所觸發的一個卵巢癌隨機試驗，現在仍在堪薩斯州進行。另有一個新近完成的靜脈注射維生素C的初階試驗，並未顯示腫瘤有任何縮減現象。在LOC網站[i529]有臨床上使用靜脈注射維生素C的最新資訊，以及其他重要的另類療法。[24]

● MSC，萃取自發酵的大麥胚芽，在臨床前研究顯示其活性大有可為。小型臨床試驗也顯示在存活期方面有顯著增加，但還有待較大規模的臨床試驗方能證實。這個例子說明了有些事可能會在另類療法重複出現：看起來好像大有可為，但需要更多研究才有信譽保證。[25] 換句話說，除了費用之外，風險也要降低。

● 夾竹桃（oleander），不過，如果取得來源有誤，你中毒的風險可能很高。這種植物有數種抗癌活性。研究顯示其作用包括誘發細胞凋亡、增強免疫反應、抑制血管新生，並能降低炎性生化物質NF-kappaB。其萃取物含有多種有用物質，包括出現在臨床試驗的那一種。[26] 你的醫師也

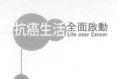

許可以透過安排，從有執照的藥劑製造實驗室取得一些產品，這種藥可以殺死癌細胞，但它的毒性是在安全水準範圍。需要更多資訊者請參閱LOC網站。

㉚
530

傳統醫藥系統

傳統醫藥系統，指的是一千年前在中國、印度、中東和其他地方開發出來的那些醫藥。它們悠久的歷史意味著這些化合物的使用通常是相當安全的，同時也是有療效的。歐洲和其他國家也有許多以藥草治病、可靠的傳統醫療人員，通常稱為西方草藥醫師（western herbalists）。[27]如果你想走這條路，最好能找一位中醫師，或是一位在西醫和傳統醫藥領域都受過嚴格專業訓練的醫師，或找一位有專業訓練證照的草藥醫師。他（或她）能告訴你哪些藥草可以支持身體、能抑制腫瘤生長並能減少副作用。你可以從美國的東方醫學院找到這樣的醫療從業人員、獨立診所，如聖安塞莫爾（San Anselmo）的松樹街診所（Pine Street Clinic），或美國針灸醫療學會（American Society of Medical Acupuncture，網址：www.medicalacupuncture.org）。在美國的西方草藥醫師可從美國西方草藥醫師協會找到（www.americanherbalistsguild.org）。

誠如前述策略討論，我把它們納入竭盡所能這一章是有道理的。它們抗癌成功的證據很有限但卻很誘人，而這類療法為數甚多。既然你知道這些療法通常沒有太多科學研究依據，如果你的癌症已經到了末期，而主流西醫或本書之前討論的療法都無太大療效，你當然可以去諮詢另類醫學專家，並一起評估另類療法的選擇而毋需感到不安。我的希望和期待就是另類醫療研究的品質以及患者有能力找到合理的另類醫療，二者在將來都會提升。

29 緩解維持計畫

　　如果你像大多數的患者一樣，在攻擊階段已經除掉所有看得見的腫瘤細胞，你的醫師向你道喜，說要你三至六個月之後再回來做掃描或血液檢驗，以確定腫瘤沒有回來或大量增殖或轉移——而就只有這樣。沒有給你任何藥物來維持緩解，除非你有拿到荷爾蒙抑制處方箋（通常是給乳癌或攝護腺癌患者），或（極少數）標靶化療處方箋。沒有膳食計畫，也沒有健身計畫。

　　這種做法，我並不苟同。

　　即使完全緩解也不必然就等同「痊癒」（今天，大約有60%的癌症患者被治好，但他們的癌症大多在非常初期就被發現，或是動手術就可以治好。這些包括非常初期尚未侵入深層皮膚的黑色素瘤，以及非常小、被包裹在肺部、乳房、大腸、攝護腺、膀胱或其他器官裡的腫瘤硬塊）。患者進入緩解期，可能仍有惡性腫瘤細胞隱藏在體內（對化療或放療有阻抗性的腫瘤細胞，被攻擊之後仍能存活），即使是最好的診療儀器也偵測不到。這就是為什麼有些患者雖已完全緩解，幾個月或幾年後仍再復發。我希望能讓你知道，傳統上達到五年沒病的里程碑就等於痊癒，其實並不是。你可能還記得，我在〈前言〉說過，我祖母的乳癌在初次治療的二十年後還是轉移到遠距其他器官復發。本章要告訴你的就是如何透過緩解維持來降低復發風險。

　　首先，振作起來。如果你的攻擊策略非常有效而沒有可見腫瘤殘留，那必然值得慶祝。可以理解的是，你心理上可能想從醫療戰區退到「無癌區」，並永遠與癌症說再見。此時你需要做的是，設法讓看不見的殘餘腫瘤永遠不再增殖。即使有數百萬個惡性腫瘤細胞，只要它們永遠不聚合成有危

險性的腫瘤，就不會威脅到你的性命或健康。如果你接受佐劑化療以消除顯微癌細胞，你就已經有助力。但即使佐劑療法也不能保證你沒事，對有些癌末患者而言，這樣做還是不夠。這就是為什麼我們建議你繼續執行完整而周密的計畫，包括膳食、保健食品、運動、心靈照護和抗腫瘤療法。在布拉克中心，我們讓患者以積極的策略找到平靜和信心，這樣每一次他們要做掃描或其他診斷檢驗（以確定癌症是否回來）時就不會像等待樓上的另一隻鞋（不知何時）扔下來一樣。和「觀望式等待」相反，我鼓勵你（如我所說的）「積極參與」，緩解維持計畫可以讓你更有活力、更健康愉快，並能保護你，不讓癌症再回來叩門。為了從為期數個月的治療獲得完全的效益，我要你努力避免癌症復發。畢竟，你已經通過手術、化療、放療或三者的嚴酷考驗。你應該可以永遠不再看到癌症。

　　我要讓你知道「積極參與」和「觀望式等待」有何差別。有一種癌症通常只會用後者來控制，那就是早期發現的攝護腺癌，因為它很少發展到成熟階段。但在最近發表的一份研究，科學家讓31名初期攝護腺癌男性患者嘗試積極參與而非沿襲老習慣。這些患者把膳食改成低脂、以植物為主和全食物；他們學習壓力管理、做和緩的運動、參加支持團體，並服用大豆異黃酮、魚油、維生素C和E，以及硒。科學家把他們執行這個方案前後的攝護腺組織標本做了比較。根據他們在2008年發表的報告，致癌基因以及與類胰島素生長因子-1（它會促發惡性腫瘤）有關的基因、腫瘤形成以及脂肪代謝等都變得比較不活躍。過了兩年，採用這種生活方式的男性患者比那些未採用者顯著較不需要做西醫的攝護腺癌治療。即使像放鬆技巧這麼簡單的動作都可能改變與癌症復發有關的基因（控制突變形成的基因）——受過放鬆技巧訓練的患者，其體內的炎症（自由基和代謝路徑引起的）比未受過訓練者較不活躍；這是2008年發表的另一份研究發現。結果就是：患者體內的生化環境越來越不利於癌細胞生存，這正是你維持緩解所需要的。[1]新近研究對癌細胞內基因做了許多分析，發現最常見的癌症有許多基因是異常的，有些癌症類型的異常基因甚至高達60％。這使得這些生活方式研究的潛在關

聯性——及你自己努力實踐的抗癌生活計畫——越發令人興奮。

積極監測

在布拉克中心，我們認為要走在癌症前頭。那就是時常用實驗室檢驗和造影檢查監測患者的狀況，並用造影偵測早期生化受損或疾病復發的徵兆，尤其是在緩解之後的一兩年，因為越早發現問題就越能防患未然。「診斷上有積極作為」可以讓我們無需做太多侵入性治療。因此，在緩解之後的第一年，我建議做下列事項：

- 到你的腫瘤科醫師門診：第一年至少每三到四個月一次，接下來幾年則每半年一次。
- 腫瘤標記掃描和血液檢驗：每三個月一次。
- 血液例行檢查和化學檢驗：每三個月一次。
- 營養狀況檢查：每三個月一次，內容包括體重變化、人體組成和血清蛋白（又名白蛋白）水準。
- 體內環境環境監測：根據第14到19章所列項目，針對最有問題的項目每三到六個月檢查一次。

抑制蟄伏的腫瘤細胞

要記住，即使體內有數百萬個腫瘤細胞，你也可以活得很健康，只要它們還沒開始增殖或轉移。如果你已經執行抗癌生活第一大領域和第二大領域的計畫，你需要多做的事不會太多。回頭參考第6、9和12章，每一章都有緩解期要做的計畫，盡量設法讓這些生活方式的改變易於實踐又讓自己樂在其中。我也建議你繼續服用那些能標靶促癌路徑的保健食品（如第450頁的說明）。如果你的疾病在非常早期就被發現且手術就能治好，你可能沒有任何殘留的顯微癌細胞，也許只需基本的支持（參考第5章）：透過保健食品、

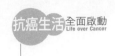

膳食和健身計畫讓你體內環境不利於惡性腫瘤細胞，這樣就足以降低新癌症出現的風險。

大豆和乳癌

在緩解期的乳癌患者會面對一個與自己特別相關的問題：如果你的癌症是雌激素─受體─陽性（在病理報告出現ER+），你吃大豆食品安全嗎？當然，大豆含有大量的異黃酮（金雀異黃酮苷素〔genistein〕和大豆異黃酮〔daidzein〕），這些成分的作用都像雌激素，而且會附在雌激素受體，所以有人擔心它們可能促使新的乳癌發生。但大豆異黃酮只會讓這些受體輕微活化，所以它們的雌激素效應非常小。在12個研究當中，接受調查研究的婦女都有服用大豆異黃酮，但這個化合物對乳房細胞分裂的速率並無影響，意即它們不可能刺激乳癌。[2]

對於這個研究，我目前的評估就是：帶有陽性雌激素受體（ER+）腫瘤的更年期和停經後的婦女，每週食用二到三次的大豆食品（如天貝、豆腐）仍無安全顧慮。不過，在沒有更多研究可供評估之前，我不建議這些婦女服用異黃酮保健食品，那是用來幫你控制潮熱，和提供比膳食水準高出許多的植物雌激素。服用泰莫西芬、諾曼癌素、安美達或復乳納的婦女也應該避免服用異黃酮保健食品。帶有陰性雌激素受體（ER-）腫瘤的婦女食用大豆食品或服用大豆異黃酮應該都沒問題。此外，更年期乳癌患者雌激素水準較高（無論ER+或ER-），食用大豆應該也不會提高風險。根據上述說明，事實上大豆異黃酮的作用應該和微弱的雌激素一樣，會因為阻礙正常的雌激素和受體的結合而降低總體雌激素的接觸。不過，在帶有陽性雌激素受體的停經後婦女，包括因手術或化療而提早進入更年期的年輕婦女，補充大豆異黃酮可能會刺激雌激素受體，因而有鼓勵細胞複製的負面效應。我懷疑如果繼續研究就會發現大豆食品和大豆異黃酮對帶有陽性雌激素受體的癌症患者不會是個問題。不過我建議還是小心食用。

降低繼發性癌症風險

　　癌症患者經過治療而腫瘤被消除數年之後，得到繼發性癌症（不是復發，而是一種全新的癌症，審訂註：又名雙重癌症〔double cancer〕，不過也有多重癌症）的風險極高。這些癌症被稱為第二原發性癌症，而出現的時間可能就是你體內的生化變成惡性腫瘤喜歡的環境。有一個例子就是：在美國的頭頸部癌患者，高達23%可能長出新的癌症，通常是在肺部（審訂註：在臺灣患者通常是食道癌而非肺癌）。這兩種癌症經常都是抽菸及喝酒過量引起，對許多種器官都有影響。和兒童白血病一樣，治療本身就可能提高罹患其他癌症的風險。[3]要避免第二原發性癌症，你必須遵循基本的抗癌生活膳食。我也推薦化學預防劑、營養食品和可以抑制特定腫瘤細胞的藥劑，這樣可以降低腫瘤復發和第二原發性癌症出現的風險。如果有人口問題研究顯示某種食物的主要成分和降低復發風險有關，也可以選擇食用。氧化壓力也可能是癌症復發或再發的潛在因素，這方面的探討請參考第14章。

　　下頁表所列之營養食品可能是特定的營養（如維生素A），或是相關的植化素，大多在膳食那一章已經討論或介紹過。植化素出現在你所吃的蔬菜和水果中的色素。食用廣譜性、色彩豐富的蔬菜和水果就能奠定你執行下表所列項目的良好基礎，但其中有些植化素可能需要從保健食品獲得。硫代配醣體含有十字花科的植化素，如吲哚-3-甲醇、二吲哚甲烷（DIM）、蘿蔔硫素和異硫氰酸苯乙酯，這些也可以在濃縮的保健食品找到。類黃酮出現在有色水果和蔬菜，其中的化合物包括槲皮素、蕓香苷（蘆丁）及花青素。大豆和其他豆科蔬菜含有高度濃縮的異黃酮；異黃酮也可從濃縮的保健食品獲得，其成分名稱包括金雀異黃酮、大豆異黃酮和鷹嘴豆芽素A（biochanina）。八種生育醇和生育三烯酚類組成天然的維生素E；米糠油含有全面性補充的維生素E，而大多數的保健食品都只含有一種，即 α-生育醇。來自蔬菜（如蒜頭和洋蔥）的有機硫都可以在大蒜素（allicin）、阿霍烯（ajoene）、二硫化二烯丙基（diallyl disulfide）、蒜胺

酸（S-allylcysteine）和S-烯丙半胱胺酸（S-allylmercaptocysteine）中找到。很多紅色、黃色和綠色蔬菜都有類胡蘿蔔素，其中包括 α 和 β 胡蘿蔔素、茄紅素和葉黃素。從下表找出你從哪一種癌症進入緩解期，為降低復發風險，請看打「X」的部分，找到最可能阻擋另一個癌症到來的保健食品。

化學預防性保健食品和植化素												
化學預防性物質												
癌症種類	硫代配醣體	類黃酮	大豆異黃酮	維生素A	維生素D	維生素E／生育三烯酚	硒	薑黃素	兒茶素	有機硫	亞麻木酚素	鈣	類胡蘿蔔素
乳癌[4]	X	X			X	X		X	X		X		
攝護腺癌[5]	X	X	X		X	X	X			X			X
肺癌[6]	X	X		X	X								
黑色素瘤[7]		X			X			X	X				
胰臟癌[8]			X		X			X	X				
大腸癌[9]	X	X			X	X	X	X	X	X		X	
腦癌[10]						X	X						
卵巢癌[11]		X	X							X			
子宮內膜癌[12]	X		X	X	X								
血癌[13]				X	X	X			X				
淋巴癌[14]		X			X			X	X				

下表顯示這些植化素的食物來源。請配合第4到6章的指引來使用這個表，可幫助你選擇緩解期該吃的食物。

化學預防性物質之食物來源	
植化素／保健食品	食物
硫代配醣體	綠花椰菜、白花椰菜、抱子甘藍、高麗菜
類黃酮	洋蔥、蘋果、綠茶／紅茶、葡萄
大豆異黃酮	大豆、紅苜蓿
維生素A	參見類胡蘿蔔素，維生素A重要的前驅物
維生素D	鮭魚、鯖魚、沙丁魚、鮪魚
維生素E／生育三烯酚	植物油、麥芽、杏仁、玄米油、燕麥、大麥、裸麥
硒	巴西堅果、鮪魚、鱈魚、蛋
薑黃素	薑黃
兒茶素	綠茶
有機硫	大蒜、洋蔥、大蔥、綠蔥、紅蔥
亞麻木酚素	亞麻仁籽
鈣	綠色蔬菜、鮭魚、豆腐、綠花椰菜、豆子
類胡蘿蔔素	胡蘿蔔、櫛瓜、地瓜、杏子

解毒

我們居住在到處都有毒物的世界。美國的工廠每年釋放的毒性化學物質約有10.5億公斤，但那只是我們接觸的化學污染的5%而已。許多工作場所一直讓員工接觸有毒化合物，我們的食物也充滿著農藥、除草劑和許多化學添加劑。甚至塑膠製的食物容器都可能有致癌物質滲到我們的食物。雖然科學研究尚未完成，已發表的報告顯示有毒化學物質可能會促進癌症形成或讓

它存活更久。乳癌患者的體脂肪含有機氯的水準比控制組高，胰臟癌患者也是，特別是那些有K-*ras*基因突變的患者。在職場上接觸農藥和其他毒性物質顯然和腫瘤形成有關。體內毒素可能會激發炎性反應，提高氧化壓力，並影響免疫系統；所有的不良環境因素都可能讓癌症復發。顯然，緩解維持計畫（及癌症預防計畫）都應該包括遠離致癌物質和有毒化學物質。執行抗癌生活膳食計畫對此會有幫助，因為它降低脂肪的攝取，而脂肪正是農藥和氧化劑的主要來源，肉類則含有荷爾蒙和其他生長因子，我們建議你吃不含農藥的有機農產品。下面有更多具體的建議，你也可以在LOC網站找到更多。

① 540

❖ 選擇食物

- 選擇有機食物，尤其是主食。請上網站www.foodnews.org找環保組織美國環境工作小組（Environmental Working Group）的「12大禍因」（dirty dozen）最受污染的食物清單，至於非有機版本則毋需參考。

- 水果和蔬菜要徹底洗淨，用除農藥噴霧（可在健康食品店找到），蘋果醋也有用。

- 減少或避免食用可能含汞的魚類，如旗魚、鮪魚、鯊魚和馬林魚。避免食用來自淡水湖的魚，它們通常工業化學污染較為嚴重。野生和養殖的智利及太平洋鮭魚之致癌污染物含量比大西洋養殖的鮭魚少。

- 少喝酒或不喝酒。

- 不吃有輻射污染的食品。

- 吃東西要細嚼慢嚥，以避免在腸胃囤積半消化的食物毒素，包括來自蛋白質的氨，和來自碳水化合物的酒精。為了加強消化能力，你也可以服用苦味藥草，例如北美黃連或龍膽等（它們能促進消化酵素的分泌），或服用酵素保健食品，例如能消化蛋白質的鳳梨蛋白酵素，以及能消化碳水化合物和脂肪的澱粉酶和脂肪酶。

- 選擇能排毒的食物，例如十字花科蔬菜（抱子甘藍、綠花椰菜、白色花椰菜、高麗菜、羽衣甘藍和它們的同類）、洋蔥和其同類蔬菜（大蒜、

紅蔥、綠蔥）、海洋植物（褐藻類、紅藻類、昆布、海帶、羊栖菜和海苔等）、魚和豆科植物；偶而也吃含 ω-3 的蛋、芽菜（綠花椰菜芽和苜蓿芽）、強力食物的濃縮、乳清蛋白、薑黃、乳薊、無味大蒜、白藜蘆醇、海帶錠，以及酵素保健食品鳳梨酶和木瓜酶。

❖ 飲用水

● 每天喝6到8杯開水。腎會過濾血液中的毒素，而支持它們的最好方法就是維持充分的水分攝取。身體所需水分的一半可得自無咖啡因的青草茶或果汁。

①
541

● 喝的水要安全衛生（參見第5章和LOC網站）。最好的選擇就是家裡過濾系統的飲用水。

● 浴缸和蓮蓬頭的洗澡水也考慮加過濾器，因為常見的污染物質，如氯、三鹵甲烷和工業化學污染，可從皮膚吸進去而被身體吸收。一個10分鐘的熱水淋浴或30分鐘的浴缸浸泡所接觸到的揮發性有機化合物比喝3.8公升的自來水還要多。這種過濾器一個可能要50到100美元。洗澡時要打開抽風機或窗戶以排放被蒸發的污染物。

❖ 在家裡

● 空氣在當代氣密式建築的室內比在戶外的污染水準可能高達2到5倍，有時甚至超過100倍（根據美國環保局的資料）。打開窗戶讓你的屋子通風；用瓦斯爐煮東西時，也要打開窗戶或抽風機通風，因為瓦斯也會釋放污染物，如1,8-二硝基芘（1,8-dinitropyrene）、2-硝基芴（2-nitrofluorene）和安息香比林（benzopyrene），這些在實驗室動物研究都有誘發乳癌和其他癌症的現象。

● 避免使用空氣「清新劑」，可在家中擺放植物以吸收污染物。使用毒物最少、無味的清潔劑或自製的。參考www.eartheasy.com/live_nontoxic_solutions.htm及其他網站。

- 最好不買顆粒板、壓縮木板或合成地毯，這些都會釋放毒素。
- 盡量少用過氯乙烯乾洗衣物，可能會致癌。選用安全洗劑乾洗。新衣服洗過再穿。
- 不用室內殺蟲劑或殺蟲帶，用藥草處理寵物跳蚤纏身的問題。
- 檢測你家有沒有氡氣（一種致癌氣體，審訂註：主要來自花崗岩，可用蓋格計數器偵測）。
- 使用油漆或用化學溶劑時要保持空氣流通。
- 消除家中的黴菌。

❖ 在自家後院

- 避免或盡量減少使用化學殺蟲劑、除草劑和除黴劑。
- 如有雇用病蟲害防治或草坪修整公司，要確定他們用的是整合性病蟲害防治管理（一種不用殺蟲劑的方法）。

　　永續緩解是否就必須永遠堅持這些計畫？問得好！你該思考的就是健康的膳食、一個乾淨又沒有化學污染的居家和工作環境，以及一個健身方案以降低癌症復發的機會，並能讓你遠離其他疾病，如心血管疾病及糖尿病等。我的期望就是你確實持續執行這些方案。但是否要繼續服用保健食品和營養食品就看你的情況而定，也要看你覺得哪一種生活方式比較舒服。一旦你對自己的復發風險有了想法，而你的醫師也能幫你檢測，就必須決定自己該如何積極避免癌症再現。不過，不論你是否處於復發的高風險狀態，以第二大領域的計畫維持優質的體內環境，加上用第一大領域的膳食和生活方式干預腫瘤，這些絕對都是屬於你的生活。吃得健康可以讓你的身體變成癌細胞不喜歡的環境，找一個務實而快樂的方法，把體能活動列入你每天的時程表，把你家中和工作場所的毒性化合物清除乾淨，並以抗癌生活努力擴大你的情緒力量和心靈世界，這些作為對你都很有幫助。

結語　時間和希望的獻禮

　　我有很多患者談到自己面對的逆境時，仍然把癌症看成一個意外的機緣，這個意外讓他們懂得珍惜生命中真正最重要的東西，包括更珍惜他們的人際關係、更想要發現自我、對意義和目的的定義範圍更加擴大，以及對生命的信仰和敬畏有更深的聯結。確診罹癌可以提醒我們人生苦短、讓我們更重視生活，並重新發現什麼是我們生命中最重要的人事物。癌症可以讓我們盆甲盡卸而顯露出生命的意義和純真。雖然工作是必需而重要的事，我想不起來有哪一名患者對我說過他們想多花點時間在自己的工作上。是的，當然，有人希望可以完成這個或那個計畫，例如寫書、一場表演、義大利之旅。但是，大多數的患者表示，他們想要修護過去撕裂或失去的關係，想多享受一點溫柔體貼的時光和自己所愛的人一起歡笑。不論是在看診的緊張氣氛下，或在艱苦的治療時光，我曾親眼目睹許多患者有勇氣和力量面對過往的遺憾，或聯絡那些曾被他們傷害過的人、原諒那些傷害他們的人，而獲得很大的療癒效果。他們告訴我，診斷結果改變了他們，讓他們對自己、對別人或對他們和我們的世界都更有靈性、更為敏感，也更熱情。我聽過無數的患者說：「我這六個月的生活比過去六十年過得更充實。」

　　就舉第14章的弗雷迪為例，他是一個企圖心極強的生意人，在2001年確診罹患腎臟癌和肝轉移。他的家人被告知帶他回家並放棄治療，因為他剩下的日子不到六個月。結果他沒有如預期死掉，弗雷迪很堅決地找到一種營養介入措施，並到布拉克中心來拿抗癌生活計畫的介紹，因為他在阿根廷的腫瘤科醫師可以配合我們，一起來幫他進行化療計畫。進入緩解期之後，弗

雷迪得到一個實驗性的疫苗療法，使他可以一直活到現在。他告訴我：「我的生活完全改變。過去的我是純粹的唯物論者，罹癌之後真的讓我學會從不同角度看事情。當你看到真實的自我，才知道物質之外的世界更為寬闊。那是我們和自己、和神、和家人之間的關係，甚至是和自己心靈的關係，那才是真實！」

但是西醫的癌症治療方法太專注於疾病，以致忽略了患者的情緒狀況和希望帶來的療預功效。我所知道的是，不管勝算的機率如何低，還是有患者能克服癌症。除了統計數字顯示真的有人存活（往往不是站在勝算的那一邊），我也和你分享了許多存活者的故事。我的目的始終就是想讓你懷抱真誠的期望，因為那樣你的療癒才有助力。在本書我提到一些患者的故事，在此讓我提醒你，他們從醫師那裡聽到的話和真實結果差異何其大！

● 瑪莉安（第4章）第一次做完手術可以出院時，醫師說：「腫瘤已經都清除了！」但沒有告訴她該如何維持現狀。不幸她的癌症又再度復發，且已經轉移。二十年後的今天，這個有轉移性乳癌的婦女人仍然活著，而且沒病。在我看來，瑪莉安的例子證實了生長控制計畫必須是標準的照護計畫。癌症是一個顯微及分子層級的疾病，不像肉眼可見的疾病那麼簡單，所以擬定一個計畫來避免它的復發是很重要的。而且這種計畫必須是常規性的，不是資源難尋且患者必須自行尋找的那一種。

● 喬‧霍修（第18章）被他早期的一位醫師告知「膳食無關任何事情」。但他的回應是：「我會不惜一切代價盡可能去做！」他得知吃紅肉的壞處，一回家就要妻子把剛煮好的肉扔掉，立刻啟動他的抗癌生活計畫。在六十幾歲確診有攝護腺癌且骨骼又已受損，但他現在已經84歲，不但還活著，而且過了將近二十年還是很活躍。

● 道格（第20章）是一名還算年輕的成人患者，他曾經很沮喪但很堅持「要回到過去的生活！」道格已經因無法治療的腦瘤而被醫師宣告他可能只剩六個月可活。身為山地越野自行車騎士，他多麼渴望停止治療而回到從前的生活。雖然他永遠不能完全回到過去，但現在他覺得過得比

從前好。雖然癌症對他的改變是永遠的，不過他已經恢復健康，腫瘤也沒了，經常去騎登山腳踏車，距離醫師給他的死刑宣判早已超過十四年。

● 葛蕾娣絲（第6章）的醫師對她說：「很抱歉！我們對妳已經無能為力了！」不管她的體重已嚴重下降，也不管醫師對她那不能動手術的轉移性胰臟癌給了很差的預後，葛蕾娣絲開始執行抗癌生活計畫，迄今已經二十年，她仍然很活躍、很健康，也沒有癌症。

● 瑪莉蓮（第28章）有不能動手術的惡性轉移性肺癌，當她原來的醫師對她說：「我們已無能為力！」之時，她並沒有遵從醫囑住進安寧病房，而選擇我們給她的一套完善的抗癌生活計畫，並在健康大幅改善之後停止化療。距離她確診罹癌已有七年，距離嚴重的腫瘤轉移也超過四年半，我們看不出她有進安寧病房的需要。

　　我當然無意暗示只要遵循我們的抗癌生活計畫就有驚人的進展。有許多癌症，尤其是轉移性腫瘤，仍然被認為無法醫治，而我在許多患者臨終前數天、甚至數小時罷手的次數也不少。但沒人有權利告訴你說你很不幸，你的癌症已經沒救了！其實可能只需要做簡單的改變，你就變成能存活下去的幸運者，那就是我認為他們的希望已經實現的那一群。

　　對所有的癌症中心也是一樣。當然，我們也有些患者的醫療結果較不樂觀。我們同仁花了許多時間和心力去幫這些患者，盡可能讓他們覺得舒服一點，並尋找各種方法來改善他們情緒上的不平衡，使他們活得更堅強、更美好，即使身體走下坡還是溫柔體貼。無論成果或存活率如何，我們認為整合計畫給患者的療癒經驗是可能發生且可能影響深遠。

　　沒有萬全的療法可以解決眾多癌症患者的問題，也沒有人享有獨家的癌症治療。因此，我們應該虛心接受可能解決問題的方案。我們對癌症的瞭解日益增加，癌症患者有新的理由可以比較樂觀，有更好的方法去攻擊癌症，以及調整體內生化、代謝和基因變異等方面的問題。這樣你應該知道什麼是

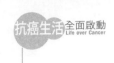

真誠的希望，以及我為何要你儲備健康。你做得越多，你的選擇就越多。

　　我們許多患者，因為我們的療法幫他們延長的生命遠大於統計數字給的期望值，而想針對這個時間禮物給我們一點回饋。提到這一點，我想告訴你一個故事，它可以幫我證實轉型的潛在機會。我有一名患者藍迪·羅培茲曾經提到癌症讓他變成一個十字軍。這是一個34歲而存活期只剩五個月的人所說的話。因為從掃描看到他的大腸癌已經擴散到肝臟，照一般看法他應該去找安寧病房。結果，他沒去，而是來到布拉克中心。我們以時辰化療給他注射化療藥劑，同時做了完善的營養素和補充劑計畫，讓他可以耐受抗癌妥（一種因副作用很多而惡名昭彰的藥劑）。藍迪的掃描顯示其體內已經完全乾淨，且十年之後完全無癌。我們的治療計畫成功之後，藍迪的妻子碧兒翠絲因深感膳食對藍迪的復原有重大幫助而離開律師事務所，開了一家餐飲公司，研發有營養又可口的菜餚。藍迪則把他在行銷方面的專長用來經營大腸癌聯盟。誠如碧兒翠絲所言，凡是看到藍迪或聽他又說又笑的人，沒有一個相信他曾花了七年多的生命和癌症激烈對抗。我們每天都在奮戰，希望他不會像無數的美國人一樣，熬不到一年就被大腸癌打敗。從統計數字看，我們是在逆境中求勝，但我們已經下了很大的戰鬥決心──不只是為了打贏藍迪這場對抗美國第二號殺手的戰爭，也想盡可能幫助更多的同病患者。藍迪要幫他們打敗癌症，或最好讓他們在一開始不致淪為癌症的受害者。

　　確診罹癌者在情緒上受到的打擊相當於地震帶來的天搖地動。你的關係、夢想、事業、家庭生活、自我形象以及對健康和長壽的觀念等，似乎都受到極大的震撼。有這種經歷的人幾乎都有被震碎的感覺，就像打破的陶瓷一樣，需要用很多黏膠，很小心地把生命的碎片慢慢黏貼回去。此時你需要有新的思維、新的方法和新的選擇，而與親友的關係也需要重新做有意義的修補。如何撿拾這些碎片決定了你在此經驗歷程是否能找到生命的意義與內心的平靜。你可能經歷恐懼和極大的痛苦，但那並不表示你得一直活在冷酷的悲痛當中。每一天，都有人克服那些被醫學界認為無法治療的癌症或其他疾病。我們已經知道，只要有期望、目的、意義、信心、堅強的人際關係、

煥然一新的敬畏感和精神，患者必定可以從癌症的痛苦經驗中走出來。

理想上，整合性腫瘤醫療計畫幫助你的應該不只讓你獲得永續的緩解，還要幫你療癒生命各種面向的問題，而讓你生活充實並有活力。那就是為什麼要以轉變生命的方式走到這種經驗的另一端，就像你讀到這麼多患者的故事，也許只需給你一點幫助就能讓你有非常不同的際遇。

如果你是我的病人，我會在你身邊坐下來，和你一起找到如何持續懷抱希望和活下去的新理由。我們中心會幫你設計一個合併使用消滅腫瘤的療法和自我照護的策略以重新啟動抗癌防禦功能的行動計畫。我願意帶你到有幫手和治療師的社群，他們會改善你的健康，引導你並支持你走完這充滿嚴酷考驗的旅程。我還鼓勵你組織一個屬於你自己的團隊，來幫你營造療癒和互通有無的經驗。

癌症只是你生命故事的一部分，這個部分我認為你可以讓它逐漸變小，直到它不再是你生命舞台的主角。這是我的希望和祈求：希望這本書和整合醫療計畫，以及你從中獲得的經驗，可以讓你有動機和裝備在療癒之路大有進展，並祈求它們把你帶到完全而徹底康復的境界。

國家圖書館出版品預行編目 (CIP) 資料

抗癌生活全面啟動：美國布拉克中心最權威的整合性癌症醫療照護計畫
／ Keith I. Block 著；葉貴玉譯 . -- 初版 . -- 臺北市：遠流 , 2016.10
　　面；　　公分 . -- （健康生活館；77）
　　譯自：Life over cancer : the Block Center program for integrative
　　　　　cancer treatment

　　ISBN 978-957-32-7895-5（平裝）

　　1. 癌症　2. 藥物治療　3. 健康飲食

417.8　　　　　　　　　　　　　　　　　　　　　　105017214

健康生活館 77

抗癌生活全面啟動
美國布拉克中心最權威的整合性癌症醫療照護計畫

作　　　者──Keith I. Block, M.D.
譯　　　者──葉貴玉
審　　　定──戴于翔醫師
主　　　編──林淑慎
執行編輯──廖怡茜

發 行 人──王榮文
出版發行──遠流出版事業股份有限公司
　　　　　　100台北市南昌路二段81號6樓
　　　　　　郵撥／0189456-1
　　　　　　電話／(02)2392-6899　傳真／(02)2392-6658
著作權顧問──蕭雄淋律師

□2016年10月1日　初版一刷
售價新臺幣450元（缺頁或破損的書，請寄回更換）
有著作權‧侵害必究 Printed in Taiwan
ISBN 978-957-32-7895-5　　（英文版 ISBN 978-0-553-80114-9）
ᴠʟⁱᵇ 遠流博識網
http://www.ylib.com　E-mail: ylib@ylib.com